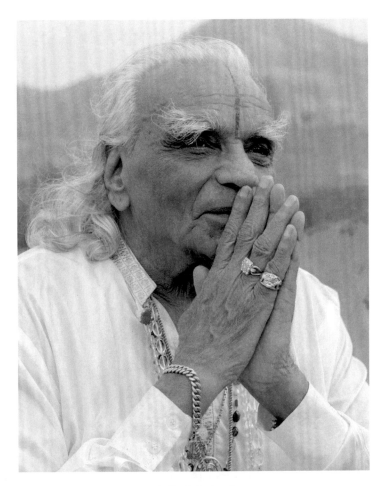

当代瑜伽权威
B. K. S. 艾扬格大师

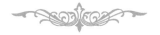

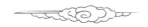

古鲁颂

古鲁是梵天，

古鲁是毗湿奴，

古鲁是主神阿吉由他，

三界中再没有谁比古鲁更伟大。

古鲁拥有神圣的智慧，

他是精神导师，就像至高无上的神本身。

凡是以最大的虔诚崇拜古鲁的人，

都可以获得至高的智慧。

神就像古鲁，古鲁也像神；

两者之间毫无差别，

人们应该以最高的忠诚礼拜他。

人们应无时无刻遵从他，

一心一意地忠诚于他，

他应该被冥思苦想为大神和梵我。

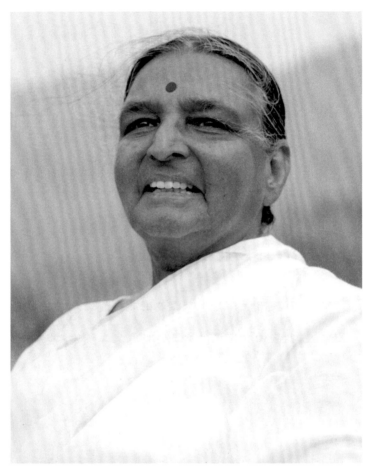

吉塔·S. 艾扬格（Geeta S. Iyengar）

艾扬格大师的长女，自幼得到大师真传
世界上最优秀的女性瑜伽导师之一

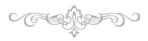

"欠母亲的债永远都偿还不了。"

谨以此书献给我的母亲

母亲在莲花座下，栖息于毗湿奴的腹中，她是我的古鲁，

她给了我自由和道德的勇气，让我走上瑜伽之路……

修订本

艾扬格女性瑜伽

［印度］吉塔·S.艾扬格（Geeta S. Iyengar）/ 著

姜磊 刘娲路⊙译　闻风⊙校订

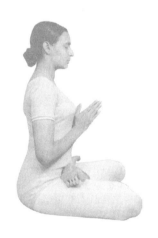

海南出版社
·海口·

Yoga: A Gem for Women by Geeta S. Iyengar

Copyright © 1983 by Geeta S.Iyengar

Reprinted, 2000, 2001, 2002, 2003, 2004, 2005, 2006 © Allied Publishers Private Limited

All Rights Reserved

中文简体字版权 © 2012 海南出版社

本书由 Allied Publishers Private Limited 授权出版

版权合同登记号：图字：30-2023-071 号

图书在版编目 (CIP) 数据

艾扬格女性瑜伽 /（印）艾扬格 (Iyengar,G.S.) 著；
姜磊，刘娴路译 . –– 修订本 . –– 海口：海南出版社，
2014.7（2024.6 重印）

书名原文：Yoga:a gem for women

ISBN 978-7-5443-5523-0

Ⅰ.①艾… Ⅱ.①艾… ②姜… ③刘… Ⅲ.①女性 –
瑜伽 – 基本知识 Ⅳ.① R247.4

中国版本图书馆 CIP 数据核字 (2014) 第 135060 号

艾扬格女性瑜伽（修订本）

AIYANGGE NVXING YUJIA（XIUDINGBEN）

作　　者：[印度]吉塔·S.艾扬格（Geeta S. Iyengar）
译　　者：姜　磊　刘娴路
校　　订：闻　风
策划编辑：柯祥河
责任编辑：张　雪
装帧设计：黎花莉
责任印制：杨　程
印刷装订：三河市祥达印刷包装有限公司
读者服务：唐雪飞
出版发行：海南出版社
总社地址：海口市金盘开发区建设三横路 2 号 邮编：570216
北京地址：北京市朝阳区黄厂路 3 号院 7 号楼 101 室
电　　话：0898-66812392　010-87336670
电子邮箱：hnbook@263.net
经　　销：全国新华书店
出版日期：2014 年 7 月第 1 版　2024 年 6 月第 13 次印刷
开　　本：787mm×1092mm　1/16
印　　张：27.75　　彩插：0.25
字　　数：400 千
书　　号：ISBN 978-7-5443-5523-0
定　　价：68.00 元

目录

第一部分　理论

第二部分　实践

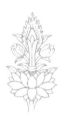

序一

瑜伽是女性的生命

当出版商和作者请我为这本书写序时，我犹豫不决。因为本书的作者吉塔·S.艾扬格女士既是我的女儿，又是我的学生。她由于孝顺而说服自己去寻求父亲甚至训诫师的赐福。同时，这家出版公司的老板既是我的学生又是我的朋友，我只好答应她们写这篇序言，才不至于破坏我们之间的关系。女儿为了她的姐妹们能得到益处而尝试写这本有关瑜伽规则和实践的处女作，虽然让我充满欢喜，但我还是得以客观的视角评估她的作品，以防我所说的被曲解为对女儿作品的吹捧、不是客观的评价和对作品缺点的肯定。毫无疑问，瑜伽就是我的生命，我的生活和存在本身都沉浸于瑜伽的艺术、科学和哲学中。

虽然吉塔小时候看过我练习和教授瑜伽，但她并没有对瑜伽修习表现出任何的爱好或意愿，直到她得了肾炎。当时医治没有任何进展，她的病几乎是致命的。作为父亲，我微薄的收入无法为她支付高昂的医药费。于是我让她作个选择：要么拥抱瑜伽——对她来说这是唯一的补救之道，要么让疾病夺走她的生命。虽然她年仅10岁，但她明白了我的最后通牒并且下定决心练习瑜伽。之后，她从自己身上得到了信心，并把自己的生命奉献给了瑜伽。从那时起，她就开始了严格的训练，并最终掌握了这门高难度的艺术。作为一个虔诚的学生，她集中精神夜以继日、勤奋地练习瑜伽，并从 1961 年开始教授其他瑜伽修习者，这本书正是她多年瑜伽训练和教学经验的结晶。

瑜伽在探寻实现自我、认知神灵的过程中，有着独一无二的地位。我们的身体是心灵、智力和灵魂的栖所。为了使身体摆脱疾病的纠缠，焦虑的情绪和智力的波动被转化为消除了偏见和二重性的完全清醒的状态。让练习者的身体成为适合这种纯粹的知觉栖息的场所，这就是本书的目标。

吉塔在掌握了瑜伽这门微妙的艺术后，现在把它呈现出来。她强调了瑜伽在一个女性生命中的重要性，阐述了各种体式以及它们对身体和治疗的价值，还涉及调息法、收束法以及冥想等内容。练习它们将使渴望学习瑜伽的人过上安宁知足的生活。精通瑜伽的女性很少，吉塔却能做到，并以她对这门艺术的掌握程度和娴熟的表演获得了众人的认可。她是其他修习者仿效的灵感之源。

她对女性瑜伽的贡献在于她以简单明了的风格对精炼的动作作出清晰的解释。蕴含各种微妙动作的体式和控制能量流动的调息法，有节奏地在人体、生理、心理以及精神上发生作用。她能够以自己对阿育吠陀（印度医药）的体悟结合瑜伽的知识来指导学生。她给出了切实可行的步骤——从身体的层面到更高的意识层面。从另一个重要的角度看，这本书的目的是帮助那些正承受着身体和精神双重压力、为了生计而辛苦工作的女性们——她们不得不从办公室或工厂下班后回家料理家务，还有忙碌的家庭主妇。在这个充满生活压力、社会文化快速更新的时代，女性不得不扮演负重前行的角色。在不断增加的压力和现代生活的重负中，她们的健康和精神的安宁受到了威胁。而这又在影响她们子女的素质方面起着决定性的作用，因为母亲的角色是如此的重要。这种安宁和健康可以通过瑜伽修习来获得，而不是借助药物和补品。瑜伽是镇静的神经、敏锐的思想和精神最终安宁的保证。

作者把瑜伽体式分成了不同的章节来说明，包括简单的站姿、向前弯腰、侧身运动、向后拉伸脊柱等，还有做各种体式时正确的呼吸技巧以及它们对身体和心灵的作用。这对读者循序渐进练习瑜伽可谓大有帮助。本书中几乎所有的插图都是她本人自身修习时所摄的照片。

作者也阐明了在没有老师的指导下怎样练习瑜伽。在"自学瑜伽"一章中，她通过图片讲解正确练习的各种技巧，以便帮助那些无法来上课的女性朋友。所用工具非常简单：一根绳子，一面支撑的墙和一条矮凳或长凳。

同样有趣的是，她在书中采用了大约20张她姐姐瓦尼塔·室利塔兰夫人的图片。这些图片是在她姐姐妊娠后期拍摄的，以便为孕妇练习瑜伽注入信心。她也附上了一些复杂体式的图片，以表明女性也可以在无任何不利后果的情况下练习瑜伽。

我们通常认为，瑜伽并不是为女性而设的，该种观点无疑是不合逻辑的。这贬低了女性，因为女性和男性一样，对上天所赋予的道德、智力和精神的馈赠拥有同等的权利。作者表明了女性也可以习练瑜伽，正如大学也向她们提供诸如法律、历史、哲学、科学、工程学、医学等的教育。在当今社会的各个领域，许多女性都和男性并驾齐驱甚至超越了他们。现在，更多的女性走到社会前沿，取得新的成就，其中包括丰富这项我们古老的遗产——瑜伽。

如果本书能够得到大家尤其是女性读者的青睐，我会感到非常的欣慰。

——B. K. S. 艾扬格

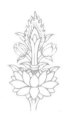

序二

为你带来健康和美丽

得知海南出版社将为吉塔·S. 艾扬格（Geeta S. Iyengar）大师的著作《艾扬格女性瑜伽》一书，推出更加契合女性、更为完善的中文版本，我们非常高兴。应本书编辑柯祥河老师的邀请，我们很乐意为之写下简短的序言，以表达我们对海南出版社各位有关人员辛苦工作的赞赏和感激之情。此书必将为中国的瑜伽教师和瑜伽爱好者以及众多的女性带来福音。

吉塔大师（Geetaji）有一个非常不幸的童年，但正是因为这样的不幸，她走上了瑜伽的道路，最终成为世界上最著名、最有成就的女性瑜伽大师之一。吉塔是艾扬格大师的长女，在童年时代，因为家境贫困，生活环境恶劣，她经常生病。10 岁那年的一次几乎致命的急性肾炎差点儿把她和整个家庭击垮。为了活命，她在父亲的指导下开始学习和练习瑜伽，自此孜孜不倦，不曾放弃。在长年不断的练习与教学中，她不仅战胜了疾病，获得了健康，还因此积累了异常丰富的练习和教学经验。本书即是她无数经验的部分展示。

瑜伽是生命的礼物，是女性的瑰宝，是女性的锦囊，是女性完善生命且拥有美好人生的亲密伴侣，也是女性生命的一部分。这并不是说瑜伽对男性就不重要，对男性而言，瑜伽同样会带来意想不到的好处。但无可否认，随着人类社会的不断发展，在中国，在全世界，女性的角色已经从家庭附庸转变成各个领域的主角。但女性因为其在人类文化传承以及自身养育过程中的特殊地位，角色的转变同时也给她们自身带来很多的困扰，女性身心健康已成为全世界、整个社会需要更加关注的重要问题。《艾扬格女性瑜伽》一书，无疑将提供给我们更多的选择和切实可行的方法。

艾扬格瑜伽体系以其科学严谨、实证实用的特质为世人和科学界所瞩目。半个多世纪来，已在全世界得到广泛而深入的发展、实践和研究，并进入许多大学的课程，进入了众多的医疗和康复机构。艾扬格瑜伽在世界上被广泛认为是最精准、身心康复效果也最显著的瑜伽体系，在女性瑜伽方面尤其专长，是我们瑜伽练习者和瑜伽教师的首选学习体系。

《艾扬格女性瑜伽》和已经出版的《艾扬格孕产瑜伽》都是出于吉塔大师之手，它们是一对完美的姐妹篇。它们是女性瑜伽的总纲，也不乏非常细致详尽的指导，已被列入我们学院的指定教材，我们在此向全国读者隆重推荐。

瑜伽属于全世界，瑜伽适合每一个人。愿瑜伽给中国的广大女性带来身心健康和美丽！为所有家庭带来美满和幸福！为我们的社会带来和谐与包容！

中国艾扬格瑜伽学院

2014.6

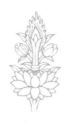

序三

感谢你，吉塔大师！

能向中国读者推荐吉塔·S. 艾扬格大师的《艾扬格女性瑜伽》这一开创性著作，深感荣幸。

本书将为中国女性提供如何运用瑜伽来帮助生活中方方面面的诸多精要信息，包括生理期、更年期和孕期的瑜伽练习。有关章节详述了各种瑜伽体式，从站姿、前屈、侧弯到后弯以及应用墙绳的练习，同时也包括了调息和冥想的内容。

为了女性的福祉，吉塔撰写这一著作立足于深厚的知识和经验积累。她的父亲，著名的瑜伽大师 B. K. S. 艾扬格先生，在日复一日、年复一年的对女学生们的教学过程中，以他特有的富有灵感、精益求精的精神，不断完善能满足女性生理特质需要的教学方式。吉塔不仅继承了她父亲的这些精髓，而且百尺竿头更进一步，让世界上越来越多的女性从瑜伽中得到呵护。

吉塔的书是第一部全面构建女性瑜伽的权威著作。有史以来第一次，女性有了自己行之有效的瑜伽练习教材。吉塔对现代女性的奋斗和困境深有体会，毕竟，她自己也是职场女性的一员。她操持整个艾扬格家族的日常事务，帮助经营全球艾扬格瑜伽机构，维持在普那艾扬格瑜伽学院的繁重教学，同时和父亲一道监管学院的瑜伽疗愈课程，还不断为大批到访的学生作密集培训。她还经常穿梭于国际瑜伽会议并从事教学工作，为瑜伽事业做出了自己独特而卓著的贡献。

《艾扬格女性瑜伽》一书，最早于1983年由印度联合出版私人有限公司（Allied Publishers Private Ltd.）隆重推出，并于2002年由加拿大永恒书籍出版公司（Timeless Books）出版，这本书持续影响了全球几代女性瑜伽练习者和女性瑜伽教师。借由此书，吉塔大师为我们所有人呈现了瑜伽的崭新旅程。

吉塔·S. 艾扬格，既是成就卓著的瑜伽权威，也是现代世界毋庸置疑的、最为真实的原创女性瑜伽导师。她为我们提供了不可估量的财富——无论对女性瑜伽的身体力行，还是如本书所馈赠于女性瑜伽练习者的健康、幸福和精神安宁。

她激励和鼓舞着我们所有人，她是使命和奉献的典范。感谢你，吉塔大师！Namaste！

——波比·克蕾奈尔，《女性瑜伽之书》作者

（宇翔翻译　闻风校订）

序四

给所有向往安宁的女性朋友

　　这个世界因为女性的存在而更加美丽、温暖，因为瑜伽的存在而更加安宁、祥和。在我看来，女性和瑜伽是这个世界上最美丽、最和谐的存在，《艾扬格女性瑜伽》的出版提醒千千万万的女性朋友们去关注内在，探索、开发内在最自然、最真实的光芒、智性，这样显现出来的才是最珍贵的美、最真实的美，才是大美！这样的书不可多得，是作者和译者付出了无数的心血才呈现给人们的珍贵礼物，让我真心推荐给所有向往安宁的女性朋友！

　　——林敏　知名瑜伽教师，《清心瑜伽》《林敏：生活瑜伽》的作者

　　艾扬格瑜伽在很大程度上，已将传统而古老的瑜伽现代化、规范化、系统化。数年艾扬格瑜伽的练习和教学，让我越来越体会到了艾扬格瑜伽——这门绝对需要依据正确方法付出实践的科学，对引导我们向内的探索和发展所能带来之深度和广度。女性瑜伽是艾扬格瑜伽体系中非常耀眼的一部分。在这本书中，吉塔大师深入浅出地为从初学到熟练的不同水平的爱好者敞开了通往健康和内在旅程的大门。

　　——田燕　艾扬格瑜伽认证教师，优胜美地瑜伽院教师

非常喜欢吉塔大师，她亲切、和蔼。在她的课堂上你会感受到身体的每一个部位都被一一照顾到，你会感受到如母亲细心地呵护孩子般细致、体贴、耐心，特别是体式后的呼吸练习让我们倍感清新和轻盈！吉塔大师的女性瑜伽，像我们生命中的伴侣一样对我们呵护备至，不离不弃。瑜伽让我们变得健康、美丽、充满魅力！

——胡慧 艾扬格瑜伽练习者，长沙美丽田园瑜伽教师

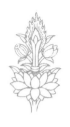

瑜伽是女性的瑰宝

当东方朗曼（Orient Longman）公司的 P. H. 帕特瓦尔坦先生出版了我父亲 B. K. S. 艾扬格马拉提语版本的《瑜伽之光》后，他强烈地要求我用马拉提语写一本针对女性的瑜伽书。

我犹豫了很久，但是他仍然不断地催促我。我觉得自己既没有才智也没有勇气来写这样一本书，尤其是专为女性而写的瑜伽著作。然而，这时我母亲——过去我常称她为"阿妈"——对我说了一些鼓励的话："你一定要写这本书，这不是为了展示你的才智，而是因为神把瑜伽作为一件无价之宝赐予了女性。这一点你一定要公之于众。"

她发自人生经历的肺腑之言对我而言，远比我从书本上得来的知识要宝贵。

我的母亲是一位圣徒似的女性，过着充满崇高道德理想的生活。她从不训诫我们应该做什么，而是以自己的日常生活和行动来传递知识、作出奉献和承担责任。她是我们所有人的榜样，是一个纯粹女性的代表。本书是母亲鼓励我的结果。

我怀着谦恭之心写了几章，然后拿给帕特瓦尔坦先生看。他认可了书的内容和语言，并鼓励我继续创作。我花费了几年的时间完成了这本书。当书写成时，他建议我应该把马拉提语的原版书翻译成英文，以便全世界的女性都可以共享这本书的益处。他的建议太新奇了，我无法立即决定，因为我不太懂英语，我不得不借助口译的服务来精确传达自己的思想和经验。

我去找自己的朋友 P. R. 辛德先生来翻译我的书，他犹豫了。我又找了别人，没有人能够承担这个工作。最终，辛德先生被说服了，翻译了本书。他的译作非常忠实地保留了本书的原意，对此我很感激他。我也向帕特瓦尔坦致以谢意，没有他的坚持，本书无法与大家见面。

在开始写作前，我思索了当今女性的经济和社会地位，并将其与几世纪前的状况进行了简单地对比。多年前，社会和政治环境，女性地位和经济状况让她们过着一种简单的生活。她们无须承担当今各阶层女性所肩负的压力和责任。现在，任何一项需求都变成了生活中不可或缺的因素，而这往往超出了一个人的能力。经济状况迫使女性贡献同样的力量，以便保持一定的生活水平，避免现在和未来的焦虑。现在，她们不得不从事缓解经济压力和维持家庭和谐的双重工作。她们有必要保持良好的健康与和谐，以便承受生活中的压力和艰辛。所以，瑜伽的作用日益凸显，如果女性每天能抽出一点时间来练习瑜伽，就可以有效地缓解压力。

一个学生很少能找到古鲁和天父合为一身的人。在这点上，我认为自己是幸运的。安那——我的父亲，就是我的古鲁。他从来没有强加给我他的观点或思想，也没有把瑜伽成就法强加于我。对于我学习瑜伽，他既没有要求也没有胁迫过我，相反，瑜伽是我自由的选择。事实上，我的瑜伽是从他那里学的。当他教我瑜伽时，他不把我当成女儿，而是当成一名学生。我知道他作为老师是很严厉的。他是一个坚持训练纪律的人，而且极爱布置任务，但是他的教导方式是温和的说服而非严厉的训斥。他要求学生遵守训练纪律，并且要全神贯注。难道瑜伽成就法不是最伟大的训练吗？

生命是交织着悲伤和喜悦的，这是毋庸置疑的。正因如此，生命才有意义，否则就会变成一潭死水。瑜伽使人泰然面对悲喜，因此，我不胜欢欣地把自己的书——《艾扬格女性瑜伽》呈现给读者。然而，我的欢欣带着一丝悲伤的印痕。因为我的母亲无法分享女儿的欢欣了。她为我树立的榜样和对我的规诫将我摆渡到了更高的水岸。我无法表达对父母的感激之情，他们已成为我的古鲁。我只有永远真诚地追随他们，并坚持不懈地走他们指引给我的瑜伽之路。

本书汇集了我多年的经验和实践，目的就是为了满足广大女性的需求。当然，这并不排除男性朋友，因为瑜伽对男女都有益。本书描述了适合女性的简单的瑜伽技巧，我很高兴能够通过本书把自己的经验与姐妹们分享。

感谢莫汉威尔灵先生，他不辞辛劳地拍摄了所有的照片，并把自己的工作室借给我用。

感谢拉曼本小姐为本书画了姿势分解图。

我的兄弟帕拉尚特和姐妹瓦尼塔·室利塔兰给了我巨大的帮助。她们帮助我校对底稿，姐姐在她怀孕期间还自告奋勇地提出为本书所描写的相关瑜伽体式拍照。这些珍贵的照片，将会鼓励那些处于怀孕时期的女性朋友们练习瑜伽。

对希尔瓦·梅赫塔帮忙重新编辑书稿和室利马提·拉奥小姐为终稿做录入工作，我在此致以谢意。

同样感谢父亲 B. K. S. 艾扬格和英国哈珀斯柯林斯出版社允许我

使用《瑜伽之光》和《调息之光》的一些引文。

　　对新德里梅斯瑟尔斯联合出版有限公司出版这本有练习示意图的书，并把它呈现给读者，尤其是我东西方的姐妹们表示谢意！

——吉塔·S. 艾扬格

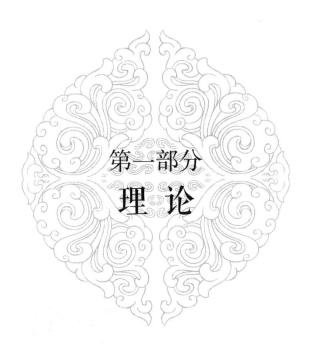

第一部分
理　论

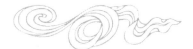

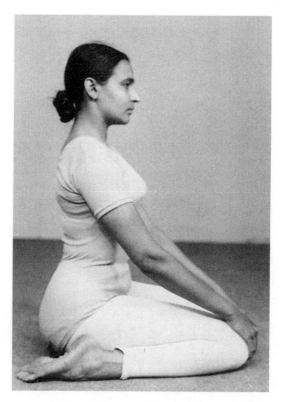

吉塔·S.艾扬格

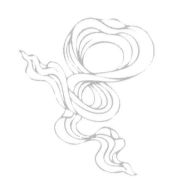

第一章

初涉瑜伽

诗人们在十四行诗中描写了无忧无虑的快乐的童年，但是童年对我来说却是一场噩梦。在其他孩子们偷摘芒果或罗望子时，陪伴我的却是病床。发烧、头痛、感冒、咳嗽和胃病轮流地折磨着我。似乎这样还不够，伤寒、黄疸和白喉使我卧床不起。最严重的是，我10岁的时候患上了急性肾炎。后来，我无法正常上学了，身体日渐虚弱，以至于靠我自己连一步都走不了。

有一次肾炎发作，痛苦至极，我一连在医院昏迷了4天。就连医生对我也不抱希望了，她们将我的病情如实地告知了我的父母。但在大神的垂青下，我活了下来，并在3周后奇迹般出院了。想到不用每天注射那么多药剂时，我深深地呼了一口气。但是，医生还是给我开了一大堆药。出院回家就像出狱似的，我一点都没想到这次死里逃生后，自己将经历生命中的一次剧变。

我回到家后，父亲就把药单放了起来，严肃地对我说："从明天开始，不准再吃药了。你要么练习瑜伽，要么就准备等死。"

从第二天起，我就开始练习瑜伽体式，虽然偶尔会间断。慢慢地，我的身体有了改善的迹象。我那时每周去医院体检。医生常嘱咐："好多了，继续吃药吧。"而我继续的是在家练习瑜伽。然而，我必须承认自己的练习不是定期进行的。

不久，当外国学生来找我父亲学习瑜伽时，我感到很惭愧。我想假如外国人不惜花大笔的钱从我父亲教的瑜伽中得到益处，我至少应该诚心和定期地练习瑜伽。我下定决心学习关于瑜伽的一切知识，希望将来有一天成为像父亲一样的瑜伽老师。在这些年里，我也做了很多瑜伽的表演，直到1961年，这个梦想终于实现了。本书就是我作为一个瑜伽老师的经验总结。

印度普通女性的生活就是名副其实的走钢丝。卑微的社会地位，不得不面对的社会和经济压力所致的各类问题，以及自然强加到印度女性身上的负担——所有这一切都产生了压力，并且反映在她们的身体上。我越想到我的姐妹们——普通女性和她们特有的问题——就越相信瑜伽才是解决之道。

本书将讨论女性如何通过练习瑜伽过上圆满的生活。

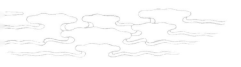

第二章

通向自由的瑜伽之路

在当今科技发达的时代，我们人类已经到达了新的高度。通过越来越快的旅行模式，世界日益收缩，洲际之间数小时内就能跨越。随着太空时代的来临，人类已经登上月球。现在人类正野心勃勃地要前往其他行星。在医学领域，人类已经做了许多昂贵的实验，例如心脏移植，她们正在用试管婴儿和造物主竞争。

由于在节省体力的工具上获得巨大的进步，人类自身劳苦降至最低。所有这些技术成果，人类触手可及、信手拈来，但却失去了自己与生俱来的权利——睡眠。失眠是对我们文明的诅咒。看看在市场上销售的申请专利的药物——安眠药和镇静剂的数量吧。服用镇静剂引发的睡眠和自然的睡眠是不一样的。自然的睡眠发生在平静的身体和精神之中，它使人整装待发地去面对白天的各种问题。睡眠有多重要，在韦格婆特的诗句中得到充分阐述：

快乐和悲伤，

肥胖和苗条，

强壮和虚弱，

威力和无能，

知识和愚昧，

生存和死亡，

皆由睡眠担。

　　酣畅的、未受干扰的睡眠是生命的供给之源。充电才能应对第二天的挑战，思索着的头脑在数小时内停止工作，人的神经系统处于休息中，第二天早晨醒来又精神饱满。如果我们失去睡眠这项自然的功能，生命还能快乐和进步吗？

　　圣贤和哲学家把生命比作两匹马——物质和精神——拉着的战车并驾齐驱。只要它们的速度有略微的不一致，就会导致不快乐。而我们当今时代的麻烦，就是牵引着物质的骏马比牵引着精神的骏马跑得要快。

　　《伊莎奥义书》的一段诗句恰当地表达了这一思想：

精神和物质的知识同价，

厚此薄彼皆失衡。

物质知识使人从容应对生活的问题，

而精神知识则帮助人实现自我价值。

　　那么，有没有一种方式平衡精神的知识和物质的知识来创造我们生活的和谐？

有四条道路通向自我实现：知识之路、行动之路、奉献之路、瑜伽之路。虽然道路不同，但它们通向同一个目标。

知识之路使人分辨善恶，端正品行，区分自然和自我灵魂，以达到自我实现，最终和大神合为一体。

行动之路的践行者把对人类的服务当成对上帝的服务，通过善行和自我职责的实现而达到解脱。

奉献之路的追求者在所有有生命和无生命的物体中都能看到上帝的存在。一个奉献之路的追求者对所有生物体都充满着爱，时刻传诵大神之名而获得解脱。

瑜伽之路的信徒学习控制思维的波动，使思维平稳以便理解内在的自我。通过这个清晰明了的自我，你就可以亲证至高的大神。

在《薄伽梵歌》中，黑天如此建议阿周那：

瑜伽的练习者比苦行者、学者或者行动之人更伟大，

因此你要成为一个瑜伽练习者，

啊！阿周那！

瑜伽之路被尊崇得这么高尚，并不意味着其他三条路就相形见绌，但事实是，瑜伽取得完满，是因为吸收了其他三条途径——知识、奉献和行动。

对于任何成就，统一是必不可少的。没有奉献和爱，不二论——个体灵魂和宇宙精神的非二重性是不可能的。不二论无法仅仅通过知识取得。知识、奉献和行动是相互交织的，离开了它们将会一无所获。没有知识就没有奉献，没有奉献就没有行动。离开了这三条道路的结

合，瑜伽是无法实现的。从这个角度看，瑜伽是独特的。

阿育吠陀医学把人体分成六个主要的部分：头、胸、两臂和两腿。头是知识之所，心是奉献之所，两臂和两腿是行动之所。瑜伽之路把三者——身体、思想和灵魂——和谐结合起来一起运作。因此，瑜伽是其他道路的基础。

在《瑜伽精神》中，湿婆大神在向帕尔瓦蒂解释瑜伽的艺术和科学时说道：

> 啊！帕尔瓦蒂，博学的人，遁世者，正直的人，控制感官的人，
> 甚至大神自己，如果没有追求瑜伽，也不能获得解脱。

湿婆大神又说道：

> 研究了所有的经文和科学，
> 不断地思索它们，
> 有人下了这样的结论：
> 瑜伽的艺术和科学是唯一真实和坚固的教义。

《阿特利集》中的一节诗肯定了瑜伽之路的重要性：

> 瑜伽帮助个体获取知识；瑜伽教授个体的职责；瑜伽是救赎，
> 因此学习瑜伽是必要的。

在《加德奥义书》中，雅玛指导纳基克塔从瑜伽的教义中获得下

面的知识：

纳基克塔从死亡之神那里获得了瑜伽的知识和教义后，实现了"自我"。

他清洗了一切的污浊，成为不朽之身，

其他人也会模仿他成为如此之人。

现在让我们继续探寻瑜伽是什么。

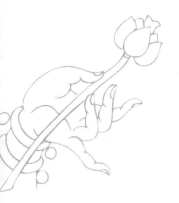

第三章

瑜伽是什么

"瑜伽"一词在大众的思想中会引发各种各样的意象。有人想到隐士，穿着藏红色袈裟，身上涂抹着烟灰，手里拿着化缘钵，从一个小镇流浪到另一个小镇；或是盘腿坐在山顶、圣河岸边的人。卡通中刻画的瑜伽士都是坐在针床上，表演绳术或者行走在水上；还有人认为瑜伽士是魔法师，喝着硫酸或是嚼着玻璃。可见，人们对瑜伽的认识是混乱的。现在，让我们一起来探讨一下瑜伽究竟是什么。

瑜伽的定义

"瑜伽"一词来源于梵语词"yuj"，意为融合、连接和结合。瑜伽是灵魂与永恒真理的结合，是一种纯粹的极乐，是超越二元对立而产生的。研究瑜伽这门学科能使人的分辨力更加锐利，以此导向对灵魂本质的理解，而这是不能单凭感官便能充分明白的。研究瑜伽可以使人获得纯净的意识，从而认识自我。

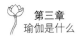
瑜伽能使人从生活中的痛苦、疾病和情绪波动中解脱出来，给人以安详和淡定——一种冲破了人生争斗的内在统一。它是认识自我和永恒真理的艺术。瑜伽是在到达自由的过程中，不断地了解身体、思想和智力的作用。它是一个人自得知识的体验，而非来自于书本学习、逻辑辩论或者理论争论等。瑜伽是一种哲学、一种生活方式，是艺术和科学的完美结合。

正如黑天向阿周那解释道：

仅凭瑜伽知识就可以使智者心平气和地辨明是非，还能更娴熟地驾驭生活。

瑜伽教人们无私地履行自己的职责，即使身陷乱局仍能超然以对，正直为人以求获得解脱。

瑜伽是艺术吗？

生活即艺术。瑜伽能提高生活质量，因此，它也是一门艺术。瑜伽提升了人的思想境界，使人能泰然、快乐地面对生活中的艰难困苦。它教诲人努力实现人生目标；培养一切的友好、专心、虔诚、满足和快乐，抛弃那些非必需的执着；养成好的习惯，过正直的生活。瑜伽是争取和获得最终解脱的行为规范。

瑜伽是科学吗？

瑜伽的科学性在于通过观察和体验获得知识，它是一门有关身体和心灵的科学，通过控制身体驾驭心灵的节奏。通过瑜伽修习，人们可以获得身心的健康和活力。只有当身心达到平衡状态时，人才能实现自我。因此，瑜伽的科学性以一种巧妙和系统性的方式教授人们达到这种和谐状态。

瑜伽是哲学吗？

人类受各种情绪的左右，身心会受到悲喜、荣辱和得失等情绪的影响。练习者学会漠视情绪的起伏，从而不受这些二重性的左右。瑜伽是一门使人沉着泰然地面对生活的沧桑和喜悦的哲学。它探究存在的本质，是一门使人在寻找真理的过程中脱离物质世界达到精神世界的哲学。

帕坦伽利的定义

伟大的圣贤帕坦伽利把瑜伽定义为"瑜伽就是控制心识的波动"。正如月亮不会在一条污浊的河中清晰地倒映出来一样，灵魂也不会在动摇的心灵中显现。只有纯洁的心灵，才能反映灵魂。为了实现自我，我们必须去除心灵波动以便达到心灵的平静。

什么是心识（Chitta）？

为了表明心灵，心识这一术语在瑜伽领域被广泛使用。心识由心、智力和自我组成。心是连接肉体和精神的桥梁，当它导向肉体时，它

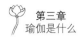
会迷失在追求肉欲的欢愉中；当它导向精神时，它能到达最终的目标。在两者之间，存在着永久的类似拔河比赛的博弈。哪种德行或素质起支配作用，心就被哪种势力牵引，不管是喜是忧还是暗。

喜的状态照亮心灵，给人冷静、沉着和安详。

忧的状态使人活跃、精力充沛、紧张和坚定。个体将满怀抱负，励精图治，充满冒险精神和荣耀感。

暗的状态使人沉溺于麻木、懒惰和愚昧之中。

五个方面的心

按上述的解释，心识或心由喜、暗、忧三种基本的素质组成。随着所处支配状态的变化，心的状态也随之变化。下面是心的五种变化：

（1）正确的知识（获得某种知识的方法）是对五官和心灵感知的证明，它通过三种方式获得，即：感官的感知或直接感知，推理或推论和经文验证；

（2）错误的知识是一种错误的观点或认识，例如在黑暗中把一根绳子误认为一条蛇；

（3）想象是以口头表达为基础，没有任何事实依据的幻想或联想。例如，一个不育女想象自己怀孕了；

（4）睡眠；

（5）记忆。

这五种变化或心灵情绪的倾向使我们成为外向的人，并囿于物质的世界。换言之，忧和暗起决定性作用。当喜起主导作用时，心灵开始变得内向，充满善良和纯洁的品质。瑜伽教给我们限制这五种意识的波动程度，丰富精神层面的生活。

控制心的波动

帕坦伽利为控制心的波动提供了一体两面的处方：学习或练习；不执着或放弃世俗的欲望（离欲）。

（1）学习或练习

伟大的诗人广博仙人说："知识不能被享受快感的人所得到，同样，想学习的人不能追求快感。"

没有严格的训练，什么也得不到。没有练习，身体和心灵的纯洁就无法达到，心灵的波动也无法得到控制。没有持久的努力，无法取得物质世界的成果；为了达到自我认识，持久的努力必须扩大一千倍。这种严格的练习包括四个方面：道德的、身体的、心灵的和精神的。

帕坦伽利说："这项严格的练习必须持久，不能间断，还要以奉献和崇敬之心去实施。只有这样，基础才能打下。"

（2）不执着——放弃世俗的欲望

成果的取得既不是靠穿着藏红色的袈裟，也不是靠讨论，毫无疑问的，是靠行动和不间断的练习。

成功的关键是努力。不执着（离欲心或脱离世俗的欲望）可以靠控制感官来取得，靠不顾回报地行使自己的使命和善良纯洁之举获得。不断的训练和不执着的结果是相互依存的，就像鹰的两只翅膀。然而，成功的飞行只有靠两只翅膀协作才能达到。

八支瑜伽

人体正常的运作依靠四肢，任何一个肢体的缺失或病变都会影响整个身体的健康。同样的原则也适用于瑜伽和它的分支的学习。在瑜伽八个步骤的学习中，任何一点的不足都将导致无法实现自我。

下面是帕坦伽利阐述的八个步骤：

（1）禁制是针对他人或社会准则的行为；

（2）劝制是针对自我或个人规范的行为；

（3）坐法是为了达到身体的规范而进行的姿势的练习；

（4）调息法是为了心灵的训练而进行的呼吸调控；

（5）制感是感官的回收和训练；

（6）执持即聚精会神；

（7）禅定即冥想；

（8）三摩地即自我实现。

这八个步骤是相互依赖、相互渗透的。它们看起来并不相同，但是都指向同一个目标。正如太阳的光芒通过折射形成光谱，瑜伽也同样被分成八个相互交织的部分。作为普通人，那些不追求精神层面的人可以为了其身体的益处而练习瑜伽。身体和心灵的健康对所有人都是极其重要的，无论她们是想实现自己世俗的追求还是为了实现自我。瑜伽可以同时满足信徒、无神论者或不可知论者的要求。的确，很多无神论者或不可知论者通过瑜伽修行都变成了信徒。这正是瑜伽的优点之一——它对所有人都敞开大门。对所有追求身体健康、心灵安宁或精神集中的人，瑜伽都给予她们所要求的一切，满足不同人的要求。

帕坦伽利大师说："通过学习瑜伽的八个分支，身体、心识和智力都会得到净化，知识的火焰不断燃烧产生辨别智。"

六支瑜伽

在帕坦伽利的《瑜伽经》中，瑜伽被描述为八分支。然而，一些瑜伽奥义书认为它有六分支。在《甘露滴奥义书》中有下面一节诗：

敛识、冥想、呼吸调控、专注、逻辑和三昧的训练是瑜伽的六个分支。

在《瑜伽具达摩尼奥义书》中，瑜伽的六个分支被如此归纳：

体式、呼吸调控、敛识、专注、冥想、三昧。

然而，这些文本也详述到，为了达到三摩地，禁制和劝制阶段（社会和个人规范）被认为是先决条件，正如体式像苏木和万字符。即使她们说六支瑜伽或六步瑜伽，这两个附加的步骤或分支也被认为是主题的一部分。因此，八支瑜伽和六支瑜伽之间几乎没有什么区别。

这两个体系的主要区别是：

六支瑜伽针对的是小的团体、特定的学校或隐修院的成员。她们不得不遵守机构的规则，因此不需要禁制和劝制的特别禁令。相反，

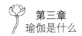
帕坦伽利为每个人都制定了一整套哲学体系，不局限于任何团体。他因而给出了详尽的指导，关于如何生活，怎样达到身体和心灵的泰然，以及通过某种行为规范以得到精神的赐福。

按照帕坦伽利的说法，为了实现自我，智力、心灵和感官必须共同行动。追求者必须肩负三层的探索：外在探索、内在探索和精神探索。下图将使读者更好地理解这三层探索：

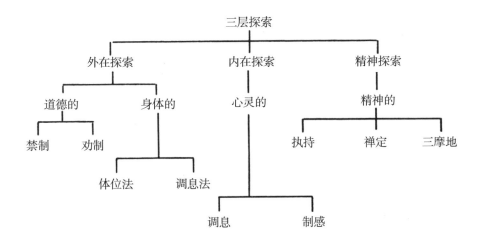

在探讨瑜伽的八个分支之前，让我们先探讨一下三层探索之路：

（1）外在纯洁的追求

身体是灵魂的庙宇，就如洁净的庙宇唤起纯洁的思想，洁净的身体引发纯洁的心灵，因此身体是自我适合的栖所。

在《瑜伽顶奥义书》中，洁净身体的重要性被如此解释：

> 肉体是一座庙宇，灵魂就像湿婆大神。因此，抛弃无知，崇拜肉体，把它当成大神的栖所。

大神给了我们肉体作为实现自我的资本，如同一个精明的商人利用自己的资本获取回报，肉体同样必须通过禁制、劝制、坐法和调息进行勤奋的训练。身体必须保持完全的健康和稳定状态。实现自我的第一步是保持身体的洁净和免于疾病，这就是瑜伽外习练之法——外在纯洁的追求。

（2）内在纯洁的追求

在达到了身体的纯洁后，下一步是争取心灵的纯洁。为了做到这一步，一个人必须了解心灵是如何运作的。为了获得对外部世界的认识，心灵利用人体的感官——鼻子、舌头、眼睛、耳朵和皮肤。心灵产生欲望，感官为满足这些欲望服从心灵，因此，心灵囿于满足这些欲望之中。为了控制心灵和感官，净化的过程大有裨益。

心灵有六个公开的敌人：色、怒、贪、欲、骄和妒。

为了战胜挡在实现自我之路上的这些敌人，调息法（呼吸调控）和制感（感官训练）是非常必要的。

在《哈达瑜伽之光》一书中，作者强调了呼吸的重要性：

　　失调的呼吸导致失调的心灵，稳定的呼吸使心灵稳定，二者相辅相成。因此，养成稳定和安静的呼吸习惯，心灵就能被控制，瑜伽师的寿命就得以延长。

这一点被进一步说明：感官之神是心灵，心灵之神是呼吸；呼吸的主人是神经系统。神经的安宁和注意力的集中，只有依靠稳定、平缓和有节奏的吸气及呼气才能达到。

因此，内在的纯洁通过控制感官和心灵来实现，这最终导致对自我的控制。这一步骤完成之后，下一步的训练才能开始。

（3）内在自我之法——对个体灵魂的追求

在这一阶段，心智泰然自若、全神贯注，直指灵魂。这是八支瑜伽最后的三步：执持（专注）、禅定（冥想）和三摩地（自我实现）即得以磨炼。

活在灵魂中的追求者是活跃的，并且消除了自我和低级的欲望。的确，在这个时候，个体没有自我存在的意识，因为此时他已经超越了感官的快乐和认识，找到了永恒的福佑。

《加德奥义书》恰如其分地说道：

在被称作肉体的战车中，灵魂是居住者，智力是骑手，心灵是缰绳。通过战胜感官以便穿越这种存在，不得不取得实现自我的目标。因此，战车（肉体）应该是健康的，只有骑手（智力）可以通过缰绳（心灵）控制马匹（感官）。

现在，让我们来分别讨论瑜伽的八个分支：

1. 禁制——社会规范

禁制是约束或戒绝的意思，是瑜伽中的"禁忌"，就像《圣经》里的"十诫"一样。

人自古以来就是社会中的一员，不可能与世隔绝地生存。作为社会中的一员，每个人都有某些权利和义务，而每个人都必须遵守一定的规则，以便使自己和社会的其他成员生活愉快。

帕坦伽利对他人的社会行为给出以下定义：

非暴力、实事求是、勿偷盗、性节制和不贪婪，这些都是伟大的普世道德戒律。它们不受出身、地点、时间和机会的限制而永世适用，遵循这些戒律的人都会变得纯洁。

瑜伽文本归纳了一些被认为是根本的规矩。

《瑜伽奥义书》把禁制描述为"非暴力、实事求是、勿偷盗、性节制、宽恕、稳定的智力、虔诚、同情、饮食节制和清洁"，总计有十条。《哈达瑜伽之光》接受瑜伽经文中归纳的同样的道德原则。

（1）**非暴力**

暴力是爱的缺失——没有敌意，任何暴力行为都不会发生。只有爱才能团结社会，并且使之紧密联系。瑜伽师心中没有任何愤恨，只有博爱。暴力是胆怯、自私、愤怒和不自信的结果。非暴力是对他人的尊重，是一种心态。

帕坦伽利说过，瑜伽师摒弃了暴力思想，任何和他交往的人都注定会抛弃敌意。

（2）**实事求是**

《摩诃婆罗多》中讲到，说出真理和让人快乐的事情，而不要说让人不快乐的真理或者让人快乐的虚假之词，这是传统的宗教。

按照《达尔森奥义书》的说法，真理就是通过感官而得到的证据。

《瑜伽论》中讲到："心灵和智力的一致判断就是真理、真知。"

瑜伽学习者必须在思想、言语和行动中都追寻真理。

说谎者比毒蛇还恶毒。舌头没有骨头，因而它可以任意卷曲，但是它需要得到控制。否则，人就无法知晓何时它会偏离真理。

（3）**勿偷盗**（觊觎）

正如《旧约》的戒律"勿偷盗"，勿偷盗是维持一个人的基本需要，任何多余之物都是贪婪的表现。甚至，思想上觊觎他人的财产也近乎偷盗的罪名。

一个认真恪守"勿偷盗"这一戒律的瑜伽学习者会对财富无欲无求。即使财富降临，他也会为了别人的利益来合理使用它。

（4）**性节制**

性节制并不意味着终生独身生活，而是夫妇间的性节制。迦梨陀娑在《罗怙世系》中描述了理想的国王形象：

"这些国王是太阳的后代，她们为慈善而聚集财富，为得子才过性生活。"

毫无疑问，性是人类得以延续的一个推动力，也是人生的意义或者生活目的之一。然而，它应被正确引导。婚姻的伴侣应该彼此忠诚，在性节制上相互履行义务，无节制的性最终导致毁灭。

感官应该集中在梵——至高的神上，而不应该分散注意力，否则个体就会偏离瑜伽之路。《哈达瑜伽之光》中说："只有当心灵和呼吸坚定时，身体才能保持强壮和健康。当心灵稳定时，呼吸和生命力也变得稳定。通过稳定的生命力，身体才能得到力量，并处于稳定状态之中。"

（5）**不贪——勿贪婪或接受礼物**

贪婪是出于个人的贪欲而积聚财富。一旦贪婪之疾入侵，就很难弃绝。无可否认，在当今的经济社会中，我们需要一定数量的金钱来满足基本的需求——食物、住所、衣服等。然而，满足身体的需求并不是贪婪。心理上的贪欲才是贪婪——这是一种真正的疾病。若我们同时向神祈祷，并且出于自私的要求得到很多东西，那么这就不是感恩的祈祷者的做法。只有摆脱了贪图不必要的物质和过度的肉体欢愉的人，才能免受精神上的贪婪之疾。

帕坦伽利说："谁摒弃了'我'和'我的'，谁就能看到事物本来的面目。"

（6）忏摩——宽恕

瑜伽师的素质之一就是宽恕曾经在肉体和精神上折磨过他的敌人。他会回想起基督规诫自己的信徒们，当有人打了你的左脸，就把右脸也送给他打。

（7）坚韧——意志坚定

智力的稳定导致"我即大我"的认识。

（8）悲悯——同情

瑜伽师特有的品行就是同情所有人，并且从思想、言语和行为上做起。

（9）正行——直率

正行就是保持简单、直率和正直。

（10）不贪食——饮食节制

饮食节制就是控制自己的味觉，只食用能维持身体所需数量的食物，不能只为满足味觉。

（11）内外洁净——纯净

内外洁净是对身体的外部和内部的纯净。

2. 劝制——个人规范

个人行为的规范包括对身体和心灵的约束。帕坦伽利给出了五条规则：洁净、知足、净行、自学和对神的虔诚。

另外，其他的文本详述为七条，即忠信、仁慈、谦虚、明智、重复神的名字、信仰经文和遵守承诺。

（1）**洁净**

洁净有两个方面：外部的洁净和内部的洁净，这包括对五官的洁净和个人的卫生。个人卫生包括穿自己的衣服，这样可以避免传染病。外部洁净的另一个简单方面就是吃简单而有营养的食物，而不是诱发自己味觉的食物。没有外部的洁净，内部的洁净或心灵的洁净就无法获得。

（2）**知足**

知足是一种心态，是身心健康和成长的基础。不满足导致贪得无厌的欲望和嫉妒，而知足使人心情泰然，尽享纯粹的快乐。

（3）**净行**

净行或苦修是通过净化思想、言语和行动对一切欲望和肉体快感的征服。

身体或行动的净行就是在吉祥的日子里禁食，对所有人都友好和谦卑并控制感官；思想的净行就是不对他人怀揣恶意或憎恶；言语的净行就是利用人的语言赞美神。净行能把身心中的不良因素都驱逐出去，达到对感官的控制。瑜伽的姿势和呼吸调控能将人引向纯洁。

（4）**自学**

自学是指完成天职，并集中身体、心灵和智力的所有力量去实现自我。不论一个人是醒着、做着梦还是睡着，他都应该集中精力把自我和至高的大神融为一体。

（5）对神的虔诚或臣服

真正的虔诚是保持崇高的心境，把一切行为都当作对神的献祭。无欲无求，练习者才能和神合二为一。

除了上述几点，《哈达瑜伽之光》和《瑜伽奥义书》还列举了下面的各种劝制。

（1）信仰

信仰是信仰大神的存在和吠陀、经论和往世书的教义。信仰是客观的，信任是主观的。信任是有威力的，因此信仰必须依靠信任的支持。

（2）仁慈

真正的仁慈是通过合法的方式获取财富，并且带着同情心把它分配给真正需要的人。

（3）聆听现成的教义

瑜伽师的职责之一是聆听把神的存在视为真实的、至上的和无限的教义。

（4）谦逊

谦逊是在行经文里所规定的善举时，心怀谦卑，并且对取得的成就保持谦逊。

（5）理性的信任和虔诚

理性的信任和虔诚是对从吠陀和所有经文中获得的知识的坚定信仰，摒弃与之相左的教义。

（6）持咒——背诵咒语

持咒是口头上和心灵里不断地背诵咒语。朗诵咒语可以让人聚精会神，使人变得锐利。

（7）誓戒——宗教操守

身心通过遵循誓戒得到训练就是行宗教的忏悔之举。

不论你是否追寻瑜伽之路，上述的行为规范对所有人都适用。这些规范是所有宗教都宣扬的，只有瑜伽是通向它们的正路。

3. 瑜伽姿势——体式

瑜伽体式是瑜伽特有的属性，帮助人们从身体的层面提升到精神的层面，是瑜伽的开端也是瑜伽科学的基础。

很多人都认为，帕坦伽利的《瑜伽经》和人的身体没有关系，而只是针对精神的灵修，说瑜伽的体式只是巧合的产物。同样有人认为，《哈达瑜伽之光》只涉及身体方面的灵修，而精神目标则被认为只是过渡性的。这两种看法都是对瑜伽哲学的错误解读。

在《哈达瑜伽之光》中，第一个对话就描述了禁制和劝制。和一些瑜伽经文归纳的一样，该部著作讲得非常笼统，没有关注细节，因为其普遍适用性被认为是理所当然的。因此，从论述瑜伽的被称为"体式"的第三阶段开始，就开始对它进行了详述。接着逐渐对三摩地阶段进行论述，依此描述了个体从束缚到解放的所有步骤。

体式是指在感知神存在于内心的修行或意念的同时，让身体保持某个特定的姿势。体式必须要做得很稳固或具有"稳定性"，以便不至于动摇神性。当不再费力还能保持稳定时，体式阇耶或对体式征服就做到位了。这种稳定将带来一种愉悦或极乐的状态。保持这样状态的体式不再是靠肉体和生理的功能，而是靠内在的自我。在这种状态下，肉体已经被征服，二重性也消失了，从而达到了身体、心灵和灵魂的统一。

帕坦伽利大师这样描述瑜伽体式："瑜伽的体式可以带来身体的稳定和心灵的泰然。"

《哈达瑜伽之光》谈到体式时强调："练习瑜伽体式使身体达到稳定的状态，免受疾病的困扰，并且带来轻盈自在。"

布茹阿玛南达在评论这一颂时，他认为练习体式使身体坚强有力，消除了变性或心灵的起伏，使心灵得以稳定，由此证实了帕坦伽利对"稳定"和"愉悦"的描述。"稳定"代表身体的坚强有力，"愉悦"指心灵而非身体的特点，正如我们不说身体快乐而说心灵满足一样。因此，"愉悦"不是我们通常翻译的"舒适"的意思，而是指心灵的泰然淡定。所以，这两颂表达的是同一个意思。

《哈达瑜伽之光》详述了体式，使人一步步靠近三摩地；而帕坦伽利的《瑜伽经》在三摩地的语境中恰如其分地描述了体式。两者都认为从身体练习开始，再一步步地走向精神修习。

身体和心灵是相互交织、相互依赖的。身体上的任何一点失调都会导致心灵的失调，反之亦然。练习瑜伽时，通过一系列循序渐进的体式练习，身体和心灵得到锻炼而不会受到任何损害。这样的练习使人健康、淡定、灵活，能大大增强人体对疾病的免疫力。

掌握瑜伽姿势的秘诀在于征服身体，通过这一基础步骤，练习者被引向精神的层面，进而朝实现自我的目标前进。

4. 调息法——呼吸调控

调息法是呼吸调控，其结果是带来心灵的沉静和神经系统的安详，身体和心灵由此变得豁达。《哈达瑜伽之光》中的调息法的好处被描述为：通过恰当的方式调控呼吸能除治百病。

适当的呼吸调控使脉搏稳定而有节律地跳动，让身体变得柔软灵活，人也满面红光。

帕坦伽利这样描述调息法的效果：练习调控呼吸使心灵纯净。它消除了遮蔽内在光辉的屏障，这样的心灵才能聚精会神。

普拉那（prāṇa）是空气、呼吸、真正的生命力；阿亚马（āyāma）指它的长度、宽度和体积的拓展。因此，呼吸调控就是系统延长吸气和呼气以及它们之间的停顿。

调息法就是在掌握了瑜伽姿势以后，加深呼吸使它变得敏锐而有节奏，然后在最大程度上系统性地控制它。

呼吸调控有三个重要的功能部分：呼气、吸气和屏息。

（1）呼气：生命之气或者生命力集中在肚脐附近。它向上奔涌到心脏，然后穿过肺部，再通过鼻孔找到出口，这就是呼气。

（2）吸气：外部洁净的空气从鼻孔进入，穿过肺部和心脏，然后作为元气到达肚脐附近，这就是吸气。

（3）屏息：kumbha，意即像个被充满或者清空的容器，屏息也有两种——吸气后屏息和呼气后屏息。吸气后屏息是指当一个人深吸一口气时停顿下来，这时肺部已被填满；呼气后屏息是在深呼气后停顿下来，这时肺部已被清空。

　　自发性屏息：屏息还有另一种状态，比前两种屏息更加精深，这时呼吸完全自控，不再意识到吸气和呼气的存在。它超越了吸气、呼气、时间和空间，这就是自发性屏息，这种状态只能在冥想中才能被体验到。

练习调息法能带给练习者双重的益处，分别是诵咒修行和奉爱灵修。"诵咒修行"是重复咒语或神圣的音节"hamsah"。"ham"代表"我"，"sah"指"他"，合在一起是指"我是他"的意思。个体的灵魂不断地重复这句咒语，元气向外呼气时是"ham"音，吸气时是"sah"音。在人的一生中，这一重复的祈祷无时无刻不在下意识地进行着，它被称为"认知自我的知识"或无意识祈祷的认识。

　　在奉爱灵修中，练习者通过吸气吸收宇宙能量，通过吸气—屏息把它和个体的自我融为一体，通过呼气抛弃自我并把它和永恒的自我相融合。

5. 制感——感官的训练

　　在心灵的示意下，感官和外部世界进行接触。由于追求世俗的目标导致的感官外倾必须被限制，并被向内引导朝着所有存在的本源。把感官向内引导的过程就是制感或感官限制。

　　取得自我认识和感知的过程如下：物体、感官、意识和灵魂——所有这些结合形成知识。任何对这个组合的破坏就像使一根链条断裂。如果一个连接被打断，就会产生停滞。通常的经验告诉我们，如果心灵贯注于其他地方，我们会对发生在自己眼前的事情没有任何印象，这样的状态叫作走神或者梦游，然而，这并不是制感。在梦游状态，心灵集中在某个想法中，感官和被感知的物体毫不相干；而在制感之中，心灵被刻意从感官上收回，以使感官和被感知的物体失去联系。这种对心灵的掌控，使其不再散布在外部世界的过程就叫作制感。当分散的心觉被完全控制时，感官也就被控制了。制感就是对感官的操控，从而使其向内转向。

6. 执持——专注

帕坦伽利认为专注就是把感官集中在个体灵魂上。《商枳略奥义书》描述了五种获得专注的方式：把心灵集中到个体自我上；发展内观；控制身体五元素的功能；不断地牢记梵；思虑自我神灵。

由于嗅觉、味觉、视觉、触觉和听觉的微妙性质的影响，心灵在不同的方向游移。这些微妙的性质被五官——鼻子、舌头、眼睛、皮肤和耳朵所感知。修习者不得不学习限制心灵的游移，使它朝着内在的自我。当心灵、智力和感官完全集中在自我上时，那就是"执持"。当练习者掌握了这种修行方式后，才能进行下一步的练习——禅定或冥想。

7. 禅定——冥想

当练习者在上述的整个专注阶段都能保持精神集中，不受时间和空间的约束，就能达到禅定或冥想。在这样一种精神高度集中的冥想状态中，身体、呼吸、心灵、智力和自我都丧失了它们各自的存在而融入一种唯一的存在。个体灵魂和永久灵魂的融合就是冥想。

一条河流的水越深，就流得越缓慢。同样，心觉越集中，人就越平静。《商枳略奥义书》描述了两种冥想状态：有持和无持。在有持冥想中，练习者利用自己的素质和属性关注于自我神灵；而在无持冥想中没有任何界限，练习者不借助于任何特定神灵的支持，这时没有任何思想的存在，而名字、形式、形状、颜色和性质被完全超越。

8. 三摩地——自我实现

三摩地是瑜伽的第八个阶段，同时也是最后一个阶段。就像一条河流汇入海洋中，失去了自己的个性，同样，自我灵魂和至上的神也会相融合。在这个阶段，练习者的个性外在和内在都沉浸在冥想中。冥想者、冥想的行为和冥想的物体三者都放弃了它们各自的特点，而融入对整个宇宙的唯一的洞察。人会感到至上的快乐，由此脱离了快感、痛苦和悲惨。

在三摩地中，一个人献出自己的自我，把它抛向梵的柴堆；它升华并被转化为至上的自我，和他融为一体（《薄伽梵歌》）。

射手（练习者）手持禅定（冥想）之弓，附上心觉之箭，瞄准自我的靶子，用毫无偏差的一个挽弓（实现）射向目标。在此时，没有任何偏差。

这就是瑜伽调息肢体练习的顶点，或者是瑜伽所有分支修行的顶峰。从外部的追求开始，朝着内部的追求，最终以最本质的追求结束。

虔诚之路（奉爱瑜伽）和行动之路（行业瑜伽），就像恒河和亚穆纳河，相遇并且一起流向知识之路（智慧瑜伽）。在无形的萨勒斯瓦蒂河的汇合处，奉爱、行业和智慧融为一体，这就是最后的天福。

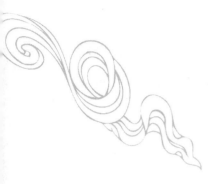

第四章

女性瑜伽的产生

神创造了男性和女性，使其作为平等的伴侣来共享生活的负担和回报、悲伤和欢乐。如果把生活比作一辆战车，那么男性和女性就是这辆战车的两个轮子。生活中的物质和精神重担由男性和女性共同担负。男性和女性都期望生活健康、心平气和、泰然自若。

瑜伽对男性和女性都有益处。女性比男性更需要瑜伽，因为自然赋予她们的责任比男性更大。

瑜伽术和吠陀一样历史久远。当我们了解到在那个岁月里瑜伽盛行的情况，我们就可以得到这样的印象：女性在很多领域里都卓越超群。在强烈要求湿婆神传授瑜伽之时，帕拉瓦蒂女神是第一个掌握瑜伽知识的人。

玛依特雷伊是伟大的瑜伽师和哲学家亚吉纳瓦尔克雅的妻子，她通过练习瑜伽获得了解脱。她在丈夫的指导下学习瑜伽，而她丈夫撰写的《雅戈纳瓦尔克亚瑜伽》记录了这些教导。

印度史诗《罗摩衍那》中有一节，描述罗摩临别时的情形，那时他即将被放逐到森林里生活十四年。他的母亲高沙耶不胜悲伤，但她知道自己泪流满面地给予儿子的任何祝福都是不吉祥的。因此，她练习瑜伽体式和调息法让自己冷静下来。她从悲痛中恢复到平静的状态后，才来到儿子的面前，献上了自己的祝福。

在《摩诃婆罗多》中有一段关于苏拉帕的文字，她是一个隐者，是普拉丹国王的女儿。她学习瑜伽，并且精通瑜伽知识。米提拉国王阇拿迦在一次瑜伽知识辩论中就败在了她的手下。

史诗中关于玛德拉萨的传奇就是一个女性瑜伽师的好例子。玛德拉萨是拉图塔沃加王忠诚而无私的妻子。她认为自己的丈夫死了，便在"萨提"中自焚，后来在阿斯瓦塔拉·那嘎拉加的帮助下起死回生，因为她的丈夫还活着。一开始玛德拉萨没有认出自己的丈夫，因为她忘记了自己的前世。后来，她开始努力练习瑜伽，并恢复了原有的记忆，认出了国王。她最终成了一名技术娴熟的瑜伽师。

在吠陀时期，女性受到很高的礼遇。她们享受和男性一样的权利和机会。摩奴法典把她们描述成女神："哪里女性受到尊重，哪里就有神的存在。哪里无视她们的存在，哪里一切皆虚无。"

在吠陀时期，有众多女性参加圣线仪式的例子；她们在古卢谷拉学习吠陀，还接受了摔跤、射箭、瑜伽、音乐和戏剧等专业训练。后来，女性的社会地位逐渐降低，即使身为人母也同样肩负社会责任，她们的自由开始不断受到限制。女性被认为是第二性的，因而没有什么社会地位。她们丧失了吠陀时期所享有的特权，不允许到古卢谷拉学习吠陀和参加圣线仪式。在受教育方面，她们也落后了。随着社会地位的不断下降，哲学、科学、艺术和瑜伽之门对她们都紧紧地关上了。

之后，印度陷入与入侵者的艰苦斗争之中。社会严重动荡，印度妇女也深受其害。尽管如此，女性瑜伽在一些地区还是盛行起来。拉拉——14世纪的女圣人，从克什米尔开始，把瑜伽传至全印度。圣人皮纳巴依是一个瑜伽和冥想的倡导者。萨拉达·德维是室利罗摩克里希那·巴尔玛哈姆萨的伴侣，是个瑜伽体式和调息法的能手。

　　瑜伽之门对所有人都是敞开的，无论种族、等级、信仰和性别。任何人都能通过瑜伽获得解脱。

　　当今妇女的地位比传承（印度古代法典以及说明宗教仪式书籍的总称）、往世书和近代历史时期都有了提高。她们在各行各业都大展身手，她们的聪明才智和创造力在今天能得到更大程度的彰显。在人生的舞台上，她们扮演很多的角色——女儿、姐妹、妻子、母亲和朋友。她们在这些角色中总是全力以赴。

　　在数论瑜伽中，女性被比作原质（自然）。就像自然一样，她们必须一直保持积极的态度，那样，她们的生命之花才能绚丽，家庭才能其乐融融。这就是为什么迦梨陀娑把女性比作家庭中的生命火花。这些生命火花同样也是社会的贡献者。

　　除了上面提到的传统角色外，女性在社会中还扮演着其他角色。在当今的竞争社会，她们成为医生、律师、政治家、教授……在各个行业中实现了她们的价值。

　　然而，当竞争的激烈程度超过了她们的忍受极限，她们的身体和精神变得疲惫，对家庭和孩子的关注也变弱，这就导致了她们的疏忽大意和挫折。

　　她们的身体天生拥有一些特殊功能。在她们生命的四个阶段——童年、青春期、中年和老年，她们的生理功能也在发生变化。每个阶段都得面对一些问题和内心的冲突，这影响了她们的生理器官的功能和心理健康。在这些变化的时期，她们耗费了大量的精力以适应这些变化。

做母亲是一个女性神圣使命。这不仅仅是一种生理上的自然本能，更是一种天赐的本性。通过生育，她被赋予新的责任并且必须自己努力承担。在成为母亲的过程中，她拥有了爱、奉献、信任、容忍、仁慈和辛劳这些神圣的素质，这些素质深深地植入到她的天性中。当她不堪生活的重负时，这些素质会使她屈从。有时她想发挥自己的聪明才智，从自然强加于自己的过量的职责中解脱出来，但是她的信仰束缚着她，使她必须回归责任感。《薄伽梵歌》曾经教导女性要不计任何回报地去行使自己的所有使命，而作为女性和母亲，迫于生活的巨大压力，常常陷于繁重的工作和社会职责中，这些都迫使她不得不但又需要面对这个世界和她自己的双重角色。

为了所有这一切，女性在扮演母亲、妻子、姐妹和朋友这些角色时，不得不在精神上和生理上付出高昂的代价。身体和心灵的安定状态需要通过瑜伽体式和调息法来获得。练习它们，女性就能得到拯救。

现在，让我们来探讨一下瑜伽与健康，以及如何通过练习瑜伽达到身体和心灵的安康。

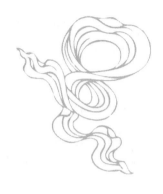

第五章

瑜伽与健康

健康的重要性

再多的财富也抵不上健康。健康和财富之间，健康总是首选，因为人失去了健康就无法享受财富。因而，一个人只有拥有了健康的体魄才有可能支配财富。《奥义书》中讲道："健康使人长寿、坚定而且有力；这样，人的尘世生活就能变得完全富足。"

人只有拥有了健康，才能进行有道德的行为，获得精神上的回报。印度医书《遮罗迦本集》写道：

健康是身体最基本的要求，有了它才能实现人存在的四个目的：获取精神成就（法）；拥有舒适而宽裕的生活所需的财富（利）；获得合理的愉悦和实现自身欲望的满足感（欲）；最后是从单调的生死轮回的束缚中解脱出来的努力（解脱）。

没有健康就没有力量，只有保持健康，才能保存力量。人的健康包括身体和精神两方面。健康的标志是身体和心灵的平静，这时人能够遵守伦理准则，坚持道德标准，履行社会义务。因此，《奥义书》中说道："弱者无法实现自我。"

健康是什么

没有幸福的生活仅仅是存在而已。对健康的定义遍及我们身体、生理和心理的所有方面。这里指的是免受疾病的侵扰，身体与心灵各项功能的和谐运作。身体是心智的栖所（包含心灵、智力和自我精神功能的三位一体）。完美健康是身体和心灵的和谐状态，它们能转向内在实现自我。

如何得到健康

健康既不能被买卖也不能被交换，既不能被盗取也无法靠暴力获得。它是外部和内心洁净，控制饮食，四肢和器官的合理锻炼，身体和精神的平和泰然，还有休息的修养。正如金子要熔化才能提纯，身体和心灵的纯洁则取决于认真练习瑜伽体式和调息法。

疾病的性质

疾病可以被定义为对正常的身体和心灵功能的扰乱。印度医学（《阿育吠陀》）把健康描述为身体功能的协调运转，平衡的新陈代谢、心灵和感官的快乐以及泰然的状态。

《阿育吠陀》把人体生理的功能分成三类：运动、消化或吸收、呼吸或启迪。这分别对应三种体液——风性-风、火性-胆汁和黏液-痰。当身体健康时，这三种体液维持着一种内在的平衡，并分别发挥上述的三种功能。健康意味着五个因素的平衡：①体液；②身体七种分泌液；③阿格尼——正常的消化功能和废物排泄功能，这被称为身体的新陈代谢；④感官的清澈或纯净；⑤心灵的平静和安宁。

若体液或津液的量不足或过量，以及任何有碍于它们运行的因素都会导致身体失调，进而造成身体不适，引发疾病。

根据《阿育吠陀》的记载，人体有十三条通道，它们把各种各样的营养物质传遍全身。它们是呼吸道、食道、水的输送道、津液（如胆汁和胰液）、血管、肌肉、脂肪、骨骼、骨髓、生殖道、粪便、尿道和汗腺。当风性、胆汁和痰三种体液失衡时，通道中的物质流动就会失调。

为了保持健康，通道必须畅通无阻。换句话说，为了维持身体正常的新陈代谢，体液必须处于协调状态。

正如人身体的波动由体液引起，心灵的波动由于忧和暗的出现而遮盖住了喜。忧在人的行为上表现为激动或情绪的起伏。暗使人懒惰或缺乏活力，导致人处于伤感、悲痛、漠然等不良情绪中。当受到忧和暗主导或掩盖了喜时，心灵就成了疾病的栖所，进而丧失了仁慈和纯洁。因此，身体和心灵都需要用心呵护。

瑜伽与健康

正如《阿育吠陀》一样，瑜伽也认可三个方面的损害来源，分别叫作依内损害、依外损害和依天损害。依内损害同身体和心灵有关系，即肉体的和心灵的疾病。依外损害包括流行病、野兽袭击造成的非自然死亡、溺水、事故等类似的情况。依天损害指环境对人的损害，例如飓风、暴风雨、中暑、洪水等由自然灾害引起的。在此，瑜伽为健康的定义添加了一层含义，使它更加全面。瑜伽认为，阻止自我实现的任何阻碍都表明由于身体的不适而引起精神状态心念的改变。瑜伽的目的是既要限制身体受到侵扰，也要阻止心灵的改变。这些障碍或缺陷是：疾病、迟钝、疑虑、迷惑、粗心大意、无节制、谬论、一事无成和对灵修的动摇、痛苦、弃绝、心神不宁以及紊乱无节奏的呼吸，它们都源于身体或者心灵。因此，健康意味着完全免受身体和心灵的损害，从而达到自己的目标。

现代医学和上述的定义没有太大出入，都肯定了身体和心灵的密切关系。

如果生命要得到保护，那么就要保持健康，身体各个器官的功能尤其是中枢神经系统都需要被精心呵护。

很多疾病都是由于抑郁、愤怒、悲哀、无节制的性行为、焦虑、不满、疑虑和其他身心失调造成的。很多人由于心理脆弱而不得不忍受自己想象的疾病和痛苦，并且在多数情况下会对人体造成致命的损害。通过培养善念、热情、勇气、希望和乐观心态，即使是虚弱的身体和心灵，也可以变得坚强和健康。

练习瑜伽可以使身心完全平衡、身体健康，也可使人稳定、泰然和坚强。帕坦伽利这样解释道："练习瑜伽可以使人免受现在和将来的痛苦。"

因此，练习瑜伽不仅会使身体健康，也使心灵健康。它教给人如何克服阻碍，平静幸福地生活，最终达到人生的目标——自我实现。

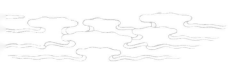

第六章

瑜伽是女性的理想锻炼方式

"自然有意把女性作为她的杰作"，约翰·罗斯金（John Ruskin）写道。女性的美丽和优雅，以及温柔的性格可以验证上面的说法。她们不仅拥有美丽的外表，而且在她们温柔、优雅的形体里隐藏着坚强的性格和巨大的忍耐力量。女性柔软、温柔并且灵巧，这些都使她们能活动自如，而不像男人的身体那样僵硬、粗糙和强壮。练习瑜伽需要非常好的柔韧性，在此方面似乎造物主偏爱女性，使她们的身体就像为瑜伽天造地设一般。

女性在身材和体型上与男性差异很大，她们的肌肉柔软而轻灵，不像男性那么宽大、粗糙而又沉重。她们的骨架也不像男人那样宽大，但她们却比男人有着更大的力量来承受身体的负担和精神压力。这不是由于身体的力量或忍耐力，而是自然的眷顾赋予她们的。

此外，自然还赋予她们繁衍后代的责任，一个国家的发展和后代的健康和她们有密切关系。通过仔细研究女性与男性的差异特点，包括她们的身体、不断变化的生理功能和情感的状态，可以得出这样的结论：如果把练习瑜伽体式和调息法作为她们生活中的一部分，将会对她们更有意义和益处。

瑜伽帮助女性完成她们的任务，也使她们保持美丽的容颜，让她们焕发光彩，更有女性味。她不再需要化妆品，因为通畅的血液循环使她们的肌肤焕发光彩。毫不夸张地说，在日常生活中所有的情形下，瑜伽都可以帮助女性，并且是她们理想的选择。

瑜伽是一种理想的锻炼方式。在《阿育吠陀》的《遮罗迦本集》和《妙闻本集》中有关解剖的章节，描述了通过行动或活动可以产生有益结果的身体锻炼。正确的操练可以使身体轻盈，工作时充满活力，抵抗疾病和由于三种体液的失调而产生的不适；还可以刺激呼吸系统、循环系统、消化系统、神经系统、内分泌、生殖泌尿系统和排泄系统，使它们协调运作。文中也警告，不正确的练习可以引起行动迟缓、精力耗费、呕吐、身体器官的功能失调、干燥、流血（内部出血）、咳嗽、发烧和其他方面的紊乱。

瑜伽体式锻炼整个身体，并且使所有的生理系统恢复活力，最终使身心健康。因为每一个体式都使身心同时得到锻炼。瑜伽体式和调息法已经历经几个世纪的考验，能满足追求身体健康、生活幸福的人的各类要求。

身体包含五个方面或层次，它们是：

（1）肉体层次——解剖上的分类，包括皮肤、肌肉和骨骼，这是外层；

（2）生命能量层次——生理上的分类，包括循环系统、呼吸系统、分泌系统、消化系统、神经系统、内分泌或腺体系统和生殖系统；

（3）心理层——心灵或心理上的分类，包括意识和各种情绪；

（4）智力层——智力体；

（5）喜悦层——精神层面是灵魂栖息的最内部层级。

所有这些层面都是从外层到内在相互依存、相互渗透的。在修炼瑜伽体式和调息法时需要全神贯注于这些层面，循环往复于肉体到精神上的各个层面。

所有类型的练习都有两个特点——运动与动作。体式同时锻炼身体的正面、背面、侧面和内部。因为每一个姿势都是一个整体，这时身体的每个部分都发挥着作用，没有任何部分被落下。运动是不断地从一个姿势到另一个姿势，或从一个位置到另一个位置的活动。体式虽然外表看起来似乎静止，但充满了内在的动作。在做这些姿势时，要做出一整套的动作并固定在一个姿势上，如水平的、垂直的、对角线的和圆周的拉伸和扩展，这需要技巧、智慧和实践。当认真、正确地做一个体式时，身体和心灵的任何角落都会得到锻炼。

瑜伽和其他的身体锻炼有着巨大的区别。体式是生理和心理并用的，不像其他的运动仅仅是外部的身体锻炼。而体式不仅锻炼了身体，也增强了心理素质，使人心平气和。瑜伽是对身体、心灵和灵魂的锻炼。其他的锻炼方式或许也要求精准的身体运动，而瑜伽除了要求精准外，内心深处也需要感应，从而使身心平衡。

和其他身体锻炼一样，体式也锻炼肌肉，并且能去除肌肉的僵硬，使身体自由运动。这些体式还可以锻炼身体的生理功能和重要的器官，而不仅仅是身体的表面，它们使各个脏器如肝脏、脾脏、肠、肺脏和肾脏得到固本强源的锻炼。每一个体式作用于整个身体系统，这是一种去除毒素的有机锻炼。

消化系统是使整个身体保持健康的重要系统之一，它的失调是很多疾病的根源。体式锻炼是消除这些疾病的首选。

练习体式和调息法，可以使呼吸系统的运作达到最佳状态，保证血液正常的氧气供应，增强整个身体的血液循环。

内分泌腺体是身体中的组成部分，它们是无管腺体，能分泌出循环到整个身体的荷尔蒙。内分泌是保持身心健康的重要保证。一些体式刺激内分泌以保证身体健康；其他的体式控制内分泌，防止荷尔蒙过剩，维持系统的平衡。

体式和调息法对大脑、神经和脊柱的正常运作大有裨益。大脑是思维、推理、记忆、感知和指挥之源，它掌控我们身体的各种有意无意的运动。身体和大脑不断地互动，当遇到生活中的动荡时，它们都能承受持久的压力；大脑的疲惫影响整个身体。大脑的持久压力产生焦虑和不安，导致神经官能症、神经衰弱症和一系列的精神疾病。体式例如头倒立式、肩倒立式、犁式和桥式、肩倒立式向大脑供给新鲜的血液，使它保持敏捷、灵活，同时处于宁静状态。因此，瑜伽有放松神经和大脑，使心灵平静安详，并且充满活力的作用。

任何年龄的人都可以练习瑜伽。它尤其对四十岁以上的人有益，因为她们的身体恢复能力在不断下降，对疾病的抵抗力也在减弱。瑜伽可以产生能量而不是浪费，它使人精神抖擞、活力四射，用最小的力量得到最大的益处。

瑜伽不仅能起到预防疾病的作用，还有恢复身体能量的作用，不像其他的锻炼体系。瑜伽的目的是使身体匀称协调，增强耐力和内部器官的功能，使它们协调运作。

瑜伽是一种自然疗法，过程虽然缓慢，但效果明显。没有人可以否认现代医学的进步，药物和其他治疗对人有很大帮助，但是瑜伽可以起到补充作用，加快身体的复原。有时，药物和其他治疗存在副作用，瑜伽却可以帮助人们抵消这些副作用。瑜伽有增强身体抵抗疾病的能力，对于治疗慢性病可以起到显著的效果。当人必须要做手术时，手术前练习瑜伽是个不错的办法，因为它能使内部器官和神经放松，使心情平静。手术后的练习也同样有用，因为可以加快伤口的愈合和身体的复原。如果遇到一些事故，不能进行其他方式的锻炼时，瑜伽之门却是完全敞开的。

体式对消除疲劳、伤痛和病痛最有效果。它们不仅有治疗作用，还有保健作用。对运动员而言，瑜伽尤其有益。体式可以矫正肌肉的错误运动所引起的拉伤和肿痛，能使人缓解压力和紧张，给人以速度、弹力、力量、耐力和整体的协调性。当男女运动员筋疲力尽时，练习体式可以很容易地恢复体力。同样，体式也可以拓展她们的运动幅度。

因此，瑜伽艺术在本质上是很独特的。它可以满足任何人的需要，尤其对女性更是如此。女性肩负着家庭的责任，应该抓住机会在自己私密和舒适的家里练习神奇的瑜伽。

练习瑜伽对人的性格也有很大的帮助，它能使人在道德上和精神上变得强大，对待生活的态度会更加积极和宽容。傲慢和以自我为中心会被谦逊和礼让所取代，人会变得更有思想，更有分辨力，同时更加睿智。这一切都为练习者进入沉思状态做好了准备。

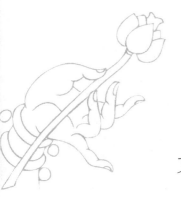

第七章

女性生命中的三个阶段

本书主要是针对女性读者，那就让我们来关注女性从青年到中年，最后到老年必经的三个重要阶段：（1）月经期；（2）怀孕和分娩期；（3）绝经期。

这些都是女性生活中充满磨炼的时期，并具有里程碑式的重要意义。接下来，我们探讨这些功能是怎样在每个阶段影响女性的身体和心灵，以及练习瑜伽体式和调息法是否对她们有益。

一、月经期

当少女成熟时，她的生理功能到达顶峰，从而使她能完成自然赋予的责任。这些生理功能使她成长为一个成熟的女性，也是她生命中不可改变的部分。青春期是从青少年到成人过渡的生长发育期。在这个时期，身体和精神都发生着重要的变化。

位于子宫两侧的女性主要生殖器官——卵巢开始每个月产生一个

卵子——女性的性细胞，且每个月这个卵子都会发育成熟。这种发育成熟过程开始于十到十五岁，结束于四十五到五十岁。子宫的内膜变得柔软和增厚，以便接受这个卵子，并且为了滋养它产生大量的血液。当卵子没有受精时，不需要血液来滋养它，增厚的子宫内膜和多余的血液通过阴道从子宫中以流血的方式被排出。流血每月发生一次，所以叫作月经。

因此，月经是血液从女性子宫腔中流出的周期性变化。它是一种纯粹的生理过程，是为女性的生育做好准备的生理现象。

垂体位于大脑的底部，分为前后两个部分。前部垂体细胞的分泌促进女性的生殖；后部垂体调控细胞分泌，并且滋养子宫附近的肌肉，使子宫正常发育。

在这个发育的过程中，女性的身体发生了明显的变化。身高和体重迅速增长，臀部变宽，脂肪也在这个部位堆积。阴道和胸部都完全发育，心肺都达到成人的大小，身上的肌肉也变得更坚实，皮肤的皮脂腺分泌更多的油脂造成脸颊和额头出现痤疮和丘疹，这是青少年普遍担忧的。性荷尔蒙的大量产生也引起皮下脂肪的过量分泌。

正常的月经依靠卵巢的正常活动，而这又依靠健康的脑垂体。卵巢规则的节律或循环也依靠和脑垂体紧密连接的丘脑下部。

在身体开始发育成熟的青春期，体式和调息法对女性大有裨益。例如，倒立和后弯的体式可以有效刺激脑垂体。前屈的体式也有效果，因为新鲜的血液被输送到骨盆附近的器官。站姿对骨骼的正常发育以及体型的塑造也是极有益的。

在这个阶段，随着生理的变化，心理也发生着变化。少女的感情也受到刺激，达到了敏感的阶段。

正如躯体的变化依靠内分泌系统正常的荷尔蒙分泌，精神的变化也依靠所处的环境。这是一个由年少无知的童年突然跳跃到复杂情感状态的青年时期。它是两种情绪的拉锯战，童年试图把她拉回来，而青春期迫使她向前进。

在这个时期，自我意识和个性开始彰显。她的心灵变得异常敏感，而她的行为和道德举止变得如剃刀般尖锐。生理和心理上的变化使她陷入迷惘状态，因此她必须进行调节。在这个时刻，健康的氛围和适当的指导是必需的。

在这个阶段进行瑜伽练习，会使她毫不动摇、勇敢地进入成人阶段。瑜伽能控制和辨别冲动和情感，使人心平气和。由此她能战胜恐惧和紧张，学会自信地面对变化着的生活和环境。

在这个阶段，练习瑜伽也可以为道德品行打下坚实的基础，从而使她具有成熟的个性。她的美貌如花儿般绽放，并让她变成一名有德行的具有坚强意志力的女性。

瑜伽促使女性的生理、心理、道德和精神健康成长，过一种纯洁的生活。一个人练习瑜伽的最佳年龄是十二到十四岁，当然，这并不意味着瑜伽只能在这个年龄段开始而不能提前。相反，如果一个人开始得早，例如八岁左右，这是完全可以的，但是小孩子们不应该被要求得太严厉。在瑜伽入门阶段，小孩子如果能通过游戏的方式了解它的话就足够了，只要能培养她们的兴趣，为未来打下基础就可以了。

然而，即使一个人没有从幼年就开始练习瑜伽，这也不妨碍他以后开始练习。瑜伽可以在任何时候开始：年轻人、老年人、得病的人和虚弱的人——所有人都可以从事瑜伽修习，并且一定可以从中受益（《哈达瑜伽之光》）。

比利时皇后 84 岁高龄时，跟随我父亲开始练习瑜伽。在这之前，她从来没有练习过瑜伽。在练习时，她的头和整个身体都不停地颤抖。然而，通过她的不懈努力，在接下来的八年里她一直做头倒立式。

通过我父亲的经验和我的经验，我可以自信地说，任何年龄的女性都可以学习瑜伽。然而，她们的进度会由于各自的体格和能力差异而有所不同。

1. 月经不调

月经是发生在子宫的一种自然的周期性的生理现象。它是一个定期的过程，个人之间只有细微的不规则性的周期性差异。细微的不规则性被认为是正常的生理现象。同时，我们也要清楚这些症状如容易疲劳、失眠、情绪波动和胸部的略微肿胀，都是由于荷尔蒙的过量分泌造成的，这些都是正常现象。

月经周期必须规律。周期的变化引起紊乱，使身心痛苦，从而影响怀孕和妊娠。

很多时候，由于整个身体或者局部出现某些情况，月经周期的提前、推迟或不定期，会引起身体的不适和剧痛，这就是月经不调。月经不调包括：

（1）**无月经**：月经缺失或发育迟缓被称为无月经。这种现象比较少见，是由于脑垂体的发育滞后阻碍了性发育。有时，发育迟缓既是生理原因也是心理原因。身体的病变、过度的体力劳动、营养不良、严重的贫血、结核病、疟疾、体质虚弱、生殖器官（例如卵巢或子宫）发育不良等都会引发无月经或月经推迟。有时，心理因素如突然的惊吓、悲伤、心灵脆弱、与亲爱的人分别都会引起月经不调。在以

上所有情况下，女性可以毫无后顾之忧地从事瑜伽练习。（见第十章）

（2）**痛经**：这是由于贫血、过度劳累或风寒引起的月经疼痛。它也可能是由于器官的异常或缺陷造成的，如卵巢、输卵管或子宫炎症，神经紧张引起的子宫痉挛或子宫异常发育。此外，心理因素如恐惧、失衡、焦虑和神经官能症都会引发痛经。

（3）**月经过多**：经期的过量流血被称为月经过多。在这种情况下，经期是固定的，但是每次都会有过量的血液流失。

（4）**子宫出血**：这和月经过多相似，但是流血的不规则周期常在经前或经后。因此，月经周期也在不规则地不断变化。子宫肌瘤、肿瘤、囊肿、子宫错位、炎症或流产是引发这一问题的常见原因。

（5）**月经不足**：月经排血不足。这可能是由于子宫发育不良引起的，或者是卵巢或内分泌的构成缺陷造成的。

（6）**月经推迟**：指月经周期被延长。

（7）**月经提前**：指月经周期缩短。

（8）**白带**：白带过多是一个常见问题，会使身体虚弱、精神痛苦。体质、性行为、荷尔蒙和心理等因素都会引发这个问题。有时，可能是生殖器官的生长发育或者阴道异物而引起，但通常是由于忽视个人卫生所致。

（9）**经前紧张**：很多女性在经前一周或十天深受这个问题的困扰。神经系统的压力是产生这个问题的主要原因，会诱发头痛、神经紧张、胸部变大、颤抖、烦躁、易怒、盆腔过重或者炎症等问题。

所有这些月经不调的症状都是由一些因素引起的，例如性器官的发育不良、内分泌系统中的荷尔蒙分泌失调、生殖器官的肌肉无力或者体质虚弱。除了生理和器官缺陷之外，心理因素对其也有很大影响。

这时，练习瑜伽会大有裨益。瑜伽体式和调息法能纠正这些错误或器官的功能失常。内分泌会调控荷尔蒙的分泌，以便能有效地发挥作用，各个器官如子宫的肌肉力量能得以加强。各种体式使人恰到好处地放松和休息，它们能确保正常的月经。

另外，心理的紧张和压力通过练习体式和调息会得到缓解，一个人的精神态度也将从消极变得积极。

二、怀孕与分娩期

俗话说"种豆得豆，种瓜得瓜"，这也可以形容孕妇。女性如果注意自身的健康，就会拥有健康的妊娠，产下健康的孩子。对孕妇来说，保持自己的身心健康对自身和肚子里的孩子都具有至关重要的作用。

1. 妊娠

当前，关于孕妇练习瑜伽的认识存在一些误区。一些女性心存忧虑，害怕孕期练习瑜伽会导致流产。其实，这是无稽之谈。通过练习瑜伽体式，子宫得到锻炼，因而变得强壮并且机能效率更高，有利于顺利生产。

俗话说得好，"要想确保胎儿的健康，必须从怀孕前做好准备"，这是千真万确的。开始练习瑜伽体式的最佳时期，之前已经提到过是青春期。如果这时开始，将会有助于练习者在怀孕时变得强壮。

就像月经一样，怀孕也是一种自然的状态。虽然它会给女性身体带来很大的变化，但生产之后身体会得以恢复。

这里必须强调一个要点：甲状腺的分泌不足会导致流产。因此，女性在受孕前，应该练习第二章和第四章中这些体式，如头倒立式、肩倒立式、桥式、头碰膝前屈伸展式。内分泌腺的正常分泌对身体健康具有非常重要的作用，而练习瑜伽有助于荷尔蒙的平衡。瑜伽体式可以有效防止子宫炎症和移位等缺陷或异常情况造成的流产。瑜伽体式也可以有效防止由于卵巢、腺体或输卵管的缺陷造成的不孕。

因此，建议每一个女性在怀孕前练习瑜伽。这不仅是为了保证妊娠健康，也是为了保证后代的健康。

在怀孕的头三个月，孕妇要加倍小心。和医学一样，瑜伽建议女性进行产前护理。在妊娠期，准妈妈需要富含血红蛋白的高质量的血液，同时她也务必保持血压正常。为了避免危险的信号如高血压、体重迅速增加或蛋白尿，体式练习对她极为重要。

在这个时期，存在胎盘异形、子宫下垂或肌肉无力造成流产的可能，所以严禁举重物和跳跃。然而，瑜伽体式是非暴力的。它能增强骨盆肌肉，改善骨盆区域的血液循环；能改善生殖系统，锻炼脊柱，使孕期易为耐受。

在这个时期，尤其有效的体式是坐山式、卧英雄式、坐角式、束角式、头倒立式和卧手抓脚趾伸展式。这些动作扩展了盆腔区域，为子宫创造了空间，保证胎儿活动所需的正常的血液循环和足够的空间。另外，如果练习瑜伽调息法，可以使人心平气和，充满自信和勇气，从而战胜疲倦。甚至倒立的姿势，如果正确练习也是有益处的；我父亲和我本人已经指导过很多女性练习这些姿势直到孕期的第九个月。然而，当呼吸变得急促时，应该停止练习。怀孕后期的女性本人是最佳的裁判，她能够判断某些体式由于骨盆和腹部的负担最终会导致心脏受压迫而不能继续练习。这时，像头倒立式、肩倒立式和犁式这样的体式必须停止练习，但是其他的一些姿势如背部内凹的坐姿和增强脊柱的体式可以练习。尽量做那些可以减轻腹部和骨盆负担，并且为其提供滋养的体式。喉呼吸调息法Ⅰ和间断调息法Ⅰ、Ⅱ可以在整个孕期练习。

在怀孕早期，会出现晨吐、麻木和虚弱的现象。有时会有盆区分泌和疼痛，脚部的肿胀或麻木，静脉曲张、腰痛、便秘、血压不稳定、妊高症、头痛、头晕、视线模糊和尿液稀少等症状。瑜伽体式对缓解以上所有症状都大有作用。

然而，如果发现胎儿位置异常（横向或横贯）或者死胎，建议立刻采取医疗措施。当胎儿处在不正常位置时，做瑜伽是无害的。

在流产后的短时间内，瑜伽体式和调息法可以在不拉扯腹部器官的情况下重新开始练习。当保持稳定和前进时，瑜伽体式的练习时间和次数可以逐渐增加。

2. 分娩

分娩之痛是自然的，这是骨盆及其附近区域肌肉收缩的一种信号。子宫的肌肉自然是全身最大的受力部位，它通过一系列的阵发产生收缩和松弛帮助推出婴儿。然而，恐惧和心理压力加大了分娩之痛，拖延了婴儿的出生。

如果在怀孕期间练习瑜伽体式，能加强子宫肌肉的力量，使其能够在生产时更有效地发挥作用。束角式和坐角式极其奏效，因为它们能帮助骨盆区域和宫颈的扩张。调息法增强神经系统功能，能使妈妈在分娩抽搐期间均匀地呼吸，放松神经，避免心理紧张，这样才能保证生产的顺利。

无论是顺产还是剖腹产，为了恢复健康和增强腹部器官的功能，建议练习瑜伽体式和调息法。（见第十章）

3. 哺乳期

产妇生产后必须保证身体和心理得到休息。生产后，腹部的肌肉变得松弛，这时摊尸式和喉呼吸调息法Ⅰ会有帮助。

婴儿必须完全依靠母乳喂养。医学研究表明，分泌每盎司母乳需要 400 盎司氧气。摊尸式不会使腹部和内部的器官凸起，喉呼吸调息法能充分扩展胸部。因此，氧气的吸入量会增加，这可以帮助分泌乳汁。

从生产后的第一个月开始，建议开始练习第十章第二部分中的体式，它们会刺激脑垂体中控制乳汁分泌的催乳素的产生。这些体式也能减轻胸部的负荷，加强胸部肌肉的力度。生产后，脂肪大多聚集在臀部、大腿和胸部，肌肉会有松弛的趋势。脂肪的增长必须控制，腹部的器官也要锻炼。产后两个月，应该练习能帮助收缩腹部和骨盆区域肌肉恢复到产前状态的体式（见第十章）。

如果做了输卵管结扎或子宫切除手术，练习瑜伽也没有害处。然而，应该在充分休息、避免扭扯和过度拉伸的前提下小心翼翼、逐渐地开始练习。因此，正确的练习方法至关重要。

三、绝经期（更年期）

女性在 40~50 岁之间，月经周期开始紊乱。月经或者突然停止，或者变得不规则，或者出血量减少。所有这些都是生育功能丧失的自然信号。正如刚来月经时生理和心理的紊乱一样，女性在绝经期不得不再次面对这些紊乱。随着卵巢功能的衰竭，其他的腺体如甲状腺和肾上腺变得异常活跃，出现了荷尔蒙分泌的紊乱。因此，女性会出现脸上发红、高血压、胸部沉重、头痛、失眠、肥胖等症状。由于出现代谢过程和情绪状态的变化，女性必须通过提高生理功能和心理的稳定来面对这些问题。

此时会出现情绪波动、心理失衡和焦躁导致的易怒、嫉妒、抑郁、恐惧和焦虑——由于女性意识到自己女性特征在减弱。在这个调整的关键时期，练习瑜伽体式极其有用，因为放松神经能使人心平气和。

瑜伽是老年人的礼物，老年人练习瑜伽不仅能保证健康和幸福，也能让头脑保持清醒。因为瑜伽使人拥有积极向上的人生观，人们会期盼更加幸福的未来，而不是回头看已落入阴影中的过去。瑜伽能消除孤独和紧张带来的伤心和痛苦。因此，练习瑜伽，什么时候开始都不算晚。如果在年老时开始练习瑜伽，会重新获得生命的力量，教人以快乐、平静的方式勇敢地面对死亡。

因此，任何人都应该练习瑜伽，无须任何借口不练习瑜伽。瑜伽有多少益处，只能通过练习它才能明白。

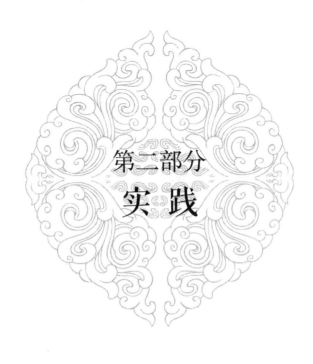

第二部分
实 践

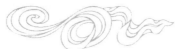

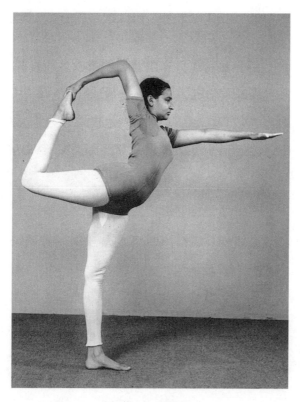

吉塔·S.艾扬格

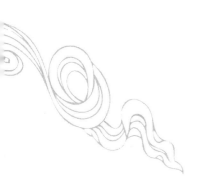

第八章

了解你的身体

　　按照数论瑜伽哲学，人体由二十五个部分组成：神我；自性；智力；自我；五种细微的要素（嗅觉、味觉、视觉、听觉、触觉）；五大元素（地、水、火、风、空）；五个感觉器官（鼻子、舌头、眼睛、耳朵、皮肤）；五个行为器官（双手、双脚、言语器官、生殖器官、排泄器官）以及心识。

　　以上所有这些部分都渗透着喜、忧和暗三德，或光明、行动和惰性这三种属性。

　　印度的医学经典《阿育吠陀》也接受这种分类，但是没有把神我囊括其中。《阿育吠陀》仅仅关注疾病的治疗方面，而神我不需要这样的治疗，因此它的范围仅限于余下的二十四个部分。

　　进一步讲，《阿育吠陀》认为人体包含三个基本的要素：体液、基本的组成部分和垢污。所有这些是由五大元素组成的：

　　三体液：指三种身体的病素（体风、胆汁、黏液）。

　　七要素：指七种基本的组成部分（津液、血液、肌肉、脂肪、骨骼、骨髓、精液）。

三垢污：指三种杂质（粪便、尿液、汗液）。

体液发挥着身体的生理和生化行为；要素组成某种身体结构，进行具体的活动。垢污是杂质，部分用来发挥某种生理功能，部分被排泄。

当身体健康时，体液、要素和垢污这三种基本的成分处于一种平衡状态。当这种平衡被破坏时，疾病就会入侵。

我们呼吸的空气，吃的食物，喝的液体，还有要素和垢污通过十三种被称为"流道"的管状通道传送。这些已经在第五章里列举过，"流道"和要素跟现代解剖学系统部分相对应。

印度所有古代的思想体系，无论是数论、瑜伽、《阿育吠陀》还是其他体系，都认为人是生理、心理和灵魂合一的存在，这在《奥义书》的科萨理论（多层身）和第六章的描述都有充分的展示。现代医学也迅速得出了相似的结论，只是使用的语言不同。古代的途径基于分析、质疑、科学的哲学和宗教的观点。

按照现代的解释，人体是一个复杂的机制，包含成千上万种不同的细胞。这些细胞的产物联合在一起组成各种各样的身体构造，例如皮肤、组织、肌肉、静脉、动脉、内脏器官和骨骼等等，整个身体就是由这些部分组成的。

人体主要由头、躯干、胳膊或上肢、双腿或下肢组成（图a）。

头的外部由眼睛、耳朵、鼻子、嘴巴、下颌、面颊、太阳穴、前额和头顶组成。头的内部是大脑。

脖子和咽喉连接头和躯干。

躯干分成三个主要部分。上部或胸廓部分从双肩延伸到胸隔膜，包括胸部前面的乳房，以及内部的心脏和肺脏；后面叫作背部。

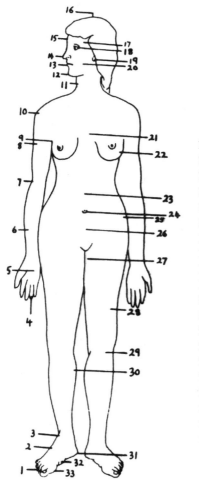

1. 脚趾
2. 足
3. 脚踝
4. 大拇指、食指或示指、中指、无名指、小拇指
5. 手掌
6. 前臂或小臂
7. 肘
8. 上臂
9. 腋窝
10. 肩膀
11. 喉咙或颈
12. 下颌
13. 双唇
14. 鼻子
15. 前额
16. 头顶或天灵盖
17. 太阳穴
18. 眼睛
19. 耳朵
20. 面颊
21. 胸廓
22. 乳房
23. 腹部
24. 肚脐
25. 臀部
26. 下腹部
27. 腹股沟
28. 大腿
29. 膝盖
30. 小腿肚
31. 脚后跟
32. 脚弓
33. 前脚掌

图 a　外部器官

　　中部或腹部从胸隔膜延伸到盆隔膜。它包括胃脏和消化器官，肚脐在中心，后部是腰椎和骶骨。

　　下部的躯干从盆隔膜延伸到耻骨。它包括生殖器官和排泄通道，臀部在后面。

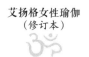

　　躯干上部两侧由手臂或上肢连接。它们包括腋窝、上臂、肘关节、小臂或前臂、手腕、手掌和五指——大拇指、食指或示指、中指、无名指和小拇指。

　　躯干的下部由双腿或下肢连接。每条腿包括腹股沟、大腿、膝盖、胫骨、小腿肚（在胫骨后）、脚踝、足、踵、脚掌、脚弓和包括大脚趾在内的五个脚趾（图a）。

　　身体具有非常完善的系统。当一组器官发挥某个特定功能的时候，就被称为一个系统。因此，我们有骨骼、肌肉、呼吸、循环、消化、神经、腺体和排泄系统。

　　骨骼系统（图b和c）指人体的所有骨头，包括软骨和韧带。成年人有大约206块骨头，它们通过韧带连接。正是由于有这么多韧带连接，身体才能够活动，并且不易受重伤。骨骼系统发挥着几个重要功能：第一，为身体提供一个框架；第二，为肌肉活动提供杠杆的作用力；第三，保护身体的脆弱器官，例如大脑和肺脏等；第四，包含能制造血液细胞的骨髓；第五，储存钙和磷。骨骼因功能各异而有不同的形状和大小。

　　肌肉系统（图d）包含人体所有的肌肉。人体有500多个主要的肌肉，更多数量的肌肉只能通过显微镜看到。肌肉包含能够收缩和扩展的肉体纤维，正是由于肌肉的收缩和扩展，才产生了身体的运动和动作。人体的呼吸、心脏的跳动，还有我们身体器官的其他功能都是由于肌肉的运动产生的。毫无疑问，我们身体的一半是由肌肉构成的，包括所有的人体器官；肌肉占了我们人体重量的一半。任何时候，不管是睡觉还是休息，人体中不计其数的肌肉都在工作，帮助人们呼吸、消化等。

肌肉组织的个体细胞长而细。当人体用力时，它们变得短而粗。整个肌肉也有同样的变化，从而形成了肌肉的收缩。

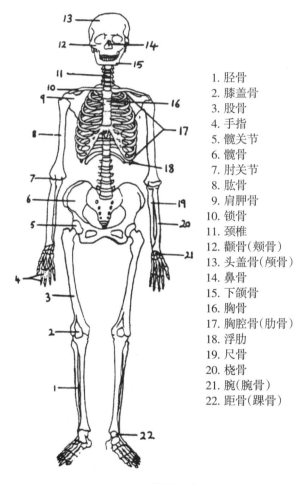

1. 胫骨
2. 膝盖骨
3. 股骨
4. 手指
5. 髋关节
6. 髋骨
7. 肘关节
8. 肱骨
9. 肩胛骨
10. 锁骨
11. 颈椎
12. 颧骨(颊骨)
13. 头盖骨(颅骨)
14. 鼻骨
15. 下颌骨
16. 胸骨
17. 胸腔骨(肋骨)
18. 浮肋
19. 尺骨
20. 桡骨
21. 腕(腕骨)
22. 距骨(踝骨)

图 b　骨骼系统

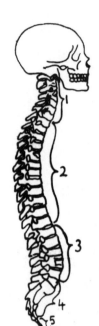

1. 颈椎骨
2. 胸椎骨
3. 腰椎骨
4. 骶骨
5. 尾骨

图 c　颅骨和脊柱

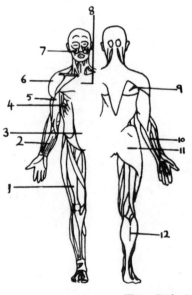

1. 四头肌肌肉
2. 屈肌
3. 腹肌
4. 肋间肌
5. 二头肌
6. 三角肌
7. 嚼肌
8. 胸肌
9. 背阔肌
10. 伸肌
11. 臀大肌
12. 小腿肌或捆肌

图 d　肌肉系统

人体有两种肌肉——随意的和非随意的肌肉。随意的肌肉是受我们的意愿控制的肌肉，例如面部和四肢的肌肉；非随意的肌肉控制身体内部不听我们指挥的系统，例如呼吸过程、血液循环或者消化系统。然而，练习瑜伽的人会逐渐对通常非随意的过程有某种程度的掌控。

呼吸系统由与呼吸相关的所有器官组成，包括鼻子、咽或喉咙、喉头或喉、气管、支气管和肺脏。它的主要功能是为血液提供氧气，并且排除诸如二氧化碳等废物。

胸腔的大部分都被肺脏占据。肺脏垂直从胸隔膜延伸到锁骨，水平从一边的肋骨到另一边。在吸气时，标示胸廓的肌肉从水平和前后方向都抬高了胸骨，扩展了胸腔。这个扩大了的胸腔，迫使穹顶状的横膈膜（也是一块肌肉）下降，因此也垂直地扩大了胸腔。横膈膜就像通常的肌肉运动的方式一样被收缩和放平。肺脏富有弹性，总是被充气。外部的空气压力使肺脏和胸廓内部相联系。当胸腔扩张时，空气流入肺脏；当它收缩时，空气被排出。因此，呼吸主要是胸廓和横膈膜肌肉运动的结果。

消化系统包括口腔、唾液腺、食道或食管、胃脏、肠道、肝脏和胰脏。食物通过蛋白质、碳水化合物、脂肪、矿物质和维生素的形式被消化道产生的各种消化液以化学的方式消化，然后进入血液和淋巴液中。在肝脏中，很多消化了的食物被身体直接消耗，有些被储存起来。在消化的各个阶段，食物通过肌肉的活动而发生运动。

食物通过消化、吸收和合成这三个过程变成身体的一部分。消化时，食物被软化分解成一种溶于体液的形式或者脂肪被分解成小球体。吸收时，形成的物质通过血液传遍全身。合成时，这些存储在血液中的物质与各种组织连接，促进它们的生长和修复。想要保持健康，这些过程中的任何一个环节都必须正常运作。不能消化的食物以粪便的方式被排出。

循环系统被心脏控制。心脏是一个强健的器官，通过水泵式的运动维持血液循环。经过有很多细小分支的大动脉和被叫作毛细血管的微小血管，心脏把充满氧气的血液输送到身体的每一个部位，使它们得到滋养。毛细血管壁非常薄，这样可以使周围的细胞从它们那里吸收营养物质，也可以通过它们把废物排出，然后血液经过由小静脉组合而成的大静脉返回心脏。血液从心脏被输送到肺部来获得氧气和排出二氧化碳，然后再次回到心脏。血液也会带着有用的物质，如激素和矿物质等，到达身体的各个部位。

肾脏、大肠、皮肤、肺脏和肝脏组成排泄系统，它们排出身体无法消化的物质。肺脏排出二氧化碳，肾脏排出尿素和各种矿物盐，大肠排出不能消化的食物。废物以汗液、尿液和粪便的形式被排出。

神经系统有两个主要方面：被颅骨包裹的大脑中枢神经系统和贯穿脊柱的脊髓。从这两个方面形成的神经辐射到身体的各个部位，这个系统被称为外围神经系统，它和中枢神经系统连接，但是能够独立活动。除此之外，还有一个神经系统的分支和维持生命的功能有关，例如呼吸和消化，该系统被叫作本能的或自主的系统。另一部分和使身体适应外部条件有关，它被称作躯体系统。神经系统控制身体各式各样的功能，负责整个生理和心理机制的平稳运作。

神经系统由大量的神经细胞组成，这些细胞尤其适合把信息或神经冲动快速地传至整个身体。每个神经细胞有一个主体和一个或多个分支。几组神经细胞连在一起被叫作神经节；长的神经细胞被称为神经纤维或轴索；一束这样的纤维叫作一条神经或神经干。

由于身体机制不同，因此有不同种类的神经。营养神经和组织的生长、滋养和修复有关。运动神经刺激子宫肌肉的收缩，并且通过调控尿量来调控膀胱帮助身体适应外部情况。自律神经和生体器官的运作有关。

大脑和脊髓由大量的神经细胞和交互纤维组成。大量的神经细胞被称为灰质；大量的纤维叫作白质。灰质在大脑中的外层和脊髓的中部。

内分泌系统包括各种腺体，它们没有任何导管，而是直接向血液中注入荷尔蒙。下面是主要的内分泌腺：脑垂体包括两个部分——后叶刺激子宫肌肉收缩，并且调控液体的平衡；前叶促进生长、性发育、乳汁分泌，控制其他的内分泌腺。甲状腺调控身体的总体营养，副甲

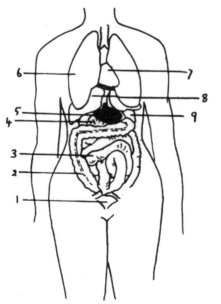

1. 膀胱
2. 大肠
3. 小肠
4. 胰腺
5. 胃脏
6. 肺脏
7. 心脏
8. 肝脏
9. 脾脏

图 e-1　内部器官

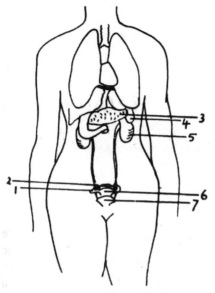

1. 输卵管
2. 卵巢
3. 胰腺
4. 脾脏
5. 肾脏
6. 子宫
7. 膀胱

图 e-2　内部器官

状腺控制骨骼和组织对钙的吸收。胰腺使含糖的食物适合肌肉和其他组织对糖的需求量。卵巢和睾丸产生生殖细胞，但是也分泌对其他组织有普遍影响的物质。肾上腺分泌肾上腺素，它能减少肌肉的疲劳，提高代谢的速度。

　　生殖系统负责物种的繁殖。生殖器官男女有别，在这里我们只关注女性生殖器官。它包括外部的阴道、乳房以及内部骨盆腔内的子宫、输卵管和卵巢。卵巢的大小和形状与杏子相似。它能产生卵子，和男性的精子结合后形成受精卵。（为了方便学生参考，图 e-1 和 e-2 标出了主要的内部器官的位置。）

　　既然大神如此神奇而且艺术地创造了人体，我们就应该通过最出色和艺术的瑜伽，科学地保持身体的健康与和谐。

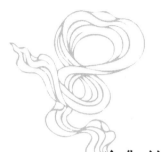

第九章

瑜伽练习方法和前提条件

精神态度

瑜伽练习者应该记住：禁制和劝制是在进行瑜伽体式和调息法练习之前的两个基本步骤。没有这两个步骤，瑜伽体式和调息法的练习就会仅仅变成体育锻炼，而不是身心的协调练习。按照瑜伽的要求，没有道德约束的练习是没有意义的。禁制–劝制和体式–调息法就像铁路的两条平行的轨道一样，缺一不可。

一般的家庭主妇不需要担忧无法实现瑜伽的训练。自制和劝制的内容正是培养好的习惯和帮助人们脱离坏习惯的。人们或许无法立刻完全接受这些道德约束，但是随着瑜伽练习的深入，人们会逐渐学会欣赏它们，并且追求它们。人们会领悟到，这个世界上的痛苦是错误行为的结果。人们努力重新检讨自己的行为，使它们与人们所尊崇的普世的戒律相一致。这样，瑜伽的训练就会变成一项自愿接受的任务。

任何知识的获得都不是一蹴而就的。事实上，知识有开端，却无穷尽，瑜伽更是如此。人们在这个领域的进步完全取决于自己内在的力量和忍耐力。如果进展缓慢，人们也不应该感到气馁。

瑜伽不应该像某种爱好一样被随意练习，它不是一项娱乐活动。人们应该带着信念、热情、决心、敏锐、勇气、意愿和虔诚来严肃地对待瑜伽修习。

帕坦伽利曾经提到，一个练习者的练习，按照身心的承受能力和倾向可以分为三类——轻微、中度和深度，每一类又可以依次再分为三类，例如轻度—轻度、中度—轻度和深度—轻度等等。这样就可以进一步被分为更细微的练习阶段。只有异常勇敢的练习者通过极其深度的练习，才能达到全神贯注的状态。然而，需要注意的是，练习强度本身并不是衡量成功的标尺，因为暗、忧和喜的德性也影响了精力的集中和练习的方法。一颗纯净的心灵和正直的意念是必不可少的，因此瑜伽要循序渐进地练习，同时要注意自身的进展，以便达到灵魂的净化。

通常，瑜伽修习的天赋能促使练习者更加认真地修习瑜伽。作为初学者，瑜伽的微妙之处不能被身体、心灵和智力所体悟。所以，她们的进展缓慢。这时，练习瑜伽或许变得乏味，但是她们应该以坚定的信念持之以恒。她们应该记住那句著名的格言——"罗马非一日建成"。通过不断练习以及毅力和信念的提升，初学者会逐渐领悟瑜伽的美妙。

智力

在练习瑜伽体式和调息法时，智力发挥着主要的作用。在这一背景下，第六章"瑜伽是女性的理想锻炼方式"描述了如何把动作发挥到最大的效果。练习体式时的动作不仅蕴含着身体的因素，而且对人生理和心理都有作用。瑜伽体式和调息法必须认真、巧妙和专心地练习。

通常，一个练习者通过她的智力能够掌握瑜伽体式和习练方法，但是很难把它转化到实践中来。仅仅有瑜伽体式的书面认识是虚幻的，只有理论知识和实践中的应用相结合，才能真正认识到其中蕴含的真理。当理论知识和经验认识相结合时，才能产生和谐、清晰和智慧，这就叫作般若。

自我

在能够熟练地修习瑜伽后，人们不应认为瑜伽只是外在的追求，从而放弃对其进一步的修习。同样，人们也不应该自以为已经掌握了这门艺术，再也没有任何可以进一步学习的内容，从而扬扬自得。认为自己已经征服了感官，再也不需要瑜伽训练的想法也是错误的，这将是内心自我膨胀和练习瑜伽失败的开始。

毫无疑问，瑜伽带给人们身体、精神和道德福祉的转化，这不应该被误认为是掌握了这门学科。自我，模糊地彰显本身，以一种微妙的形式进入并且完全扩散到人的性格之中，这是练习瑜伽的最大敌人。因此，练习者应该注意不陷入这个网络中，要时刻保持谦卑。人们无论取得什么成就，都应被看作是大神的恩惠，应该臣服于大神，这就是谦逊。

商羯罗大师和杰内室瓦尔在取得了无形的永恒真理的最高知识后，创作了大量具有形式和属性的称颂大神的赞歌和祈祷文。大我，虽然无形，却有着身体的形状。练习者应该记住人们必须从身体开始修习，那是大我的外套，从而逐渐导向内在——心灵和最深处的大我追求。

大脑

大脑应该保持冷静、灵敏和机警，在练习每一个动作时观察身体的运动和心灵的波动。通过采用这种自我观察的做法，人们的错误将会迅速显露，可以进一步被纠正。身体是实施者，大脑是观察者。

心灵

瑜伽的体式按照身体的柔韧度来练习，这就告诉练习者要把握好自己的度。这里需要精神的灵动，态度必须被意志力取代，以便心灵可以延伸到超越其有限的运作。意志力必须付诸行动，以便打破身体和心灵的障碍，从而向前进步。日常的练习必须伴随心灵的探求，以使智力能越来越深入。

在练习瑜伽体式时，身体和心灵总是在进行拉锯战。有时身体富于弹性，心灵却僵硬；有时心灵更加灵活，但是身体僵硬，没有激情。无论哪个方面迟钝，人们都应该全神贯注把它激活。懒惰和懈怠是瑜伽的大敌，而欢快和热情是修习者的朋友。

身体

如果经历着身体或者心灵的不安，可以确定该练习者犯了严重的错误。在这个阶段，追寻古鲁的指导才是明智之举。

在开始练习之后，初学者会经历四肢的疼痛。生活中的各行各业都如此。随着不断的练习，疼痛会变得越来越小，最终消失。然而，如果疼痛持续，应当停止该种引起疼痛的体式，而进行一些其他简单的体式。过些天后，再小心谨慎地尝试练习那些让你难受的体式。

通过两边重复的动作和对身体反应的观察，找出练习这些姿势时引起疼痛的原因。假如右边疼左边不疼，就看看你左边是如何练习的，右边模仿同样的动作。如果左边疼，反之亦然。通过试验和体验，你将学会练习正确的体式，避免错误动作引起的疼痛。

然而，在继续练习时，的确会有微小的疼痛，但是这些疼痛并无大碍，完全可以忍受。如果一个人不习惯长走或长跑，他会在行走和跑步时感到疼痛，这些疼痛会随着不断的练习而消失；同样，由于练习瑜伽产生的疼痛也会很快地消失。

人们应该学会区分健康的和不健康的疼痛。健康的疼痛产生于动作幅度的加大，是一种自然的疼痛，它不妨碍我们日常生活，因此我们明白这是无害的，可以继续练习。

不健康的疼痛持续很长时间，妨碍我们的练习和日常生活。有时，疼痛会扰乱生理功能甚至神经系统，从而引起心情不安、紧张和抑郁，这些是练习中危险的信号。在这种情况下，练习的强度应该减小。如果有必要，可以听取老师的意见。

大多数练习者都会有一种奇特的感觉：某一边的身体比另一边更富有弹性。在这种情况下，灵活的那边应作为僵硬的那边的参照标准去做动作，这时身体需要进行理性的调整。

有些人的身体天生僵硬，而有些人则灵活柔软。一些练习者发现她们的身体向前弯曲比较容易，而有些人则发现向后弯身的动作较容易。这取决于脊柱的柔韧性，是很自然的。如果你做不了某个动作，不要失望，继续练习，最终会达到灵活的。智力和身体之间会产生挑战和回应的互动，如果其中一个挑战，另一个不得不以同样的活力回应。

有时，练习者感到由于缺乏警觉，练习没有效果或者误入歧途。这时，练习者必须再次运用自己的心灵和智力去观察发生在身体和心灵中的挑战和回应。只有这样关注和集中精力，才能给自己的练习和内在带来生机。

不要为了某个姿势做到位而急功近利或者使肌肉僵持，而要保持随意、专注。当最终姿势做到位时，要保持稳固，观察一下动作是否准确，然后调整并且进一步扩展以达到完美。

初学者应该努力掌握每个瑜伽体式中动作的微妙之处，这能使她们轻松泰然地做好瑜伽体式。在做瑜伽体式和调息法练习时，必须要用内心的领悟来剖析自己。要以体式的质量而不是数量为目的。质量是指把姿势做准确、稳定并且全身心投入。要密切注意四肢的动作，因为做体式时整个身体都有反应。

做瑜伽体式时，感官要受到约束——修习的根基应该来自灵魂深处的大我。因此，所有体式都要从外在转向内在。不论你何时练习，都要把自己的注意力转向内在。准确无误的练习会使自己的性格发生显著的变化：人们会在习惯、饮食、睡眠和性爱上变得节制。当心灵和身体变得纯净时，灵性就会苏醒。

修习有三个阶段，分别是聆听、思考和付诸行动或体验。帕坦伽利用不同的术语诠释这三个方面，分别为重复、理解意义和实现。

在瑜伽修习中，为了让练习带来效果，这三个过程都必须被遵循。例如，体式要被一遍一遍地重复，日积月累，年复一年，这种"聆听"或者"重复"即是业瑜伽之道。这样的重复使练习者进入思维的过程，然后才能越来越深入地从肉体层到喜悦层。这就是"思考"赋予练习者理解所练习的动作的意义，也是修习中的智瑜伽。

这个重复且深思熟虑的动作赋予练习者一种新的体验，这是一种敬拜的形式，练习者如向大神献花似的对待每一个瑜伽体式。练习者练习着动作，并且保持全神贯注（实现），这种自我实现的启蒙状态就是信瑜伽。这时，行动、知识和虔诚都合而为一，即是"付诸行动"或"体验"。只有这种修习才能使习练达到圆满。

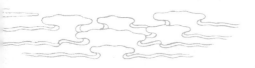

第十章

瑜伽体式练习提示和建议

一、一般提示

时间

清晨对于学习或练习而言，通常都是理想的时间。然而，对于瑜伽的初学者来说，早晨并不是最佳时间，因为这时她们的肌肉是僵硬的。初学者最好在下午或者晚上开始练习，这时身体的肌肉是柔韧的。日后随着她们练习的进步，肌肉变松弛时就可以调整到早晨。

此外，要注意饭后与瑜伽练习的时间必须有间隔，一天中的其他任何时间都可以练习瑜伽体式。

女性或许会发现很难遵循固定的时间来练习。虽然任何时间练习都没有害处，但是理想的训练必须坚持在固定的时间练习。

通常，身体和心灵在早晨时是清醒和放松的。因此，这时是练习有难度的瑜伽体式的最有效果的时间。经历了一天的劳累，夜晚最适合练习这些瑜伽体式，例如支撑头倒立式（图 69*）、支撑肩倒立式（图 84）、犁式（图 88）、桥式（图 99、101）和坐立前屈式（图 30）。这些体式能缓解疲劳，帮助人体获得良好的睡眠和平静的心情。

每个体式的间隔

在讲解技巧时，已经给出了做每个体式的间隔。

年龄

任何年龄的人都可以练习瑜伽体式。七岁或八岁是开始练习的最佳年龄，但是这并不意味着人们不能年长些再开始。基本的原则是按照自己的能力来选择体式，本书中列出的姿势适合任何年龄的人。练习者应该运用自己的判断力，选择对自己最有益的体式。

卫生习惯

在开始练习瑜伽体式前，务必要先做完个人早晨的清洁卫生。

如果练习者患有急性或慢性的便秘，应该练习下面的体式：支撑头倒立式（图 69）、侧扭转头倒立式（图 71）、扭转头倒立式（图 72）、支撑肩倒立式（图 84）、犁式（图 88、91）、侧犁式（图 94）、

---

* 为便于查找和练习，现统一将体式图放在第四部分（本书 327~424 页）。

胎儿肩倒立式（图104）和侧胎儿肩倒立式（图105）。这些体式有利于缓解便秘，在练习过程中，身体要先排泄完毕，然后再继续练习。

沐浴后更容易练习瑜伽，但是如果你习惯热水浴，请不要立即开始练习，因为扩张的血管会使你眩晕。15或者20分钟以后再开始练习。并不一定要洗冷水浴或者一定在黎明前沐浴，要遵循你的习惯。如果在练习后由于出汗你还想再洗个澡，当然可以。但在这种情况下，最好在摊尸式以后等上15或者20分钟。

食物

最好空腹练习瑜伽体式。开始练习前喝一杯茶、咖啡或者牛奶是没有害处的，但是，最好在少量进食一小时后或者饱餐四小时后再开始。可以在练习结束后喝一杯轻饮料，如果进食固体食物的话，要在一小时后，否则会损害消化系统。

然而，如果你愿意的话，有一些体式可以在饭后练习。这些体式不妨碍消化，反而促进消化，还能有效缓解人饭后困倦的感觉。它们是至善式（图48）、英雄式（图49、50）、莲花式（图52）、卧英雄式（图58）、束角式（图35）、卧束角式（图38、39）和鱼式（图62）。

适量平衡的饮食是最佳的。《阿育吠陀》认为，腹中要填以两份食物和一份水，还要留出一部分让空气能在腹中运动。避免进食有害机体的食物，太油腻、干燥、火辣和酸性的食物对机体没有好处；平衡、清淡、多元的饮食对健康最佳。

凡是患有胃病、心脏病、糖尿病和肥胖症的人应该用心地调整自己的饮食，要注意发现练习体式带来的变化。一开始，由于消化功能的调高，食欲增加。随后，尽管进食量减少，但不影响能量的获取，真正还能保存一小部分。通过不断练习，自身的组织会指导你选择和避免食用哪些食物。

阳光

最好不要在烈日下曝晒后马上练习瑜伽，也不要直接在太阳光下练习。如果你不得不在阳光下练习，那么在练习支撑头倒立式（图69）、支撑肩倒立式（图84）和犁式（图88）之前，先做头碰膝前屈伸展式（图26）、坐立前屈式（图30、31）、站立前屈式（图21）和下犬式（图22）。

地点

选一个没有蚊虫和噪声的地点，这个地点应该通风良好，地面平坦。

垫子

在地面上铺一张薄厚适中的垫子或毯子，以免坚硬的地面引起头部或者身体的不适。

衣着

练习时，不要穿紧身衣。穿着宽松的衣服，这样你就能够自由地呼吸。肋骨和胸部的运动不应该受到阻碍。紧身衣导致用嘴呼吸，并且胸部有灼热感。

镜子

初学者不应该使用镜子，因为练习时要保持内在的觉知。使用镜子会使人感到混乱，尤其是在做倒置的姿势时。

然而，在达到了一定的熟练程度后，可以偶尔使用镜子来观察细微的动作。注意要把镜子固定到墙上，使它与地面完全垂直，不能倾斜，这样你才能和镜子平行。为了能正确观察这样的瑜伽体式，例如练习支撑头倒立式（图 69）、双脚内收直棍式（图 146）等，固定在墙上的镜子应该贴住地面。

摊尸式

在做完瑜伽体式后做摊尸式，而不是在其过程中。做完摊尸式后马上练习瑜伽体式对身体有害，会扰乱神经系统。另外，如果你按照这个步骤，既做不好其他的体式，也做不好摊尸式。一天中任何时间都能做摊尸式来放松。

摊尸式最短的练习时间通常是 5 到 10 分钟；然而，也可以持续 20

到 40 分钟，或者直到整个身体和心灵放松为止。

两个瑜伽体式之间的停顿很大程度上取决于个人的情况。一般来说，停顿应该持续 4 到 5 个呼吸或者 20 秒停一次，呼吸短促的人通常需要更长的停顿时间，这事实上取决于个人的呼吸习惯。然而，不能仅仅因为身体疼痛就延长停顿时间。停顿的时间越长，身体越容易麻木，而且不能积极地做下一个动作，心灵也会变得游移而懒惰起来。在第六节和第七节的复杂体式中，时间间隔可以延长到 30~35 秒。在练习时，要有耐心。只有在你郁闷、心情不佳或者想要排除心理的惰性时，才能比平时更轻快、更充满活力地连续做第一、二、七节的体式。但是，通常要遵循各部分中给出的体式顺序依次练习。

不要使面部肌肉紧张，放松眼睛、耳朵和舌头。放松上下颌，不要紧咬牙。如果你紧张的话，体式的益处就会丧失。在练习瑜伽体式时，不要闭上眼睛，因为所有的动作要仔细地观察。初学者如果闭眼的话，就会完全丧失知觉。当你有了一些经验，在掌握了一个体式后，如果你闭眼时能够更好地体会它的妙处，那么你就可以这样做。

由于过度的工作或者精神疲惫而导致的眼部紧张，可以闭着眼睛做以下的瑜伽体式：犁式（图 90）、桥式（图 99）、站立前屈式（图 21）、坐立前屈式（图 30、31）。

呼吸

在体式的技巧中，无论何时，当给出吸气和呼气的特殊指导时，都要遵守；其他情况下，应当保持正常的呼吸。随着定期的练习，正常的呼吸会自动加深。不要用口吸气和呼气，只能通过鼻子呼吸。

练习时，不要屏住呼吸。只有偶尔伸展肢体或者做特殊的动作时，才能屏住呼吸。在做完这个特殊的动作后，应该继续正常的呼吸。例如在做半鱼王式（图 128）时，呼气后转动躯干后，或者支撑肩倒立式（图 84），呼气后躯干被抬起，这时才屏住呼吸。

血压

应对高血压、眩晕等症状，可以练习坐立前屈式（图 30）、站立前屈式（图 21）和下犬式（图 22），接着做犁式（图 90）、桥式（图 99），然后做支撑肩倒立式（图 86），最后以前三个体式倒序即图 22、21 和 30 结束这套动作。当血压恢复正常时，练习第一节中的体式和支撑头倒立式（图 65 或 69）。摊尸式（图 212）和间断调息法Ⅱ（图 200），还有太阳调息法（图 214）应该定期练习。

若要缓解低血压，应先练习支撑头倒立式（图 69、70）和支撑肩倒立式（图 84），然后做两侧的头碰膝前屈伸展式（图 26）一分钟或者更长时间，也可以按照你的承受力，练习其他的姿势。

心脏病和其他严重的情况

如果练习者患有严重的疾病，例如心脏病、冠心病，最好在练习开始前听取老师的意见，因为她们需要特别的注意和指导。然而，从我的教学经验来看，我可以保证心脏病人可以安全地做以下的体式，而不必担忧加重病情，它们是桥式（图 98、99）、支撑肩倒立式（图

85、87）、头碰膝前屈伸展式（图 26）、卧英雄式（图 58、186）、鱼式。就像卧英雄式（图 186）一样仰面躺在一个高枕头上，还有摊尸式、喉呼吸法 I 以及间断调息法 I 和 II（图 200）。

耳朵流脓或者中耳炎

避免做倒置的姿势，或者在你的老师严格的监督下来练习。犁式（图 89、90）很好，但是不要独自做，因为它要求调整内耳，以便对其不形成压力。

视网膜脱落

这里同样需要一个有经验的老师的指导。第二节中的体式能很好地改善眼部情况，应该避免做第一节和第四节中的体式，除了犁式（图 89、90）。这个姿势必须用柔软的布条遮住眼睛来练习，这样双眼就不会压力过大。

二、特别提示

月经期

1. 本书中提到所有瑜伽体式都是有效果的，定期、正确的瑜伽体式和调息法的练习尤其对那些月经不调的女性有利。然而，有一些练习比其他的更有效果，下面的提示中给出了这些体式。

2. 在做第一节中的体式时，为了避免对子宫过度压迫，腹部的肌肉和器官必须往上向胸部和脊柱移动。

3. 在经期中（48～72 小时），最好不要练习，停下来休息。如果身体发紧或者有压力时，第二节中的前屈的动作会对身体有益，当然动作不能做得过大。在经期完全停止后，可以恢复正常的练习。

4. 间断调息法Ⅰ和Ⅱ（图 200）以及摊尸式（图 212）尤其适合经期练习。

5. 练习者身体感到麻木、沉重和疼痛时，应该练习下面的体式。

第一节：三角伸展式（图 4）、侧角伸展式（图 5）；

第二节：束角式（图 35）、卧束角式（图 38）、坐角式（图 40）、龟式（图 43）、花环式（图 46）；

第三节：英雄式（图 49～51）、卧英雄式（图 58）、鱼式（图 62）。

这些瑜伽体式的练习时间要根据练习者的身体情况而定。如果你身体颤抖或者虚弱，最好不要练习，在摊尸式中休息。

6. 在经期，如果腹部疼痛、流血过量、痉挛或者痛经，练习这些体式：束角式（图 35）、卧束角式（图 38）、坐角式（图 40）、英雄轮转式（图 54、55）和卧英雄式（图 58）。

7. 对流血过量或者痛经，练习 6 中给出的体式，再加上站立前屈式（图 21）、坐立前屈式（图 30、31）、龟式（图 43）、上伸腿式（图 109）、下犬式（图 22）、背部内凹的手抓脚趾站立前屈式（图 19 和 20）和背部内凹的双角式（图 16 和 17）。

8. 经期中一定要避免下面的体式：第四、五、七和八节中的所有动作。在任何情况下都不要练习支撑头倒立式（图 69）和支撑肩倒立式（图 84）。

9. 如果练习者患有子宫错位、严重的月经不调和白带异常，一定不要做第五节中的动作。

10. 白带异常：定期练习下面的动作会改善。

第二节：束角式（图 35、36）、卧束角式（图 38、39）、坐角式（图 40、41）；

第三节：英雄式（图 49、50）、英雄轮转式（图 54、55）、卧英雄式（图 58）、鱼式（图 62）；

第四节：支撑头倒立式（图 69、70）、坐角头倒立式（图 75）、束角头倒立式（图 76）、支撑肩倒立式（图 84、85、87）、犁式（图 89、90）、双角犁式（图 93）、桥式（图 98、99、101）；

第六节：大契合法（图 210）；

第七节：太阳调息法（图 214）。

11. 闭经：建议练习本书中的所有体式，尤其是四、六、七、八节中的动作。

12. 痛经：定期练习一至四节中的瑜伽体式；在经期按照第 3 或 6 条中给出的提示练习。

13. 对于如下的身体不适，例如肌肉痉挛、胃部、腰部和后背疼痛、腹部沉重和灼热，定期练习所有的体式。但是在经期，练习下面的体式：束角式（图 35）、卧束角式（图 38、39）、坐角式（图 40、41）、花环式（图 46）、英雄式（图 49）、卧英雄式（图 58）、巴拉瓦伽式Ⅰ（图 125）、大契合法（图 210）、间断调息法Ⅰ和Ⅱ（图

200）、摊尸式（图212）。

14. 月经过多，子宫出血：建议停下来休息，不要练习任何体式。但是对不断或者过量的流血引起的不适，可以练习第6和7条中给出的体式。

然而，为了避免这些不适，建议练习者在月经过后，全面练习二至四节的体式。

15. 月经过少：按上述第1、2条的指导，练习第一、二、四节中的体式，上轮式（图139、140）以及双脚内收直棍式（图146）。

16. 如果月经稀少，练习第四和七节中的体式有益。如果月经频繁，练习第二和三节中的体式有益。

17. 在经期，如果感觉眩晕，做下面的体式：

第三节：英雄轮转式（图55）、卧英雄式（图58）；

第二节：头碰膝前屈伸展式（图26）、半莲花加强坐立前屈式（图27）、半英雄坐立前屈式（图28）、玛里奇式Ⅰ（图29）、坐立前屈式（图30、31）；

第十一节：六头战神式（图211）、摊尸式（图212）；

第十二节：深呼吸准备Ⅰ和Ⅱ（图200）；

第一节：手抓脚趾站立伸展式（图20）。

18. 如果经前紧张，做下面的体式有益：

第二节：束角式（图35、36、37）、卧束角式（图38、39）；

第三节：卧英雄式（图58）、鱼式（图62）；

第四节：支撑头倒立式（图69）、支撑肩倒立式（图84）、犁式（图89、90）、桥式（图99）；

第七节：双脚内收直棍式（图148、149）；

第十一节：大契合法（图 210）、摊尸式（图 212）；

第十二节：间断调息法 I 和 II（图 200）、太阳调息法（图 214）。

19. 在月经过后，练习者必须以下面的瑜伽体式和调息法开始练习，以便使阴道干燥。该种练习应该持续四天，以使神经放松，重获体力，从而恢复正常的练习：

第一节：站立前屈式（图 21）、下犬式（图 22）；

第二节：头碰膝前屈伸展式（图 26）、坐立前屈式（图 30）、束角式（图 35、36、37）、卧束角式（图 38、39）、坐角式（图 41）；

第四节：支撑头倒立式（图 69、70）、坐角头倒立式（图 75）、束角头倒立式（图 76）、支撑肩倒立式（图 84、85、87）、桥式（图 98、99、101）；

第五节：卧手抓脚趾伸展式（图 119）；

第七节：双脚内收直棍式（图 146、147、148、149）；

第十二节：喉呼吸法 I 和 II（图 200、213）、间断调息法 I 和 II（图 200）、太阳调息法（图 214）。

孕 期

1. 建议所有的女性在婚后怀孕前，通过定期的瑜伽体式和调息法的练习增强体质。

2. 那些已经分娩的女性，在开始的三个月里，除了第五节中的上伸腿式（图 106~110）、卧扭转放松式（图 112~114）、完全船式（图 111）和第八节中的所有体式之外，可以练习本书中提到其他所有的体式和调息法。

3. 做第一、二、三、四和六节中的所有体式，尤其是那些拉伸脊柱和扩展骨盆的动作。

4. 习惯性流产在甲状腺机能减退的情况下可能出现，第四节中介绍的体式可以改善这种情况。

5. 为了能顺利生产，下面的体式应该经常练习，直到怀孕晚期：束角式（图 35、183）、卧束角式（图 38）、坐角式（图 40、41）和第二节中的体式。事实上，无论何时，只要时间允许，你都可以练习这些体式。

6. 怀孕三个月后，随着胎儿的增大，可以参照第九节中的体式练习，直到分娩。

7. 如果发生流产，在第二到第四周时，练习摊尸式（图 212）和太阳调息法（图 214）。然后练习几天支撑肩倒立式（图 86）和犁式（图 90），再开始练习第四节中的体式。接着，可以加上支撑头倒立式。当练习者的体力完全恢复时，可以逐渐恢复练习第一节和第二节中的体式。

8. 那些易流产的女性会发现瑜伽体式是有益的。在孕期，她们应该练习第九节中所有的体式（图 174～199）、调息法和它的各种变式。

9. 那些由于内分泌紊乱或者肌肉无力和体质虚弱造成的易流产的女性，应该专注于第二、三、四节中的体式的练习。第十一节中的大契合法（图 210）和摊尸式（图 212）是关键的体式，而第五节中的体式则绝对不能练习。无论练习者有没有怀孕，都应该按该步骤练习作为治疗手段。

自然分娩后

1. 分娩后第一个月：在休息两周后，每天早晨、晚上或者早晚做摊尸式、喉呼吸法和间断调息法（总共 20~30 分钟）。通过调息法练习，腹部的器官和肌肉能得到增强和按摩，直至脊柱和胸部。这能增强腹部的功能，帮助子宫恢复正常，也能改善母亲的母乳，使其得到净化，加强胸部母乳的分泌。另外，通过这个练习，整个神经系统会得到放松。

2. 分娩后第二个月：应该练习下面的体式，在练习前一周的体式的同时，加上下面给出的本周的体式。

第一周：

第一节：树式（图 2）、三角伸展式（图 4）、侧角伸展式（图 5）；

第四节：支撑肩倒立式（图 86）、犁式（图 90）。

第二周：

第一节：战士式 II（图 8）、站立前屈式（图 21）。

第三周：

第二节：坐立前屈式（图 30）、头碰膝前屈伸展式（图 26）；

第四节：支撑头倒立式（图 65）；

第十一节：大契合法（图 210）。

第四周：

第三节：坐山式（图 59）；

第五节：完全船式（图 111）；

第四节：桥式（图 99）；

第六节：巴拉瓦伽式Ⅰ（图125）。

练习时间：按照身体条件，支撑肩倒立式、犁式、桥式（长凳上），坐立前屈式每个体式应该做3~5分钟，各个动作间隔15~20秒的休息时间。

有一点要声明：上面的时间表是基于我的教学经验而针对一般女性练习者的。然而，瑜伽练习是非常个体化的，因此要根据个人情况，选择适合自己的体式、练习时间和以上所讲的体式计划。根据练习者本人的体力，练习时间应该逐渐增加；瑜伽练习后，不应该感到疲惫。调息法练习应该按照上面所讲的进程来做。

3. 分娩后第三个月：到第三个月后，产妇已经恢复原来的体型，身体器官的功能也恢复正常，产后的疲劳到这时也消失了。一旦恢复常态，第一、第五和六节中的所有体式都可以重新开始练习。三个月之后，所有体式的练习都可以继续了。

效果：分娩后的体式练习增强脊柱的力量；胃部和腹部不积累脂肪，腰部会变得苗条，臀部也不会松弛。胸部的肌肉被向上拉伸，乳房也不会下垂。由于失血引起的虚弱消失了，神经系统也恢复正常。

4. 剖腹产：对于非正常分娩或进行剖腹产手术，练习者必须练习摊尸式、喉呼吸法Ⅰ和间断调息法Ⅰ（图200），直到伤口愈合为止。这通常需要两个月的时间，然后可以开始练习下面的体式：

第四节：支撑肩倒立式（图84）、犁式（图89、90）、桥式（图99）；

第三节：坐山式（图59、187）；

第二节：头碰膝前屈伸展式（图182）；

第十一节：大契合法和摊尸式（图210、212）

六个月后，你可以逐渐开始按照本书中给出的正常进程来练习。

更年期

1. 下面的体式对神经系统有舒缓作用：

第一节：双角式（图 18）、站立前屈式（图 21）、下犬式（图 22）；

第二节：头碰膝前屈伸展式（图 26）、坐立前屈式（图 30、31）；

第三节：卧英雄式（图 58）、鱼式（图 62）；

第四节：支撑头倒立式（图 69、70）、支撑肩倒立式（图 86）、犁式（图 89、90）、桥式（图 98、99）；

第五节：双脚内收直棍式（图 147、148、149）；

第十一节：全部；

第十二节：喉呼吸法Ⅰ（图 200）和Ⅱ（图 213）、间断调息法（图 200）、太阳调息法（图 214）。

2. 为了改善内分泌的功能，下面的体式尤其有用：

第四到第七节的所有体式，特别是桥式（图 98、99、101）和双脚内收直棍式（图 146~149）；第十一节中的体式和间断调息法、太阳调息法和第十二节中的喉呼吸法Ⅰ和Ⅱ（图 200、214、213）。

3. 为了保持头脑清醒，必须练习放松的体式，例如下面所给出的：

第一节：加强侧伸展式（图 15）、双角式（图 18）、手抓脚趾站立前屈式（图 20）、站立前屈式（图 21）、下犬式（图 22）；

第二节：头碰膝前屈伸展式（图 26）、半莲花加强坐立前屈式（图 27）、半英雄坐立前屈式（图 28）、玛里奇式Ⅰ（图 29）、坐立前屈式（图30、31）。

4. 在更年期，当练习者身体情况正常时，应该练习本书中所有的瑜伽体式和调息法。

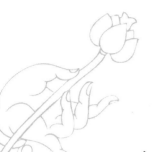

第十一章

瑜伽体式分类、学习时间和课程

学习和实践任何一门课程都要求有一定的方法，瑜伽也不例外。在八支瑜伽中，身体、感觉器官、情绪、心灵和意识都得到慢慢的、逐步的训练。

现在给出一套瑜伽体式、调息法和冥想的自我训练方法。通过它，练习者能够学习如何训练身体和心灵，进而掌握自我控制的方法。

瑜伽体式的分类首先是基于人体解剖组织的；其次，按照脊柱运动的解剖学原理，同时也按照身体的其他部位分类；最后，按照体式对人体和心灵产生的效果分类。

瑜伽体式的实践方面分为十二节。前十节关于体式，第十一节关于契合法和摊尸式，而最后一节包括调息法和冥想。在每一节中，随着练习的不断深入，练习者的身体将变得结实，并且有了坚持不懈练习的耐心；练习者的心灵得到了锻炼，增强了忍耐力、意志力和体验内心神性的敏锐的注意力。瑜伽体式的每一节都针对上面提到的部分有相应的训练。因此，瑜伽修习以身体开始，以自我实现结束。

体式按难易程度被逐次分为十节，练习者可以轻松而专注地练习它们。第一节介绍站立姿势。初学者应该从这些姿势开始练习，因为它们可以使关节和肌肉灵活，增强毅力和身体的稳定性，这是瑜伽修习早期最基本的训练。

第二节介绍向前弯身的体式，后背可以得到抻拉和扩展。这些体式为身体的进一步锻炼做好了准备，使练习能持续而平稳地锻炼身心的柔韧性。

第三节包括上身保持挺直的坐姿和仰卧伸展的姿势，它为练习者从生理和心理上开始练习瑜伽调息法做好准备。

第四节是身体倒置的姿势，可以帮助练习者缓解日常生活中产生的压力和疼痛，使人充满活力，心平气和。

第五节中的体式能按摩腹部的器官，加强骨盆和腰椎的肌肉力量。

第六节包括侧身运动和扭转脊柱的姿势，给脊柱注入新活力，调节内部器官，使心灵达到新的平静而安详的境界。

第七节是后弯动作，能使身体和心灵都更加灵敏和机警。该节的姿势和第二节中的正好相反，效果也相反。第二节的体式拉伸后背，使心灵保持平和；而第七节的体式使脊柱的前面得到拉伸，使练习者精力充沛。

因此，不同类型的体式有不同的效果，分别锻炼身体的力量、灵活性、稳定性、敏锐度和心灵的平和安详。

第八节是关于"辅助瑜伽"的介绍，它是借助绳子来练习瑜伽体式的一种方法，使练习者的动作更加精确、敏捷和平稳。这对身体僵硬的人、老年人、有恐惧心理的人或者那些无法独立练习瑜伽体式的人是有帮助的。

第九节是针对孕妇的，该节所介绍的瑜伽体式和调息法是为孕妇和胎儿保持健康的。

第十节是为了证明女性可以练习复杂的、高级阶段的瑜伽体式，而不用担心失去女性的魅力。它针对的是那些严肃的、专注的、想要在瑜伽修习中进一步学习的学生。然而，这里并没有给出技巧。

第十一节给出了契合法和摊尸式。

最后一节针对的是瑜伽调息法和冥想。

为了方便读者，每一节都给出了副标题。

下面按照体式分的瑜伽体式和调息法的表格，共有四栏。第一栏是体式序号及体式名称，后三栏列出了相关的示意图。第二栏是示意图的编号，包括一些体式的中间姿势。第三栏给出了初始姿势的每一个体式的示意图编号。初始姿势的体式是针对那些无法独立做动作的人的，练习者需要借助桌子、墙面或家具的支撑。最后一栏是最终姿势中每个体式的示意图编号。

该表格将方便读者找到各个体式和示意图。

体式序号和名称	示意图编号		
	中间姿势	初始姿势	最终姿势
第一节　站立			
1. 山式	—	—	1
2. 树式	—	—	2
3. 三角伸展式	3	—	4
4. 侧角伸展式	—	—	5
5. 战士式 Ⅰ	6		7
6. 战士式 Ⅱ	—	—	8
7. 战士式 Ⅲ	—	—	9
8. 半月式	—	—	10

续表

体式序号和名称	示意图编号		
	中间姿势	初始姿势	最终姿势
9. 扭转三角式	—	—	11
10. 加强侧伸展式	12、13、14	—	15
11. 双角式	16、17	—	18
12. 手抓脚趾站立前屈式	19	—	20
13. 站立前屈式	21a	—	21
14. 下犬式	—	—	22
第二节　前屈体			
15. 手杖式	—	—	23
16. 头碰膝前屈伸展式	24、25	—	26
17. 半莲花加强坐立前屈式	—	—	27
18. 半英雄坐立前屈式	—	—	28
19. 玛里奇式 I	—	—	29
20. 坐立前屈式	—	—	30、31
21. 头碰膝扭转前屈伸展坐式	32	—	33
22. 背部扭转前屈伸展坐式	—	—	34
23. 束角式	—	—	35、36、37
24. 卧束角式	—	—	38、39
25. 坐角式	40	—	41
26. 龟式	42	—	43
27. 卧龟式	—	—	44
28. 花环式	45	46	47
第三节　坐式和仰卧			
29. 至善式	—	—	48
30. 英雄式	—	51	49、50
31. 莲花式	—	53	52
32. 英雄轮转式	—	—	54、55
33. 卧英雄式	56、57	—	58
34. 坐山式	—	—	59

续表

体式序号和名称	示意图编号		
	中间姿势	初始姿势	最终姿势
35. 锁莲式	—	—	60
36. 瑜伽契合法	—	—	61
37. 鱼式	—	—	62
第四节 倒立			
38. 支撑头倒立式	63、64、64a、66、67、68	65	69、70、70a
39. 侧扭转头倒立式	—	—	71
40. 扭转头倒立式	—	—	72
41. 单腿头倒立式	—	—	73
42. 侧单腿头倒立式	—	—	74
43. 坐角头倒立式	—	—	75
44. 束角头倒立式	—	—	76
45. 上莲花头倒立式	—	—	77
46. 胎儿头倒立式	—	78	79
47. 支撑肩倒立式	80、81、82、83	86	84、85、87
48. 犁式	—	89、90	88、91
49. 身腿结合式	—	—	92
50. 双角犁式	—	—	93
51. 侧犁式	—	—	94
52. 单腿肩倒立式	—	—	95
53. 侧单腿肩倒立式	—	—	96
54. 桥式	97、100、102	98、99	101
55. 上莲花肩倒立式	—	—	103
56. 胎儿肩倒立式	—	—	104
57. 侧胎儿肩倒立式	—	—	105
第五节 腰腹练习			
58. 上伸腿式	106、110	—	107、108、109
59. 完全船式	—	—	111

续表

体式序号和名称	示意图编号		
	中间姿势	初始姿势	最终姿势
60. 卧扭转放松式	112	—	113、114
61. 仰卧前屈式 Ⅱ	—	—	115
62. 卧手抓脚趾伸展式	116	—	117、118、119
63. 站立手抓大脚趾式	120、122	—	121、123、124
第六节　扭转练习			
64. 巴拉瓦伽式 Ⅰ	—	—	125
65. 巴拉瓦伽式 Ⅱ	—	—	126
66. 玛里奇式 Ⅲ	—	—	127
67. 半鱼王式	—	129、130	128
68. 套索扭转式	—	132	131
第七节　后弯式			
69. 骆驼式	—	—	133
70. 上犬式	134	—	135
71. 弓式	—	—	136
72. 上轮式	137、138、141、141a、142、142a	143	139、140
73. 双脚内收直棍式	144、145	147、148、149	146
第八节　辅助瑜伽			
74. 变式Ⅰ：眼镜蛇式	151、152a、152b	—	153
75. 变式Ⅱ：眼镜蛇式，仰卧前屈式Ⅱ	154、155	—	156、157
76. 变式Ⅲ：后仰支架式	159	—	158
77. 变式Ⅳ：手臂上伸弓式	—	—	160
78. 变式Ⅴ：骆驼式	—	—	161
79. 变式Ⅵ：支撑肩倒立式	162、162a、163	—	164、164a
犁式	165、166	—	167

续表

体式序号和名称	示意图编号		
	中间姿势	初始姿势	最终姿势
身腿结合式	—	—	168
双角犁式	—	—	169
侧犁式	—	—	170
单腿肩倒立式	—	—	171
侧单腿肩倒立式	—	—	172
80. 变式Ⅶ：仰卧前屈式Ⅰ	—	—	173
第九节　体式和调息法：妊娠期			
3. 三角伸展式	—	—	174
4. 侧角伸展式	—	—	175
5. 战士式Ⅰ	—	—	176
8. 半月式	—	—	177
10. 加强侧伸展式	178	—	179
11. 双角式	180	181	—
16. 头碰膝前屈伸展式	182	—	—
23. 束角式	—	—	183
25. 坐角式	—	184	—
32. 英雄轮转式	—	—	185
33. 卧英雄式	—	—	186
34. 坐山式	—	—	187
38. 支撑头倒立式	—	—	188、189
39. 侧扭转头倒立式	—	—	190
40. 扭转头倒立式	—	—	191
47. 支撑肩倒立式	—	193	192
48. 犁式	—	194、194a、195、195a	—
52. 单腿肩倒立式	—	196	—
55. 上莲花肩倒立式	—	—	197
64. 巴拉瓦伽式Ⅰ	198	—	—
91. 摊尸式	—	—	199

体式序号和名称	示意图编号		
	中间姿势	初始姿势	最终姿势
调息			
1. 深呼吸准备Ⅰ、Ⅱ	—	—	200
2. 喉呼吸法Ⅰ	—	—	200
3. 间断调息法Ⅰ、Ⅱ	—	—	200
5. 太阳调息法	—	—	201
6. 清理经络调息法	—	—	201
第十节 高级体式			
81. 瑜伽睡眠式	—	—	202
82. 公鸡上轮式	—	—	203
83. 侧公鸡式	—	—	204
84. 孔雀起舞式	—	—	205
85. 鸽子式	—	—	206
86. 单腿鸽王式	—	—	207
87. 手倒立蝎子式	—	—	208
88. 舞王式	—	—	209
第十一节 契合法和摊尸式			
89. 大契合法	—	—	210
90. 六头战神式	—	—	211
91. 摊尸式	—	—	212
第十二节 调息法和冥想			
1. 深呼吸准备Ⅰ、Ⅱ	—	—	200
2. 喉呼吸法Ⅰ	—	—	200
3. 间断调息法Ⅰ、Ⅱ	—	—	200
4. 喉呼吸法Ⅱ	—	—	213
5. 太阳调息法	—	—	214
6. 清理经络调息法	—	—	214
7. 冥想	—	—	215

每一章以简单的体式开始，一步步地增加难度，使练习者的身体和心灵都得到锻炼，从而渐渐掌握这些体式。

本书中所给出的学习进程分初级、中级和高级阶段，需要至少持续三年的练习时间，每个阶段要持续一年的时间。这些阶段又被细分为更小的阶段，以便使练习者能够系统性地一步一步地练习，一些练习者或许需要更长的时间来完成。然而，瑜伽练习者不能被时间所束缚，而应该立足于个人修习的进度和自己为实现最高目标所做出的努力程度。

该课程被分为三个阶段，每个阶段包括许多体式和不同类型的调息法，练习者必须掌握所有的姿势。因此，每个部分的体式又被并入接下来的修习计划。每个体式都能对身体产生其各自的智性，如果不再练习这个体式，身体就会丧失这个独特的智性和精妙。这时要想重新获得它，必须做出新的努力。为了能持续地保持控制力，练习者必须不断地练习。如果练习者忽视某个体式的练习，就不会再掌握这个姿势了，最好不要丧失已经通过艰苦努力获得的好成果。

现在按照被分成初级、中级和高级课程的瑜伽体式和调息法的列表来练习（体式后括号中的数字表示图片的号码）：

I. 第一年——初级课程	
第一节	
1. 山式（1）	2. 树式（2）
3. 三角伸展式（4）	4. 侧角伸展式（5）
5. 战士式 I（7）	6. 战士式 II（8）
9. 扭转三角式（11）	10. 加强侧伸展式（15）
11. 双角式（18）	13. 站立前屈式（21）
14. 下犬式（22）	

续表

II．第二年——中级课程①	
第一节	
7. 战士式Ⅲ（9）	8. 半月式（10）
	12. 手抓脚趾站立前屈式（20）
第二节	
21. 头碰膝扭转前屈伸展坐式（33）	24. 卧束角式（38、39）
26. 龟式（43）	28. 花环式（47）
第三节	
35. 锁莲式（60）	36. 瑜伽契合法（61）
第四节	
39. 侧扭转头倒立式（71）	40. 扭转头倒立式（72）
41. 单腿头倒立式（73）	42. 侧单腿头倒立式（74）
43. 坐角头倒立式（75）	44. 束角头倒立式（76）
51. 侧犁式（94）	
第五节	
58. 上伸腿式（107、108、109、110）	60. 卧扭转放松式（113、114）
62. 卧手抓脚趾伸展式（117、118）	
第六节	
66. 玛里奇式Ⅲ（127）	67. 半脊柱扭动式（128）
第七节	
69. 骆驼式（133）	70. 上轮式（139、140）
第八节	
76. 辅助瑜伽变式Ⅲ（158）	78. 辅助瑜伽变式Ⅴ（161）
第十一节	
90. 六头战神式（211）	
第十二节	
4. 喉呼吸法Ⅱ（213）	5. 太阳调息法（214）

---

① 和初级课程一起学习。

续表

Ⅲ. 第三年——高级课程①

第二节	
22. 背部扭转前屈伸展坐式（34）	27. 卧龟式（44）
第四节	
45. 上莲花头倒立式（77）	46. 胎儿头倒立式（79）
55. 上莲花肩倒立式（103）	56. 胎儿肩倒立式（104）
57. 侧胎儿肩倒立式（105）	
第五节	
61. 仰卧前屈式（115）	62. 卧手抓脚趾伸展式（119）
63. 站立手抓大脚趾式（124）	
第六节	
68. 套索扭转式（131）	
第七节	
69. 骆驼式（136）	73. 双脚内收直棍式（146）
第八节	
77. 辅助瑜伽变式Ⅳ（160）	
第十二节	
6. 清理经络调息法（214）	

　　为了协助练习者的修习，每个课程都制订了每周的练习进度。这并不意味着，练习者必须要对某一天的所有体式都进行练习；因为这是一整年的练习表，练习者应该从这一年开始时所给出的比较简单的姿势开始练习，然后再逐渐增加难度。如果定期练习一年，规律性地练习比间断练习所有的体式效果好，持续不断的练习效果最佳。

　　此外，本书还单独给出了为期三个月练习的入门课程，以便使练习者熟悉在接下来的三年中要逐渐增加课程的进度。

---

① 和初级课程和中级课程一起学习。

正如课程中给出的，通过从一开始的系统性学习，练习者会养成一个正确的习惯来恰当地练习，从而通过瑜伽保持身体和心灵平和、稳定的发展。

前三个月——介绍性课程	
日常练习进度表	
第一节	
1. 山式（1）	2. 树式（2）
3. 三角伸展式（4）	4. 侧角伸展式（5）
5. 战士式Ⅰ（7）	6. 战士式Ⅱ（8）
10. 加强侧伸展式（15）	11. 双角式（18）
第四节	
47. 支撑肩倒立式（84、87）	48. 犁式（89、90）
第二节	
15. 双腿伸展坐姿向上（23）	16. 头碰膝前屈伸展式（26）
17. 半莲花加强背部前屈伸展坐式（27）	20. 坐立前屈式（30）
第三节	
30. 英雄式（49、50、51）	32. 英雄轮转式（54、55）
第六节	
64. 巴拉瓦伽式Ⅰ（125）	
第十一节	
91. 摊尸式（212）	

周进度表

Ⅰ. 第一年——初级课程

（完成前三个月的入门性课程后才能进行该课程的学习）

第一天：

支撑头倒立式（65）；树式（2）；三角伸展式（4）；侧角伸展式

（5）；战士式Ⅰ、Ⅱ（7、8）；扭转三角式（11）；加强侧伸展式（15）；双角式（18）；站立前屈式（21）；下犬式（22）；英雄转轮式（54、55）；支撑肩倒立式（84、87）；犁式（89、90）；束角式（35）；坐角式（40、41）；巴拉瓦伽式Ⅰ、Ⅱ（125、126）；半鱼王式（129）；辅助瑜伽变式Ⅰ、Ⅱ（153、156）；双脚内收直棍式（148、149）；桥式（98、99）；摊尸式（212）。

深呼吸准备Ⅰ、Ⅱ（200）；摊尸式（212）。

第二天：

支撑头倒立式（65）；支撑肩倒立式（87、88）；犁式（89、90）；身腿结合式（92）；双角犁式（93）；单腿肩倒立式（95）；侧单腿肩倒立式（96）；上伸腿式（109）；完全船式（111）；至善式（48）；英雄式（49、50）；英雄轮转式（54、55）；卧英雄式（58）；莲花式（52）；坐山式（59）；鱼式（62）；头碰膝前屈伸展式（26）；半莲花加强背部前屈伸展坐式（27）；半英雄前屈伸展坐式（28）；玛里奇式Ⅰ（29）；坐立前屈式（30）；束角式（35）；坐角式（40、41）；花环式（46）；巴拉瓦伽式Ⅰ、Ⅱ（125、126）；半鱼王式（129）；桥式（98、99）；摊尸式（212）。

大契合法（210）；喉呼吸法Ⅰ（200）；摊尸式（212）。

第三天：

支撑头倒立式（65）；第一天所练习的第一节的体式（4、5、7、8、11、15、18、21、22）；站立手抓大脚趾式（121、123）；上犬式（135）；英雄式（49、50）；支撑肩倒立式（84、87）；犁式（89、90）；束角式（35）；巴拉瓦伽式Ⅰ、Ⅱ（125、126）；半鱼王式（129）；辅助瑜伽变式Ⅰ、Ⅱ（153、156）；双脚内收直棍式（148、

149)；桥式（98、99）；摊尸式（212）。

深呼吸准备Ⅰ、Ⅱ（200）；摊尸式（212）。

第四天：

支撑头倒立式（65）；支撑肩倒立式（84、87）；犁式（89、90）；双角犁式（93）；单腿肩倒立式（95）；侧单腿肩倒立式（96）；上伸腿式（109）；完全船式（111）；头碰膝前屈伸展式（26）；半莲花加强背部前屈伸展坐式（27）；半英雄前屈伸展坐式（28）；玛里奇式Ⅰ（29）；坐立前屈式（30）；卧英雄式（58）；鱼式（62）；巴拉瓦伽式Ⅰ、Ⅱ（125、126）；半鱼王式（129）；桥式肩倒立式（98、99）；摊尸式（212）。

大契合法（210）；喉呼吸法Ⅰ（200）；摊尸式（212）。

第五天：

按第一天的计划练习。

第六天：

按第二天的第四节和第二节练习；然后，练习辅助瑜伽变式Ⅶ（173）；卧英雄式（58）；鱼式（62）；巴拉瓦伽式Ⅰ、Ⅱ（125、126）；半鱼王式（129）；桥式（98、99）；摊尸式（212）；大契合法（210）；喉呼吸法Ⅰ（200）；摊尸式（212）；完全休息或者练习摊尸式（212）；深呼吸准备Ⅰ、Ⅱ（200）；喉呼吸法Ⅰ（200）；摊尸式（212）；或者练习支撑头倒立式（65）；支撑肩倒立式（84、85）；犁式（89、90）；桥式（98、99）；摊尸式（212）；喉呼吸法Ⅰ（200）；摊尸式（212）。

Ⅱ. 第二年——中级课程

第一天：

支撑头倒立式（69、70）；第一节的所有体式（1、2、4、5、7、8、9、10、11、15、18、20、21、22）；英雄式（50）；英雄轮转式（54、55）；卧英雄式（58）；支撑肩倒立式（84）；犁式（88、91）；束角式（35、36）；卧束角式（38）；辅助瑜伽变式Ⅰ、Ⅱ、Ⅲ、Ⅴ（153、156、157、158、161）；骆驼式（133）；上轮式（139）；双脚内收直棍式（147、148、149）；巴拉瓦伽式Ⅰ、Ⅱ（125、126）；半鱼王式（128）；桥式（101）；摊尸式（212）。

六头战神式（211）；间断调息法Ⅰ、Ⅱ（200）；喉呼吸法Ⅰ（200）；摊尸式（212）。

第二天：

支撑头倒立式（69、70）；侧扭转头倒立式（71）；扭转头倒立式（72）；单腿头倒立式（73）；侧单腿头倒立式（74）；坐角头倒立式（75）；束角头倒立式（76）；支撑肩倒立式（84、85）；犁式（88、91）；身腿结合式（92）；双角犁式（93）；侧犁式（94）；单腿肩倒立式（95）；侧单腿肩倒立式（96）；桥式（98、99、101）；上伸腿式（107、108、109）；卧扭转放松式（113、114）；完全船式（111）；头碰膝前屈伸展式（26）；半英雄前屈伸展坐式（28）；玛里奇式Ⅰ（29）；头碰膝扭转前屈伸展坐式（32）；束角式（35、36、37）；坐角式（41）；龟式（图43）；英雄轮转式（图54、55）；瑜伽契合法（61）；花环式（46、47）；玛里奇式Ⅲ（图127）；半鱼王式（128）；坐前前屈（30）；摊尸式（212）。

太阳调息法、喉呼吸法Ⅱ、摊尸式。

第三天：

支撑头倒立式（69、70）；第一节的所有体式（1、2、4、5、7、8、9、10、11、15、18、20、21、22）；站立手抓大脚趾式（121、123）；卧手抓脚趾伸展式（117、119）；卧束角式（38）；支撑肩倒立式（84、85）；犁式（88、91）；桥式（98、99）；辅助瑜伽变式Ⅰ、Ⅱ、Ⅲ、Ⅴ（153、156、157、158、161）；骆驼式（133）；上轮式（139）；双脚内收直棍式（147、148、149）；英雄轮转式（54、55）；巴拉瓦伽式Ⅰ、Ⅱ（125、126）；玛里奇式Ⅲ（图127）；半鱼王式（128）；坐立前屈式（30）；摊尸式（212）。

间断调息法Ⅰ和Ⅱ、喉呼吸法Ⅰ、摊尸式。

第四天：

第二天练习的第四节和第五节的体式（Ⅳ 69、70、71、72、73、74、75、76、84、85、88、91、92、93、94、95、96、98、99；Ⅴ 107、108、109、113、114；111）头碰膝前屈伸展式（26）；半莲花加强背部前屈伸展坐式（27）；半英雄前屈伸展坐式（28）；玛里奇式Ⅰ（29）；坐立前屈式（30）；巴拉瓦伽式Ⅰ、Ⅱ（125、126）；玛里奇式Ⅲ（图127）；半鱼王式（128）；卧英雄式（58）；卧束角式（38）；鱼式（62）；摊尸式（212）。

大契合法（210）；喉呼吸法Ⅱ（213）；喉呼吸法Ⅰ（200）；摊尸式（212）。

第五天：

练习第一天所练习的所有体式和调息法。

第六天：

练习第二天所练习的第四节的体式（69、70、71、72、73、74、75、76、84、85、88、91、92、93、94、95、96、98、99）；第二节的体式（26、27、28、29、30、33）；束角式（35、36、37）；坐角式（41）；龟式（图43）；仰卧前屈式Ⅰ（图173）；英雄轮转式（54、55）；坐山式（59）；锁莲式（60）；瑜伽契合法（61）；鱼式（62）；巴拉瓦伽式Ⅰ、Ⅱ（125、126）；玛里奇式Ⅲ（图127）；半鱼王式（128）；摊尸式（212）。

太阳调息法（214）；喉呼吸法Ⅱ（213）；摊尸式（212）。

第七天：

完全休息或者练习太阳调息法（214）；摊尸式（212）；或者练习支撑头倒立式（69、70）；支撑肩倒立式（84）；犁式（88、91）；桥式（98、99）；摊尸式（212）；喉呼吸法Ⅰ（200）和摊尸式（212）。

Ⅲ. 第三年——高级课程

第一天：

支撑头倒立式（69、70）；第一节的所有体式（1、2、、4、5、7、8、9、10、11、15、18、20、21、22）；单腿站立伸展式（121、123、124）；辅助瑜伽变式Ⅰ至Ⅴ（156、157、158、160、161）；第七节的所有体式（133、135、136、139、140、146）；下犬式（22）；英雄转轮式（50、54、55）；支撑肩倒立式（84）；犁式（88、91）；第六节的所有体式（125、126、127、128、132）；坐立前屈式（30）；摊尸式（212）。

第二天：

第四式的所有体式（69、70、71、72、73、74、75、76、77、79、84、85、88、91、92、93、94、95、96、101、103、104、105）；第二式的体式（26、27、28、29、30、33、34）；仰卧前屈式Ⅱ（图115、173）；束角式（图35、36、37）；坐角式（图41）；龟式（图43）；卧龟式（44）；花环式（46、47）；瑜伽契合法（61）；第六节的所有体式（125、126、127、128、132）；摊尸式（212）。

太阳调息法（214）；喉呼吸法Ⅱ（213）；摊尸式（212）。

第三天：

支撑头倒立式（69、70）；第一节的所有体式（1、2、4、5、7、8、9、10、11、15、18、20、21、22）；站立手抓大脚趾式（121、123、124）；辅助瑜伽变式Ⅰ至Ⅴ（153、156、158、160、161）；第七节所有体式（133、135、136、139、140、146）；下犬式（22）；英雄转轮式（50、54、55）；卧手抓脚趾伸展式（117、118、119）；卧英雄式（58）；鱼式（62）；卧束角式（38、39）；支撑肩倒立式（84）；犁式（88、91）；第六节的所有体式（125、126、127、128、131）；坐立前屈式（30）；摊尸式（212）。

清理经络调息法（214）；喉呼吸法Ⅱ（213）；摊尸式（212）。

第四天：

第五节的所有体式（69、70、71、72、73、74、75、76、77、79、84、85、88、91、92、93、94、95、96、101、103、104、105）；上伸腿式（107、108、109）；英雄轮转式（54、55）；卧扭转放松式（113、114）；完全船式（111）；仰卧前屈式Ⅰ（图173、115）；花环式（46、47）；瑜伽契合法（61）；龟式（图43）；卧龟式（44）；坐

立前屈式（30）；背部扭转前屈伸展坐式（34）；第六节的所有体式（125、126、127、128、131）；卧英雄式（58）；鱼式（62）；卧束角式（38、39）；摊尸式（212）。

太阳调息法（214）；喉呼吸法Ⅱ（213）；摊尸式（212）。

第五天：

练习该周第一天所有的体式。

清理经络调息法（214）；喉呼吸法Ⅱ（213）；摊尸式（212）。

第六天：

练习第四节的所有体式（69、70、71、72、73、74、75、76、77、79、84、85、88、91、92、93、94、95、96、101、103、104、105）；头碰膝前屈伸展式（图26）；半英雄前屈伸展坐式（图28）；玛里奇式Ⅰ（图29）英雄轮转式（图54、55）；坐山式（图59）；锁莲式（60）；瑜伽契合法（61）；卧英雄式（58）；鱼式（62）；卧束角式（38、39）；摊尸式（212）。

太阳调息法（214）；喉呼吸法Ⅱ（213）；摊尸式（212）。

第七天：

完全休息或者练习清理经络调息法（214）；摊尸式（212）；或者练习支撑头倒立式（69）；支撑肩倒立式（84）；犁式（88、91）；坐立前屈式（30）；桥式（98、99）；摊尸式（212）。

清理经络调息法（214）；摊尸式（212）。

以上的学习课程是针对想要保持身心健康的普通练习者。对于想要致力于深入学习瑜伽的人，可以按照下面的方式进行更严格的练习。

Ⅳ. 强化课程

各个体式和调息法都应加以练习。

例如：第一年的练习者应当练习基础课程中的所有姿势和调息法。

1. 晨间练习

冥想（215）；调息法（212、213、214）。

2. 上午练习

（在上一练习之后至少要间隔半小时以上）。

第一、二、三、五、六、七节的所有姿势；第八节（153、156、157、158、160、161、173）；摊尸式（212）。

3. 傍晚练习

第四部分所有的姿势。

如果进行强化课程的练习，简单姿势诸如至善式（图48）、英雄式（图49、50）和莲花式（图52）可以在日常练习中省去，因为它们已被包含在强化练习和调息练习中。

在深入第十二章之前，我先要说明几点。开始练习时，这些技巧看似有些复杂。逐渐地，随着阅读和学习的深入，它们会变得更易理解，练习者可以在练习中将它们融会贯通。我们将技巧点详细阐述，是为了使练习者能够在理解中练习，同时避免错误。作为具有二十年瑜伽教授经验的教师，我发现同样的错误往往被不同的练习者一次又一次地犯着。因此，不要忽略指导中所给出的任何一个、哪怕是微小的技术细节。也许你不能一下子完成所有的指导，但身体逐渐会自然地适应这些动作。

　　所有的指导和观察要点需要身体两侧都加以练习，因为瑜伽的练习目的之一就是均衡地发展身体两侧，不然就难以达到融汇统一。

　　当做到一个体式的最终姿势后，练习者必须观察并调整一些要点，以达到稳定和平衡。对每一个体式的最终姿势，本书都会给出一些所要观察的要点，这样练习者就会从新的角度体会并做到同一身体、心智和自我的集中练习，从而开始精神修习。

　　现在，我们不再啰唆而直接开始下面的练习，在此之前让我们先向帕坦伽利祷告，请其保佑练习者并助我们成功。

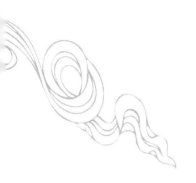

第十二章

瑜伽体式练习技巧和效果

第一节　站立

平时，我们基本都会以双腿支撑地面，双腿是移动和行动的基础，我们必须对双腿进行训练使之强健而稳定。同样，没有结实的双腿与双脚为坚强基础，作为智慧来源的大脑和脊柱就不能处于同一垂线上，因此在这里我们首先介绍站姿。

第一节的体式主要是关于站姿的，它们是基本动作。设计体式的基本目的首先是为了增强柔韧性，其次是使身体强壮、稳定。初学者应从这一节开始练习。心脏功能虚弱者或高血压患者应当首先练习支撑肩倒立式（图84）、犁式（图90、91）以及桥式（图99），然后练习本部分的体式动作，如三角伸展式（图4）、侧角伸展式（图5）、双角式（图18）、手抓脚趾站立前屈式（图20）、站立前屈式（图21）、下犬式（图22），之后练习摊尸式（图212）以及喉呼吸法 I

（图 200）6~8 个循环。当你感觉身体已经足够强健，同时血压恢复到了正常水平，方可练习下列的体式：

1. 山式（Tāḍāsana 或 Samasthiti）（图 1）

这是瑜伽体式中最简单、最基础的动作。山式的意思是"稳固""如山般直立"。

技法：

（1）直立，双脚并拢，双脚大脚趾贴合，脚跟贴合。注意身体重心不在脚跟也不在脚趾，而位于足弓正中处。

（2）脚趾不要绷紧，伸展并处于放松状态（所有站姿的脚趾动作都应如此）。

（3）脚踝相互平行。

（4）收紧膝盖，髌骨上提，绷紧四头肌，保持胫骨和腿骨位于一条直线，正常呼吸。

（5）收紧髋部和臀部。

（6）保持脊椎垂直，上提胸骨，胸腔打开。腹部不要突出，保持上提。

（7）颈部和头部挺直，不要前后倾斜，直视前方。

（8）双臂置于身体两侧，向下伸展，手掌朝着大腿方向，呈一条直线。不要耸肩，五指并拢（图 1）。

（9）保持此站姿 20~30 秒，正常呼吸。

效果：

想要达到头部保持平衡，首先是要双腿着地垂直站立。绝大多数人不知道怎么站，有的人双腿弯曲，有的人腹部前挺，另外还有一些人置中心于一只脚，或者两脚呈内八字或外八字。所有这些错误都将使脊柱疲乏，并反过来影响自身的思想。因此，山式对于训练敏捷的身体和思维都十分有益。

2. 树式（Vrksāsana）（图2）

Vrksa 意为"树"。这一姿势中，整个身体如大树一般向上伸展。

技法：

（1）按照山式姿势站立（图1）。

（2）交叉十指，将手腕及手指外翻，向前伸出双臂与肩膀同高。

（3）上举伸展的双臂直至耳旁，掌心朝着天花板。

（4）后肋骨前伸，胸部上提，肩胛骨内收。

（5）头部挺直，直视前方。

（6）正常呼吸，保持此姿势 10~15 秒。

（7）放下手臂，先向前，后向下，松开交叉的十指。

效果：

此体式可强健肩部肌肉，能使人镇定平衡。

3. 三角伸展式（Utthita Trikonāsana）（图4）

Utthita 意为"伸展"，Trikonā 意为"三角"。这是一个伸展的三角姿势。

技法：

（1）按照山式姿势站立（图1）。

（2）吸气、跳跃，双脚分开 0.9 米，侧面伸展双臂与肩膀同高（图3），保持手掌面向地面。

（3）右腿右转 90°，左脚稍微内转，绷紧膝盖和大腿，呼吸 1~2 次。

（4）呼气，向右弯曲躯干，右手抓住右脚踝（图4）。

（5）举起左臂，与肩膀和右臂处于同一条直线上。左手掌冲向前方，伸展双臂，保持肘部紧绷。

（6）扭转颈部，双目注视左手拇指。

（7）这是该体式的最后一势。正常呼吸，保持 20~30 秒，遵循如下几点：

①保持大腿肌肉绷紧，膝盖骨内收、上提；

②左腿后侧、髋部、胸腔后部需要保持在同一平面上；

③通过内收肩胛骨来扩展胸部。

（8）吸气，右手松开脚踝，上身直起，回到技法（3）动作，紧跟着回到技法（2）动作（图3）。

（9）左侧重复同样动作，按照技法（3）~（8）练习，将"左""右"替换即可。呼气，回到山式姿势站立（图1）。

特别指导：

（1）做上述第 2 点（图3）时，双脚向前方，不要外倾。

（2）伸展脚趾，不要紧绷。

（3）右腿右转后，应该可以看到脚踝、膝盖、大腿中部在一条直线上。

（4）做动作（3）时注意：a. 扭转右脚时，左膝盖不要弯曲；b. 左手平稳，不应上举或下垂；c. 身体不要右倾，肛门和头部处于同一条直线。

（5）初学者若弯曲困难，只需用手抓住小腿来代替脚踝即可。

效果：

该体式能改善腿部曲线，缓解背部和颈部疼痛。

4. 侧角伸展式（Utthita Pārśvakoṇāsana）（图5）

此姿势为扩展的侧面三角姿势。

技法：

（1）按照山式（图1）姿势站立。

（2）吸气时，跳跃使双脚分开1.2~1.35米，如图3向侧面伸展双臂。

（3）右脚向外打开90°，左脚稍微向内一点，收紧膝盖和大腿。

（4）弯曲右腿直到大腿和小腿成直角，大腿与地面平行，小腿垂直于地面，呼吸1~2次。

（5）呼气，躯干向右弯曲，将右手掌置于右脚旁边的地面。

（6）伸展左臂于耳上，扭转颈部向上看。（图5）

（7）这是最后一个动作，正常呼吸，坚持20~30秒，遵循如下几点：

①右臀内转，使之与右膝外侧成一条直线；

②绷紧左腿四头肌，同时伸展左腿腘腘肌；

③伸展左腋窝、二头肌、腕部和肘部。从左脚踝到左腕应有

一个拉力在起作用，从而使身体不至于摇摆；

④肩胛骨不要突出。左面躯干转朝上、向后，使胸部扩展，身体背后部分保持在同一平面。

（8）吸气时，抬右掌离开地面，直起身体，保持右腿角度不变，深呼吸一次。

（9）吸气，伸直右膝，回到图3姿势。

（10）重复左边动作，技巧与前面一致，只是方向改变，回到山式（图1）。

特别指导：

（1）调节双脚距离非常重要，不然弯曲的腿就很难形成直角。如果距离过大，就会形成钝角；距离过小的话，则会形成锐角。双脚距离要根据个人身高调节。调节时，如果是右侧动作，左脚应当向内或向后移动，右脚不动，反之亦然。已经弯曲的那条腿不应该再有移动。

（2）当向上旋转身体左侧时，左手掌应保持朝着地面不变。

（3）初学者若身体比较僵硬，手指碰触地面即可。

效果：

这一体式可以减去腰部和臀部的赘肉，缓解坐骨神经痛和关节炎疼痛，同时帮助消化和吸收。

5. 战士式（Vīrabhadrāsana）Ⅰ（图7）

这一姿势由迦梨陀娑的戏剧《鸠摩罗出世》中的英雄维拉巴德纳（Virabhadra）命名。该体式有强度依次加大的三种变式。

技法：

（1）按照山式（图1）姿势站立。

（2）吸气时，跳跃使双脚分开1.2～1.35米，向侧面伸展双臂与肩膀成一条直线。

（3）双手手掌朝上，向上伸展，然后双掌合十。肘关节伸直，呼吸1～2次。

（4）呼气，向右扭转右腿和身体90°，左脚稍向内一点（图6），呼吸一次。

（5）呼气时，右膝弯曲至90°。

（6）头部后仰，看向拇指（图7）。

（7）这是最后一个动作。正常呼吸，保持15～20秒，遵循如下几点：

①弯曲右腿时，保持左腿稳定和伸直；

②伸直双臂，保持胸部肌肉上提，不要松弛；

③保持手掌、头部和肛门位于同一条直线上；

④两侧盆骨应当平行，面向前方，切莫左右倾斜；

⑤收紧髋部。

（8）吸气，回复到图6所示动作，之后回到中心位置。

（9）依照技巧（3）～（8）重复左侧动作，交替左右侧动作，回到山式姿势（图1）。

特别指导：

（1）弯曲右腿至90°时不要弯曲左膝，四头肌保持收紧。

（2）初学者以及平衡能力较差的人无须后仰头部，只需面向前方。

（3）患有心脏病的女性应当避免这一体式，身体较弱者不可做这一动作时间过长。

（4）双掌合十伸展双臂时，不能伸直肘部的练习者只需打开双臂与肩同宽即可。

效果：

扩展胸部可以使呼吸更深。这一体式能缓解肩部僵硬，同时增强腿部力量。通过后仰头部，颈部得到伸展，甲状腺和副甲状腺都得到按摩。

6. 战士式（Vīrabhadrāsana） Ⅱ （图8）

技法：

（1）按照山式（图1）姿势站立。

（2）吸气时，跳跃使双脚分开 1.2～1.35 米。向侧面伸展双臂与肩膀成一条直线，双掌朝着地面（图3）。

（3）右脚向外打开 90°，左脚稍微向内。双腿伸直，呼吸一次。

（4）呼气时，右腿弯曲 90°。

（5）头部转向右侧，保持左眼凝视右手掌（图8）。

（6）正常呼吸，保持 20～30 秒，遵循如下几点：

　　①扩展胸部，伸展两侧双臂，好像各有一条绳子将其向两端牵引；

　　②确保肛门和头顶保持在一条垂线上；

　　③右侧大腿向髋部方向收紧，左侧大腿前侧收向后侧。

（7）吸气，回复到图3所示动作。

（8）依照技巧（3）～（7）重复左侧动作，替换左右侧动作，回到山式（图1）。

特别指导：

（1）当弯曲右侧膝盖时，身体不要向弯曲的腿部一侧倾斜，反之亦然。

（2）身体两侧需要保持端正平行。

（3）头部转向右侧时，身体不要随之向右转。

注释：体式3~6：

（1）请记住做右侧动作时，左脚应有阻抗，反之亦然。如果脚下不稳，做右侧动作时，请站到墙边，左脚抵住墙面，反之亦然。

（2）身体偏胖的练习者可能在动作过程中在扭转身体、拉伸脊柱或保持平衡等方面有一些困难，这种情况下可以借助墙面的支撑，具体可以分为两种操作途径：

①身体左侧朝着墙面，当做右侧动作时，左侧脚跟抵住墙面，反之亦然；

②做所有的体式动作时，背部朝着墙面，保持脚跟、臀部以及头部贴住墙面。

（3）患有背痛、腰椎间盘突出、坐骨神经痛以及腰痛的患者，做站姿体式时不要跳跃，应该借助墙面的支撑。

（4）不能跳跃的老年人应当如注释（2）所讲的那样倚着墙面做动作。

7. **战士式**（Vīrabhadrāsana） Ⅲ （**图** 9）

技法:

（1）按照山式（图1）姿势站立。

（2）吸气时，跳跃使双脚分开1.2~1.35米，向侧面伸展双臂与肩膀成一条直线（图3），呼吸一次。

（3）呼气，右转，做右侧战士式Ⅰ（图7），呼吸一次。

（4）呼气，躯干向右脚弯曲，向前拉伸身体，同时向前伸展双臂，双掌合十，胸部靠向大腿方向。

（5）将身体朝双臂方向移动，向上抬起左脚脚跟，保持左膝盖绷紧，呼吸1~2次。

（6）呼气，缓慢抬起左腿，直到其与地面平行。保持右腿绷紧，与地面垂直（图9）。

（7）凝视拇指。

（8）正常呼吸，保持最后一个动作10~15秒，遵循如下几点：

　　①手指到脚跟，保持身体和地面平行；

　　②保持右腿牢固稳定；

　　③向后伸展左腿，向前伸展上半身，好像身体在向腿部挑战，这种方法叫作"挑战和反应"。重心应该在右腿，右腿应该像一根立杆一样稳定；

　　④躯干两侧向双臂方向拉伸。

（9）呼气，如同杠杆般，通过直起上半身缓慢将左脚置于地面。

（10）回到战士式Ⅰ（图7）动作。

（11）吸气，回到图6所示位置；身体回到正中，左侧重复刚才的动作：依照技法（3）~（10），把"左""右"相互替换。回到山式（图1）动作。

特别指导：

（1）身体虚弱以及不能伸直双臂者可将两臂分开。

（2）身体超重者可跳过战士式Ⅰ（图7），直接做本动作；或者借助墙面或桌子的支撑，站在离墙0.9~1米的地方，双手扶墙，交替抬起双腿。

（3）左腿的抬起与右腿向后拉伸同时进行。

效果：

这一体式能锻炼集中力和平衡力，加强腿部力量，改善腹部器官。这一动作非常适合跑步者，因为它能使身体更加敏捷，充满活力。

8. 半月式（Ardha Candrāsana）（**图** 10）

Ardha 是"一半"的意思，Candra 的意思是"月亮"。因此，此姿势模仿半个月亮的形态。

技法：

（1）按照山式（图1）姿势站立。

（2）吸气时，跳跃使双脚分开0.9~1米，向侧面伸展双臂，使其与肩膀处于同一水平线。

（3）做右侧的三角伸展式（图4），呼吸1~2次。

（4）呼气，稍微弯曲右腿，右手指置于地面，大概位于右腿侧前方0.3米处。

（5）躯干朝头部方向移动使左脚离开地面，呼吸一次。

（6）呼气，身体朝头部方向伸展，抬起左腿直到它能够与地面保持平行。伸直右腿，保持右腿的稳定。

（7）抬起左臂，并与肩膀成一条直线（图10）。

（8）正常呼吸，保持10~15秒，遵循如下几点：

　　①保持右腿与地面垂直，左腿与地面平行；

　　②伸展左脚的脚趾；

　　③抬起左腿和伸直右腿要做到同时进行；

　　④收进肩胛骨同时扩展胸部；

　　⑤左腿后侧、躯干后侧以及后脑勺应当处于同一条直线上；

　　⑥身体重心位于右侧大腿以及髋部；

　　⑦上半身左侧应该面向天花板；

　　⑧扭转左盆骨向上扩展骨盆。

（9）呼气，轻轻弯曲右腿，将左腿放置于地面。

（10）回到图3所示位置，左侧重复刚才的动作：左腿保持平衡，依照如上所有技巧，只是左右相互替换。回到山式（图1）动作。

特别指导：

（1）左腿应当伸展到与上半身左侧成为一条直线，既不能升高也不可降低。

（2）可将左掌心覆盖于左髋部，此时左腿即有下落的倾向，因此左臂上举更容易保持身体平衡。

（3）独自保持平衡困难的练习者，可以借助墙面支撑整个身体。

（4）身体超重的练习者可以越过图4动作直接做此姿势。对于这些练习者，将手指置于地面和腿部的抬起应当是同时进行的，抑或可以如图 177 所示，将手指置于木块之上。

效果：

此体式有利于帮助受过伤的腿部更好地恢复，也能改善腰椎状况以及胃部的不适，对缓解背痛以及痛经都十分有裨益。

9. 扭转三角式（Parivṛtta Trikoṇāsana）（图 11）

Parivṛtta 意为"扭转"或"转身"，此姿势是扭转的三角式。

技法：

（1）按照山式（图 1）姿势站立。

（2）吸气时，跳跃使双脚分开 0.9~1 米，向两侧伸展双臂，使其与肩膀处于同一水平线（图 3）。

（3）右脚向外侧扭转 90°，左脚稍微向内收。收紧膝盖和大腿，呼吸 1~2 次。

（4）呼气，向右旋转上半身直到左臂朝着右腿。

（5）将左手手指贴于右脚后侧的地面。

（6）右臂向上举起，与左臂成一条直线（图 11）。

（7）扭转头部看向右手。

（8）正常呼吸，保持 10~15 秒，遵循如下几点：

　　①双腿绷紧；

　　②收进肩胛骨同时扩展胸部；

　　③保持上半身两侧平行且都与右腿在同一平面；

　　④从髋部到头部保持整个上半身在同一条直线上。

（9）吸气，抬起左手，收回右脚，回到图 3 所示动作。

（10）重复左侧动作，最后回到山式（图1）动作。

特别指导：

（1）扭转上半身时，左大腿和膝盖向内转同时连带左侧髋部，目的是为了让脊柱扭转得更多。

（2）双腿保持稳定才能更好地扭转骨盆。

（3）朝头部方向伸展躯干时，要尽量做到腹部肌肉不仅扭转，同时要尽量提向胸部。

效果：

这一体式能加强躯干下半部分的供血量，同时激活腹部器官。

体式2~9的整体效果

这些体式整体上具有强壮身体的效果：能改善腿部肌肉，同时矫正双脚、脚踝以及腿部的变式；有助于消除便秘、胃酸过多，改善血液循环和消化；改善和纠正肝、脾、肾的功能失调的同时还有利于缓解肩部僵硬、驼背、风湿痛、腰痛和腰椎间盘突出；促进生殖系统的功能，对于卵巢功能紊乱、子宫异位以及类似功能失调都有改善作用；能增强我们身体的耐力、力量、轻盈度以及平衡性。

10. 加强侧伸展式（Pārśvottānāsana）（图15）

Pārśva 意为"身体侧翼"，Uttāna 意为"强度拉伸"。这一姿势中，胸部两侧受到强力拉伸。

技法：

（1）按照山式（图1）姿势站立。

（2）双掌合十，手指向下指向腰部。向内翻转手腕和手掌，使双掌都位于后胸腔的中部以上位置。手指与肩胛骨齐平，指向上方（图12）。

（3）双掌互相挤压，肘关节向后避免使胸部受限。扩展胸部，抬高胸骨。

（4）吸气时，跳跃使双脚分开0.9～1米。保持此姿势一会，正常呼吸。

（5）右脚朝外侧转90°，左脚向内转，同时上半身向右侧旋转。

（6）头部向后仰，保持此姿势一会（图14），呼吸几次。

（7）呼气，抬起头部，拉伸脊柱，上身向前弯曲，以头部碰触膝盖（图15），右转时不要弯曲膝盖。

（8）正常呼吸，保持20～30秒，遵循如下几点：

①上半身的中心位于右大腿的中心之上；

②收紧腿部，脊椎向头部方向伸展；

③保持胸部舒展；

④保持两边盆骨平行；

⑤向右旋转左侧腹部使肚脐能位于右大腿的中心处。

（9）吸气，抬起上身到图14所示位置。保持头部姿势不变。

（10）右脚向内转，上身转向前方，回到姿势（3）的位置。

（11）通过向左扭转左腿和上身来重复左侧动作。

（12）完成左侧的体式动作，回到山式（图1）姿势。

特别指导：

（1）患有风湿的练习者如果在完成图12所示的动作时感到困难，可以在后背交叉双臂（图13）。

ॐ

（2）如图 14 所示，向上牵引腹部同时扩展胸部。

（3）一开始，练习者可能做不到以头触膝。横膈膜不要紧张，也不要挤压胸部和腰部，向头部方向伸展。

（4）每一次呼气时，从肚脐到下巴拉伸脊柱，尝试到达膝盖再向下的地方。

（5）不能双手交叠在背后来做此体式的以及不能保持平衡的练习者，可以将双掌或手指置于右脚的两侧，做左侧动作时亦然，这样一来弯曲和拉伸上身就十分容易，逐渐尝试在背后交叠双手。

效果：

这一体式尤其利于关节炎和颈部、肩部、肘部、腕部、髋部僵硬以及驼背的改善，它挤压和调整腹内脏器，帮助深沉呼吸，同时清醒脑部。

11. 双角式（Prasārita Pādottānāsana）（图 18）

Prasārita 意为"分开"，Pada 意为"腿"或"脚"。在这一体式中，双腿大幅度分开拉伸到最大限度。

技法：

（1）按照山式（图 1）姿势站立。

（2）双手置于髋部两侧，手指朝前。

（3）吸气时，跳跃分开双腿 1.2～1.35 米。收紧膝盖，同时保持双脚朝着前方。

（4）呼气，弯曲上半身使其与地面平行。双手离开髋部置于地面，注意与双脚处于同一条直线上。伸展手指一直到指尖，收紧肘关节。

（5）抬头，保持背部内凹。保持这一姿势 10～15 秒，正常呼吸（图 16、17）。

（6）呼气，弯曲肘部，将头顶置于地面。保持头部、手掌和双脚处于同一条直线上（图 18）。

（7）正常呼吸，保持最终姿势 20～30 秒，遵循如下几点：

　　①不要弯曲膝盖；

　　②身体重量不应落在头部，而应在腿部。

（8）呼气，双手压向地面，抬起头部，大腿后推。回到图 16 和 17 所示姿势，等待 5 秒。

（9）吸气，抬起躯干，呼气，跳跃至山式（图 1）姿势。

特别指导：

（1）如图 16 和 17 所示，保持脊柱内凹才能使上半身从髋部到颈部都能整体保持下凹，将腹腔和腰部向头的方向拉伸。

（2）不能将头顶置于地面的练习者可将双掌稍向前放置。头部不必和双脚在一条直线，可以向前一些。

效果：

这一体式拉伸了腘绳肌，同时消除由于站立而引起的疲劳。

12. **手抓脚趾站立前屈式**（Pādaṇguṣṭhāsana）（**图 20**）

Pāda 意为"脚部"，Aṇgustha 意为"大脚趾"。这一姿势中，我们以手指抓住大脚趾。

技法：

（1）按照山式（图 1）姿势站立。

（2）双脚分开0.3米站立，双脚外侧应和骨盆同宽，呼吸1~2次。

（3）呼气，向前弯曲身体，不要弯曲膝盖。

（4）用拇指、食指和中指勾住大脚趾。

（5）使脊柱从髋部开始向颈部伸展，向上抬头（图19）。正常呼吸，保持这一姿势5秒。

（6）呼气时，将头部贴向膝盖（图20）。

（7）正常呼吸，保持15~20秒，遵循如下几点：

①通过弯曲和外扩肘关节将脊柱向地面方向拉；

②将肩胛骨向胸部方向内收；

③拉伸背部，将腹部器官向腿部挤压，腹部和大腿好似融为一体。

（8）吸气，如图19所示将头抬起，回到山式（图1）姿势。

特别指导：

（1）不能碰触到大脚趾的练习者可以抓住脚踝，随着练习的深入，逐渐能够抓住大脚趾。

（2）不要通过含胸来使头部碰触膝盖，这样做不仅会导致胸部和腹部痉挛，还将使颈部僵硬以及引发头痛。

效果：

这一体式有利于腹脏器官，帮助消化。通过练习图19所示动作，腰椎间盘突出可以得到改善。

13. 站立前屈式（Uttānāsana）（图21）

Ut意为"强烈"，Tāna意为"拉伸"。在这一体式中，脊柱能获得强烈的拉伸。

技法：

（1）按照山式（图1）姿势站立。

（2）收紧膝盖，拉伸双腿，双臂举向天花板方向，手掌朝前。举起双臂时，如树式（图2）所示动作拉伸整个身体。呼吸1~2次。

（3）伸展脊柱，呼气，躯干向前弯曲。

（4）将手掌置于双脚两侧，通过抬起头部和凹下脊柱使躯干向前拉伸，呼吸1~2次（图21a）。

（5）呼气，将头部贴向膝盖（图21）。

（6）正常呼吸，保持最终姿势30~60秒，遵循如下几点：

　　①扩展底部肋骨和躯干后部，保证头部能够碰触并停留于膝盖处；

　　②将腹部肌肉、躯干前侧上身后部和横膈膜向地面方向牵拉。

（7）吸气，回到技法（4）和（3）的动作，最后回到山式姿势站立。

特别指导：

（1）刚开始练习时，将手掌置于地面比较困难，因此可以先将指尖置于地面，或者在脚旁放置砖块并将手指置于其上。

（2）不要弯曲膝盖去碰触头部。

（3）不要紧缩颈部和胸部。

（4）受腰椎间盘突出困扰者在练习加强侧伸展式（图14）、双角式（图16、17）、手抓脚趾站立前屈式（图19）和站立前屈式（图21a）时，应将上身向前拉伸使脊柱下凹，这样就不会给脊柱造成压力。不要弯曲躯干来碰触膝盖。

（5）做站立前屈式动作时，一旦可以正确弯曲，练习者不需要做技巧（2）所示的将双臂举过头部的动作，而可以直接进行技巧（4）所示动作。

效果：

这一体式可以缓解胃痛，消除沮丧情绪，镇静头脑。

14. 下犬式（Adho Mukha Śvānāsana）（图22）

Adho 意为"向下"，Mukha 是"脸"的意思，Śvāna 意为"狗"。这一体式模仿狗低头并拉伸身体的动作。

技法：

（1）按照山式（图1）姿势站立。

（2）呼气，做站立前屈式姿势（图21），将双掌置于脚旁的地面并与其成一条直线。

（3）弯曲膝盖，双腿跨后 1.2~1.35 米，双手间和双脚间的距离都保持在 0.3~0.4 米。张开手掌，伸展手指。双脚保持彼此平行，脚趾伸展。

（4）向后拉伸大腿，内收膝盖骨，将脚跟置于地面，呼吸 1~2 次。

（5）呼气，拉伸双臂和两腿，将大腿用力向后推，将躯干向腿部方向移动。

（6）双脚跟向地面挤压，将头顶置于地面。

（7）保持最终姿势 15~20 秒，正常呼吸，遵循如下几点：

①不要弯曲膝盖；

②肩胛骨内收同时扩展胸部；

③将体重置于腿部。

（8）吸气，头部从地面抬起，双脚走向双掌，回到山式（图1）姿势。

特别指导：

（1）进行站立前屈式动作时，不能将手掌放置于地面的练习者可以弯曲膝盖，将手掌放置于地面，向后移动双腿。

（2）右臂和右腿、左臂和左腿必须严格地处于同一条直线上。

（3）脚跟不能着地的练习者，可以将之稍微抬起后抵住墙面，将脚趾和前脚掌置于地面以保障足弓伸展。

（4）头顶不能着地的练习者，可以借助枕头并将头部置于其上，保持手臂和腿部伸直，脊柱向内和向上拉伸，扩展胸部。

（5）患有头痛、高血压以及无法头顶着地的练习者，可以按照特别指导（4）提出的借助枕头支撑。当头部受到如此支撑时，练习者可以立刻感到身心平和，血压下降。头部永远不要松散地悬空。

效果：

这一体式有助于消除疲惫，帮助恢复流失的能量，是一个令人感受到喜悦的动作。

体式 10~14 的整体效果

这五种体式都能增加脑部供血，因此，不能练习头倒立式的练习者可以同样感受到脑部宁静的感觉。如果患有呼吸困难、极度疲劳或者心悸疾病，这五个姿势可以有效解除疲劳，使高血压和心跳过快恢复正常。尤其是下犬式（图22）中，横膈膜变得轻盈柔软，胸腔更加扩大。

脚踝、膝盖联合处、脊柱以及髋关节都会变得更加灵活，腿部曲线更加优美。这些体式对于跑步者也非常有利，因为在练习过程中双脚将变得更加轻盈，脚踝和脚跟的移动更加自如。患有肘部、肩部或腕部风湿者以及这些部位不够灵活者，可以发现如果手臂动作到位，加强侧伸展式（图12、13）姿势会对改善这些状况十分有利，肩关节将更加灵活。对驼背的练习者来说，练习图16、17和19所示动作可以使肩部和背部肌肉拉伸，胸部扩展，由此能够帮助深沉呼吸，同时改善关节炎的症状。

通过练习这些姿势，腹部脏器更加强壮，消化液流动更加自由，因此有利于消化系统。对于改善肝脏和脾脏状况、缓解胃痛以及纠正肾脏功能障碍，这些姿势都有非常大的益处。

对于种种的身体不适，如胆汁分泌过剩、贫血、消化不良、便秘、中暑以及肥胖等，这些姿势都能很大程度地改善病症。

通过这些姿势，身体循环得到改进，子宫异位、背痛、月经不调、潮热都能得到纠正，脊柱变得更加有力。

这些体式能滋养神经系统，治疗精神紊乱、健忘、情绪化及情绪低落等，对于精神高度紧张和极易疲惫的人也十分有益。

第二节　前屈体式

这部分中的所有体式都以坐立前屈的形式完成。第一部分体式的练习者，在获得了更多的熟练感、身体力量以及耐力之后，应该练习支撑肩倒立式（图84）和犁式（图88），之后再开始练习本部分体式。该部分前七个动作相对容易，而且能有效增强身体柔韧性。开始，头要碰到膝盖可能很难，但耐心地坚持练习就能达到最终体式。一旦身体的柔韧性得到增强，其他的体式修习就会变得轻而易举。

15. 手杖式（Daṇḍāsana）（图23）

Daṇḍa 意为"棍子"。这一体式模仿棍子或棒子。如第一部分的山式，手杖式是这一部分中所有动作的基础。

技法：

（1）坐在毯子上。

（2）双腿前伸，身体直坐，并拢大腿、膝盖、脚踝和脚趾，所有脚趾向天花板方向伸展。

（3）将双掌置于臀部两侧的地面，手指指向腿部方向。

（4）吸气时，脊柱向上提，保持肘部伸直，胸部提起，头部和颈部笔直，眼睛正视前方（图23）。

（5）这是最终姿势，保持5秒，正常呼吸，遵循如下几点：

①膝盖和大腿骨要压向地面，腰部上提；

②保持臀部、后背以及头部在一条直线，与地面垂直；

③脊柱要稳定有力，同时扩展肋骨和胸部；

④上提腹部器官。

效果：

这一体式能拉伸腿部肌肉，按摩腹部器官，增强腰部肌肉，有效改善肾脏状况，锻炼人们挺直脊椎，笔直端坐。

16. 头碰膝前屈伸展式（Jānu Śīrṣāsana）（图 26）

Jānu 意为"膝盖"，Śīrṣa 意为"头部"，这一体式因使头部和膝盖平置而得名。

技法：

（1）以手杖式（图 23）端坐。

（2）弯曲右膝盖，将右脚跟置于右边腹股沟处，拉回右膝盖。

（3）左腿绷直，两腿之间的角度应为钝角。

（4）向前伸展双臂，绕过左脚，以左手抓住右手腕，正常呼吸。

（5）手掌握牢后吸气，伸展脊柱并且尽量上提。右膝盖尽量压向地面，髋部上抬。左腿和上身之间的角度应为 45°，头部向后，正常呼吸，保持 15 秒（图 24、25）。

（6）呼气，向前弯曲身体，将额头贴向左膝盖。保持最终姿势半分钟到一分钟，正常呼吸（图 26），遵循如下几点：

　①肘关节向外，尽量向外扩展来保证胸部的扩展和身体向前伸展；

　②向前移动浮肋，尽量向胸部方向伸展；

　③胸骨和腹部中部一定要贴于左腿，就好像上身和腿部融合在一起一样；

　④向前弯曲时，保持伸直的左腿和右腿稳定地贴于地面，尽量使右膝盖向后拉。

（7）吸气，提起头部和躯干（图 25），放松手掌，回到手杖式；就此体式进行另一侧练习，依照如上所有技巧，左右互换即可。另一侧动作保持同样时间，回到手杖式（图23）。

特别指导：

（1）初学者会在抓住脚趾和额头贴住膝盖时有些困难，学会逐渐拉伸身体的每一个部分——臀部、背部、肋骨、脊柱、腋窝、肘部和双臂。在之后的体式中，我们还会进行拉伸身体各个部分的练习。

（2）开始时，双手抓脚是很困难的，你可以按照①所示方法练习，当脊柱变得更加柔软后，逐渐按照接下来的指导练习。练习体式17~20（图27、28、29、30）时，都可以沿用这一过程：

①完全伸展脊柱，抓住腿部因此变得更加容易；

②首先使双手接触胫骨；

③之后以食指和中指勾住大脚趾；

④现在，以手指抓住脚掌；

⑤然后以手掌紧握脚跟；

⑥两手手指交叠环住脚部；

⑦最后以左手掌抓住右手腕（图25），反之亦然。

（3）如图24和25所示，上提腹部器官。

（4）继续伸展上身，将额头、鼻子、嘴唇以及下巴逐渐置于左膝盖。确保脊柱完全伸展，这很重要（图26）。

（5）那些由于腰部肥胖，以及患有头痛和高血压而不能将额头置于膝盖的练习者，可以用折叠的毯子置于膝盖上，再将额头置于其上。下面的体式（图27、28、29、30）皆可使用此法。

效果：

这一姿势能调节和改善肝、脾、肾的功能，左右两侧各进行这一姿势5分钟左右，对于改善身体持续低烧好处极大。

17. 半莲花坐立前屈式（Ardha Baddha Padma Paścimo-ttānāsana）（图 27）

Ardha 意为"半"，Baddha 意为"抓到"，Padma 意为"莲花"。这一姿势中，一条腿做莲花式姿势，另一条腿伸直。此姿势由于上半身后部充分拉伸而得名。

技法：

（1）以手杖式（图 23）端坐。

（2）弯曲右腿，将右脚搁置于左大腿，使右脚外缘正好位于左大腿的凹陷处，将右边膝盖尽量贴近左膝盖。

（3）双臂伸向左脚，以左手抓住右手腕，环住左脚。

（4）吸气，抬头，看向上方，伸展脊柱，扩展胸部，胸骨尽量上提，保持 5 秒（图 25），正常呼吸。

（5）呼气，向前伸展脊柱，下巴置于或超过左膝盖。

（6）保持在最后一个姿势 30~60 秒，正常呼吸（图 27），遵循如下几点：

①盆骨向前，超过右脚和右脚踝；

②将胃部和胸部置于大腿上，下巴超过膝盖；

③躯干应当尽力紧紧贴向大腿。

（7）吸气，抬头，回到姿势（1），松开双手，放松右腿。

（8）就此体式进行另一侧练习，依照上述（2）~（7）所有技巧，左右互换即可，另一侧动作保持同样时间。

（9）回到手杖式（图 23）。

特别指导：

在原始姿势中，右脚是被右手从后面抓住，反之亦然。然而，女性朋友们只需用双手抓住伸展的脚，就能使躯干后部得到全面伸展，这样的变动可以使腹部区域更好地得到锻炼。

效果：

这一体式对于改善胃部问题和肠胃胀气很有效果。

18. 半英雄坐立前屈式（Triang Mukhaikapāda Pascimottanāsana）（图28）

Triang 意为"三部分——脚、膝盖和臀部"，而 Mukhaikapāda 意为"脸部和一条腿"。在此姿势中，伴随着上半身的伸展，所有这些部位都要发挥不同作用来完成动作。

技法：

（1）以手杖式（图23）端坐。

（2）从膝盖处弯曲右腿，以右手握住右脚踝，向后折右腿，保持右脚的脚趾在髋关节的旁边向后伸展。右小腿的内缘碰触右大腿的外缘，右边大腿的内缘应当碰触左大腿的内缘（姿势1），呼吸1~2次。

（3）呼气，向前弯曲上身，双臂前伸超过左脚。以左手稳固地抓住右手腕，环住左脚。

（4）吸气，抬头，保持脊柱内凹。现在，上身应和伸直的那条腿保持45°角。在此姿势停一会儿，向上方看（姿势2）。

（5）呼气，弯曲上半身，将腹部、胸部和下巴置于大腿、膝盖和胫骨上。

（6）保持在最后一个姿势 30~60 秒，正常呼吸（图 28），遵循如下几点：

①不要将上半身向左倾斜，通过把重心置于右大腿中部来把重心移向右侧；

②将躯干两侧向前往脚的方向伸展；

③弯曲肘部，通过向前拉伸腋窝来使肘部更加向前；

④保持胸骨贴向大腿。

（7）吸气，直起上身，回到姿势 2，松开双手，放松右腿并伸直。

（8）现在，从膝盖处弯曲左腿。就此姿势进行另一侧练习，保持同样时间，依照如上所有技巧，左右互换即可，回到手杖式（图 23）。

特别指导：

（1）为了平衡起见，不要坐在右脚上。

（2）在这一姿势中，躯干总有左倾的趋势。身体超重者往往在保持平衡方面十分吃力，可以将重心由左腿移向右腿，即弯曲腿部的那一边，或者可以将折叠的毯子垫于左腿即伸直的腿部一侧的臀部下方，用以保持平衡。右边脚踝和脚部应当保持稳固，右侧臀部不要向上抬起。保持左腿伸直，脚趾没有弯曲。

效果：

这一姿势能治疗脚踝和膝盖的扭伤，对改善扁平足和脚弓塌陷都有很大益处。

19. 玛里奇式（Marīcyāsana） I （图 29）

这一体式因圣人玛里奇（Marici）而得名，他是造物主梵天的儿子，太阳神苏利耶的祖父。

技法：

（1）以手杖式（图23）端坐。

（2）弯曲左腿，左膝盖朝上，左脚掌着地，左脚的内缘碰触到伸展的右大腿，左脚脚跟应当贴近左大腿后部。

（3）左臂位于左膝盖的内缘，向前伸展左边肩膀，腋窝碰触到左边小腿，然后向后扭转手臂，环住弯曲的膝盖，右手伸向背后抓住左手腕，呼吸1~2次。

（4）呼气，躯干向上伸展（姿势1），保持头部挺直，正视前方。这一姿势要停顿5秒，正常呼吸。

（5）呼气，继续伸展躯干同时向前弯曲，做到腹部和大腿贴在一起。下巴应伸向比膝盖更远处，双肩保持平直（图29）。

（6）保持此体式的最后动作20~30秒，如有可能请保持一分钟，正常呼吸，遵循如下几点：

①保持右腿伸直；不能向外转；

②牢固地抓住手腕来使上身压于大腿之上；

③不要使上身向右边倾斜。

（7）吸气，抬头回到姿势1，打开双手。左腿向前伸，回到手杖式（图23）。

（8）就此体式进行另一侧练习，右腿从膝盖处弯曲，左腿前伸，替换上面技巧中的左与右，保持同样的时间，之后回到手杖式。

特别指导：

（1）如果练习者肚子较大，弯曲的一条腿就会容易向一侧倾斜，务必使此腿保持直立。

（2）开始练习时，抓住手腕比较困难，因此可以先从抓住手指做起，逐渐抓住手掌，最后抓住手腕。

（3）如果大腿和臀部脂肪较多，请牢记如下指导：

①当向后扭转左臂时，背部的左侧和脊柱的左侧应当前伸，使左手几近能碰触到右脚，之后环住膝盖；

②左边腋窝和左边小腿应当紧密无间，只有这样，左臂才能最大程度拉伸；

③能否从勾住手指，过渡到手掌，并最终抓住手腕，取决于你的能力和进步程度。

效果：

在这一姿势中，腹脏器官缩紧，同时循环加快。

体式 16~19 的整体效果

所有这些体式结合在一起练习，对腹内器官将会产生巨大影响，它们能帮助消化，同时改善和按摩消化系统的器官，如胃、肝、脾、肠、胰脏以及胆囊等。因此，练习这些体式对于改善肠胃胀气、便秘、胆汁分泌过剩、糖尿病以及肥胖都非常有效。

这些体式还能保护泌尿系统健康、改善膀胱的功能。分娩之后子宫容易下垂，腹内器官和腹部肌肉较先前虚弱。练习这些体式不仅能强健这些部分，使其逐渐恢复，还能纠正月经过量。

这些体式能强壮和锻炼整个背部——从腰部到胸部，再到颈部区域，同时对于颈部问题也有很大的改善功效。

此外，有助于减轻高血压，使神经放松，镇静头脑。

20. 坐立前屈式（Paścimottānāsana）（图 30、31）

这一体式也被叫作 Ugrāsana 和 Brahmacaryāsana。Paścima 意为"西部"，对应于身体就意为背部。因此，这一体式主要是使身体背部伸展。

技法：

（1）以手杖式（图 23）端坐。

（2）呼气，伸展双手，任意一只手抓住另一个手腕，环住双脚。

（3）吸气，向上伸展脊柱，使其向内凹陷。上提后背、腰部和胸骨，抬头，保持 5 秒，呼吸几次。

（4）呼气，轻轻弯曲肘关节，上臂向外伸展。伸展躯干两侧，向前弯曲，碰触大腿。头部需超过膝盖贴于小腿（图 30）。

（5）在最终姿势中，头部和躯干贴于腿部，保持此姿势 1 分钟，正常呼吸，逐渐延长至 5 分钟，遵循如下几点：

　①张开肘关节，使胸部得到扩展；

　②将腹部和胸部贴于大腿；

　③弯曲肘部并将之上提，以手抓点作为杠杆伸展躯干；

　④胸部不要内陷，胸骨上提。

（6）吸气，抬头（姿势1），回到手杖式（图 23）。

特别指导：

（1）开始练习时，腿部伸展会比较困难。膝盖会弯曲，腘腘肌会感觉紧张。如果大腿比较肥胖就会撒向外侧，双脚会因此不能彼此碰触。请不要气馁，逐渐伸展，这些困难都会被克服。

（2）初学者应当抓住大脚趾——右手拇指和食指抓住右脚大脚趾，左手拇指和食指抓住左脚大脚趾。逐渐尝试以手指环住足底。然后，尝试去抓住手腕（图30）。

（3）开始练习时，背部容易隆起。从腰椎处抬起躯干，隆起就会消失。抬头或者在膝盖上向小腿骨方向放一块折叠的毯子，将头部置于其上。

（4）为伸展上身，将一把凳子或椅子抵住墙面，将腿部置于凳子的底层支板上，以双手握住凳子，这样能够帮助伸展上身。

（5）不要通过含胸去碰触膝盖。肘部不要接触到地面，因为这会妨碍到身体的伸展。

效果：

这一体式可以有效地按摩腹脏器官，同时使其更加强健。对于有肾脏疾病或肝脏功能不良的人，都能起到很好的改善作用。

其作用已被描述如下：

坐立前屈是所有体式中极为重要的一个，它的效果在于生命力通过错综复杂的脉络流遍全身，消化之火被点燃，从而使胃免于各种疾病（《哈达瑜伽之光》1.29）。

在这一体式中，骨盆部位得到拉伸，血液循环得到良性刺激。卵巢、子宫和整个生殖系统都被赋予活力，它们的效率得以增强，还有助于保持平衡健康的性态度。

人类这一物种的脊柱是垂直于地面的，而动物的脊柱平行于地面，同时心脏在脊柱下方。由于身体直立，人类心脏更容易受压且产生疾病。在坐立前屈式（图30）中，脊柱呈水平，与地面平行，因此心脏能得到放松。

这一体式对于心识的效果是神奇的：烦乱、易怒和不安会变得平和；暴躁、激烈的情绪可以平静下来。练习该体式能增强记忆力，使思路更加清晰。

21. 头碰膝扭转前屈伸展坐式（Parivṛtta Jānu Sīrṣāsana）（图33）

Parivṛtta 意为"旋转"，这一体式是头碰膝坐立前屈式的一个变式，它能使上半身得到扭转，这样就可以使脊柱获得最大拉伸。

技法：

（1）以手杖式（图23）端坐。

（2）如头碰膝前屈伸展式（图26），弯曲右膝，保持膝盖外缘接触地面，呼吸 1~2 次。

（3）呼气，向右扭转脊柱和上半身，向侧面弯下身体，使身体左侧，尤其左肩膀位于左腿和左膝前侧。

（4）伸直左臂并向外旋转，旋转手腕使拇指指向地面，小指朝上。抓住左脚脚底，弯曲左肘关节并将其置于左小腿前侧，保持肘部远离腿部。

（5）伸展右臂于耳上，以右手掌抓住左脚外缘，保持右手拇指向下，小指朝上。

（6）保持头部位于双臂之间，正常呼吸。

（7）将左侧背部和肩胛骨内收，尽量扭转腰部。将右背部向上扭转，向后扭转右肘和头部，眼睛看向天花板，右侧身体现在转向左侧（图32）。

（8）继续扭转身体，将后脑勺置于伸直的那条腿上（图33）。

（9）保持此体式的最后动作20~30秒，正常呼吸。随着练习深入，把时间延长到一分钟，遵循如下几点：

　　①将左肩胛骨越来越向内收；

　　②尽量将右侧躯干向上以及向后扭转；

　　③不要弯曲左侧膝盖。

（10）回到手杖式（图23）。

（11）在另一侧重复此姿势，按照上述所有技巧，将左右互换。保持同样时间，最后回到手杖式。

特别指导：

初学者会发现图32所示动作较图33相对容易，只有多加练习，才能不断进步。

效果：

促进整个背部的血液循环，有效缓解背痛。此体式使女性受益良多。

22. 背部扭转前屈伸展坐式（Parivṛtta Paścimottānāsana）（图34）

这一体式是坐立前屈式的变式，在此体式中，上半身在向前伸展中朝侧面扭转。

技法：

（1）以手杖式（图23）端坐。

（2）呼气，扭转上身右侧，使之位于左大腿上方，同时右手能够碰触到左脚更远处。扭转右前臂和右手腕，使拇指朝下，小指朝上。以右手掌抓住左脚外缘，呼吸1~2次。

（3）再次呼气，继续扭转上身右侧，使上身左侧能够朝着天花板，呼吸一次。

（4）再次呼气，伸展左臂越过头部，从腋窝处伸展手臂使左手能碰触到右脚。以左手抓住右脚外侧，拇指朝下。

（5）弯曲双肘，移动头部和背部以使上身左侧继续扭转向上。扭转脊柱，将上肢上半部分右侧置于大腿之上。扭转颈部，向上方看。

（6）保持最终姿势15~20秒，正常呼吸，遵循如下几点：

①肩胛骨内收；

②从肚脐到头部整个上半身都要伸展；

③胸部要完全朝着左面，并微微朝上；

④右侧底部肋骨应该向前朝着脚伸展并且离开右腿。

（7）吸气，抬头，回到手杖式（图23）。

（8）另一侧重复此体式，以左手抓住右脚，上身右侧向上、向后扭转，保持同样时间，最后回到手杖式。

特别指导：

（1）在这一姿势中，由于横膈膜受到挤压，呼气和吸气会更加急促。这样一来，练习者应当打开面向天花板一侧的胸腔。

（2）为了最大限度地扭转脊柱，第一步先要弯曲左腿、扭转上身。之后使右边肩胛骨始终保持在左大腿和左膝盖外缘之外，再以右手抓住左脚。现在伸直左腿，反之亦然。

效果：

这一体式能改善肾脏，使脊柱重现活力，缓解背痛，帮助改善肝功能不良。

体式 21 和 22 的整体效果

在这两个姿势中，通过腰部的扭转，背痛能得到缓解，腰部疾病得到减轻，还能强壮脊柱，尤其使腰椎更加灵活。

这两个姿势能使人焕发活力，祛除疲乏，改善消化，调节肾、膀胱和卵巢功能。

23. 束角式（Baddha Koṇāsana）（图 35、36、37）

Baddah 意为"束缚"，Koṇa 意为"角度"。这一姿势中，膝盖弯曲成锐角，并被置于两侧地面。双脚跟在会阴附近彼此贴合，双脚被双手握牢。

技法：

（1）以手杖式（图 23）端坐。

（2）从膝盖处弯曲双腿，将双脚拉向腹股沟。

（3）如 Namaste（印度式致敬礼）般将双脚底和双脚跟贴合。

（4）抓住双脚，将双脚跟拉向会阴处。双脚外缘贴于地面，正常呼吸。

（5）扩展两大腿，以膝盖接触地面。

（6）伸展腹股沟，将膝盖贴于地面，与大腿成一线。

（7）再将脚跟向会阴拉近，小腿肚肌肉和大腿内侧紧贴在一起。

（8）双手抓住双脚，将膝盖、脚踝和大腿压向地面，伸直上身。注意上提腹部区域，保持颈部笔直（图 35）。

（9）保持最终姿势 30~60 秒，正常呼吸。之后，尽可能延长姿势的保持时间。遵循如下几点：

①向膝盖方向伸展腹股沟；

②下压小腿骨两侧；

③肚脐以上部位都要向上伸展；

④双手握脚越紧，上身上提得越好；

⑤肩膀扩展，肩胛骨内收。

（10）将双肘压向两侧大腿，呼气，向前弯曲上身。依次将前额、鼻子以及下巴贴于地面，胸部应当贴于脚部（图36、37）。

（11）保持最终姿势 30~60 秒，正常呼吸。之后，尽可能延长姿势的保持时间。遵循如下几点：

①不要收紧浮肋；

②臀部不要从地面抬起；

③保持髋部、大腿和小腿的稳固，保证上身能够向前伸展。

（12）向上抬起头部，回到图35所示动作。松开双手、双脚，伸直双腿（图23）。

特别指导：

（1）这一体式非常重要，保持这一姿势的时间越长越好。

（2）开始时，由于腹股沟比较紧，因此将膝盖贴于地面比较困难。不要将膝盖强行按下，但腹股沟应不断向膝盖方向展开。不断练习，动作就会越来越容易完成。

（3）臀部和腹部比较肥胖者以及月经不调者，可以将折叠成8~10厘米厚的毯子垫于臀下用以支撑，这样可以坐直，腹部上提（图183）。

（4）练习者也可以倚墙而坐，并且本章第八节所示借用绳子提起躯干。

（5）在完美做好图35的动作之前，不要尝试练习图36和37所示动作。

效果：

此姿势对女性大有益处，能够改善肾脏，缓解泌尿系统紊乱和子宫功能失调，预防坐骨神经痛和疝气，还能强健膀胱和子宫。

24. 卧束角式（Supta Baddha Koṇāsana）（图38、39）

"Supta" 意为 "仰卧" "躺下"。此动作为束角式的仰卧变式。

技法：

（1）如图80平躺于地面。

（2）弯曲膝盖，将双脚脚底拉至臀部附近。

（3）分开大腿和双膝，将双脚脚跟和脚底贴合。

（4）现在，将膝盖尽量向地面降低（图38）。

（5）保持这一姿势30~60秒，正常呼吸，逐渐将这一动作保持长久。

（6）朝头部方向伸展双臂，以保证腹部和腹部肌肉能向胸部方向伸展。翻转双手，手掌朝着天花板（图39）。

（7）保持最终姿势30~60秒，正常呼吸，逐渐将这一动作保持更长久。在此仰卧姿势中遵循如下几点：

①腰部不要抬起；

②盆骨部位展开；

③胸部扩展；

④膝盖向侧面打开，不断贴向地面。

（8）放下双臂，缓慢小心地逐一抬起膝盖，伸直双腿。

特别指导：

（1）脚踝和脚侧有时会滑开而不能贴合。这种情况下，将脚趾顶于墙面，双掌置于大腿之下，抓住双脚踝，将其拉向大腿。

（2）体重较重者可将折叠后8~10厘米厚的毯子垫于背后以使胸部打开，腹部呈现一个角度（参见图186，卧英雄式）。

（3）将膝盖由地面抬起时，腹股沟肌肉要放松，避免急拉动作和痉挛。

效果：

这一体式能缓解月经期子宫的疼痛、痉挛以及灼烧感，还能改善泌尿系统，对于疝气和出血性痔疮的改善都十分有益。

25. **坐角式**（Upaviṣṭa Koṇāsana）（**图**41）

Upaviṣṭa 意为"就坐"或"坐下"。这一瑜伽姿势中，我们以坐姿将双腿伸展为钝角。

技法：

（1）以手杖式（图23）端坐。

（2）将双腿分开并将其相继向两侧拉伸，尽可能将双腿间距离拉大。

（3）保持双脚脚底绷紧，垂直于地面，脚趾指向上方。

（4）以双手大拇指、食指及中指去抓住对应体侧的大脚趾，保证

ॐ

大拇指处于大脚趾外侧，食指和中指处于内侧。

（5）下压双腿，向上直起腰部和身体两侧。保持这一姿势一段时间（图40），正常呼吸。

（6）呼气，上身伸展后向前弯曲，依次以额头、鼻子和下巴（如果可以的话）碰触地面。扩展胸部，将胸骨尽量拉向地面。将胸部贴于地面，拉伸背部。

（7）伸展双臂，以双手抓住脚底（图41）。

（8）将此最终姿势保持30~60秒，正常呼吸，遵循如下几点：

　　①不要将大腿从地面抬起；

　　②继续伸展腿部，伸向脚跟；

　　③继续拉伸双臂来扩展胸部；

　　④向前伸展上身，向外旋转大腿（腿部外缘方向）；

　　⑤双脚保持指向上方，不要滑向侧面。

（9）吸气，抬头，放松双手，回到手杖式（图23）。

特别指导：

（1）整个腿部后侧应当触地，膝盖后部往往有弯曲的倾向，因此需要拉伸腘腘肌。

（2）将肩胛骨向背后肋骨方向推以此来展开胸部，同时上提前胸，使横隔膜和下腹部间的间隔拉大（图40）。

（3）能很好做出图40所示动作前不要向下弯曲身体（图41）。

效果：

此姿势促进盆骨区域血液循环，使月经规律，激活卵巢。

26. 龟式（Kūrmāsana）（图43）

Kūrma 意为"乌龟"。这一瑜伽姿势模仿乌龟，同时纪念化身为乌龟的大神毗湿奴。传说一只乌龟将曼德拉山置于其背并使之平衡。练习这一瑜伽体式可以强壮背部。

技法：

（1）以手杖式（图23）端坐。

（2）将双腿分开 0.45~0.6 米。

（3）从膝盖处弯曲腿部，将膝盖从地面稍稍抬起。

（4）呼气，向前弯曲上身，分别将双手插于两侧膝盖下方，之后向两边伸展双臂，再将手掌置于地面。现在靠近膝盖处的大腿后部应置于肩上（图42），呼吸 1~2 次。

（5）呼气，将膝盖下面的双臂下压伸直。胸部和肩部置于地面，呼吸几次。

（6）呼气，向前伸展上身，前额、鼻子、下巴依次碰触地面，扩展胸部并将其贴向地面（图43）。

（7）保持最终姿势 15~20 秒，正常呼吸，遵循如下几点：

①双脚之间距离不要增加；

②脚跟压向地面，双脚不要歪向侧面；

③伸展腘腘肌；

④伸展躯干背部；

⑤双臂向两侧伸展，双腿向前伸展。现在继续下一个体式。

27. 卧龟式（Supta Kūrmāsana）（图44）

这一体式模仿乌龟睡觉时四肢收回的样子，此姿势的内在意义是将所有的感官收回到背部的庇护之下。该体式是一个具有神圣意义的姿势，象征在制感之中收回所有感官。黑天大神向阿周那描述定慧（一种坚定的智力）时说：

"他从所有客体感知中收回了所有的感官，正如乌龟收回了自己的四肢，他的智慧因此牢固建立。"（《薄伽梵歌》第Ⅱ章，第58节）

这一体式能使心智趋于平静，提高自身的自制能力，同时也能强壮背部。

技法：

（1）以龟式（图43）为基础，稍微向上抬起膝盖，双臂伸向背后，所指方向与双腿相反，双掌朝着天花板。保持这一姿势5秒，正常呼吸。

（2）弯曲肘关节，呼气，双手互相靠拢，并于背后交叉。

（3）弯曲膝盖并使双腿靠近头部，抬起左脚踝放置于右脚踝之上，双手和双腿如拧麻花一般缠绕（图44）。

（4）保持最终姿势5~10秒，正常呼吸，遵循如下几点：

①脚踝和双手都要紧，不要放松；

②感知背部稳固紧凑；

③保持拧紧状态，可以帮助练习者意识到保持姿势时意志力的重要性。

（5）放松双脚，反向交叉（右脚踝置于左脚踝之上）。保持这一姿势 5~10 秒，均匀呼吸。（通过交换双脚位置，腰部和大腿得到均衡锻炼）。

（6）放松双手和双脚，双腿伸直恢复到手杖式（图 23）。

特别指导：

开始练习时，如果手指不能交叉于背后，将手掌置于臀部即可。

效果：

这两个姿势能滋养脊柱，活跃腹部脏器，使练习者精力充沛，减轻痛经。同时，能宁静心智。

28. 花环式（Mālāsana）（图 47）

Mālā 意为"花冠"。这一姿势很像以手围成花环环住身体，最后一步要将头部置于地面。

技法：

（1）以手杖式（图 23）端坐。抬起膝盖，身体蹲坐于腰腿部，双脚并拢，两脚、大腿、小腿内侧都要贴紧。大腿后侧贴住小腿以及跟关节。

（2）向前伸展双臂，与肩平齐，手掌面向地板（图 45）。

（3）现在，双臂向后伸，绕过小腿胫骨，以双手握住脚踝后侧和脚跟。呼气，向前伸展脊柱（图 46）。

（4）保持这一姿势 10~15 秒，正常呼吸。

（5）从脚踝移开双手，向前弯曲上身，双臂伸向背后，握住双手。朝头部方向拉伸脊柱，使脊柱能够与地面平行（图 47）。

（6）保持这一姿势 10~15 秒，正常呼吸。注意如下几点：

①每一个动作都比先前的难度大，同时每一个动作都能拉伸身体的不同部位；

②注意脚踝的移动范围；

③为了能够拉伸脊柱，注意双掌的握紧程度。

（7）放松双手，上提躯干，坐于臀部，放松双脚。

特别指导：

（1）对于身体超重者，图45所示动作十分有益，原因在于它可以强壮背部。

（2）双臂缠绕双腿同时将头部置于膝盖之上，可以缓解背痛。

效果：

这一姿势是女性的法宝，它能缓解背痛，减轻膝盖和脚踝处关节炎导致的疼痛，对出血性痔疮也有好处。

体式 23~28 的整体效果

这些体式对女性大有裨益，尤其是对于那些有月经问题的女性更是如此。通过练习这些姿势，月经周期会更加有规律，月经不调得以矫正。

这些体式还能改善腹脏器官，防止小腹脂肪堆积，有助于提高排泄系统功能；使脊柱和后背下部以及腰部更加强壮，使人远离背痛和风湿之苦；对头脑有抚平和放松的作用。

所有的体式都应经常且循序渐进地练习，保持姿势的时间应该逐步增加。

第三节　坐立和仰卧

这一部分中的体式都是在为调息做身心的准备，以使我们的灵性生活达到更高程度。通过力量、柔韧性以及自控能力的锻炼，会使这一部分的动作更加完美和到位。练习这部分体式，自控能力能得到更大程度的锻炼，而自控能力在平衡身体和心智方面起着至关重要的作用。只有身体和心智达到平衡稳定，我们在瑜伽之路上才能走得更远。

坐立的体式为调息（呼吸控制）、执持（集中精力）和冥想（沉思）打下坚实的基础，而后三者会引导我们走向三摩地（自我实现），并使我们的身体和心智变得稳固而坚定。

仰卧的体式给身体带来舒适感，帮助找回失去的能量，与摊尸式（图 212）类似。

这些体式培养的各种动作，对于训练调息、执持和冥想（图 48）都很有帮助，至善式和莲花式使坐姿稳固，能拉伸脊柱，平静头脑，镇定身体。英雄式（图 50）和英雄轮转式（图 54、55）、坐山式（图 59）以及锁莲式（图 60），能拉伸扩展胸部，使胸腔能够练习呼吸控制；从中我们认知到胸部如何才能完全正确地发挥功能；另外，通过这些姿势，我们垂直端坐的能力将得到增强。通过练习瑜伽契合法（图 61），脊柱的自控能力将得到锻炼，同时这一动作还能使我们更好地领会脊柱前侧的拉伸，帮助我们更好地控制腹部脏器和横膈膜的移动。在卧英雄式（图 58）和鱼式（图 62）的姿势中，从盆骨底部到胸部上方，整个身体都能得到拉伸，从而更好地控制了盆隔膜和胸隔膜部位，而这两个部位对于提高调息的练习水平至关重要。另外，每一个体式都对身体有特殊效果，这些效果都会在下文提到。

29. 至善式（Siddhāsana）（图 48）

Siddha 意为"完美的""娴熟的"。Siddha 也指通过修行获得超自然力量的人。

"一个静思至上、节制饮食的瑜伽练习者，如果能持续 12 年不间断地练习至善式，就会获得超自然的力量。"（《哈达瑜伽之光》第 I 章第 40 节）

至善式是最重要的体式（十万个体式动作中最好的 84 个）之一，练习这一动作，可以净化身体的 72 000 个脉络。掌握了至善式姿势即征服了自我。对于呼吸控制、感官收摄、集中、冥想以及自我实现来说，这是最重要的体式。

技法：

（1）以手杖式（图 23）端坐。

（2）弯曲左腿，抓住左脚脚跟并将其置于会阴处，左脚脚底应该顶住右边大腿。

（3）弯曲右腿，将右脚置于左脚踝，右脚跟靠近耻骨。

（4）将右边脚底和脚趾放置于左大腿和左小腿之间。

（5）上提下腹部使之不至于压迫脚跟，保持脚跟位于会阴和耻骨附近。

（6）伸展双臂，将手腕外侧置于膝盖之上，手掌张开，均匀呼吸。

（7）拇指尖和食指尖碰触形成小环，其他三指都要伸直伸展，这是智慧手印姿势（图 52）。

（8）挺直头部和颈部，闭上双眼，视线向内（图48）。

（9）保持这一姿势1~5分钟，之后尽量保持更长的时间。正常呼吸，遵循如下几点：

　　①伸直脊柱，腰椎以及背部下侧不要弯曲。保持两侧肋骨都要上提，躯干两侧彼此平行；

　　②肩胛骨内收同时上身不要倾斜；

　　③两侧膝盖下压。

（10）放松右脚，之后放松左脚。现在，先弯曲右腿再练习一次此体式。保持最终姿势尽量长的时间，与另一侧时间长度相同，正常呼吸。

特别指导：

如果练习者不能挺直脊柱，可以在臀部下方垫一块折叠的毯子。通过垫高臀部，腹股沟和膝盖能得到放松。

效果：

腰椎和耻骨区域的血液循环会更加顺畅。这一姿势可以治疗膝盖和脚踝僵硬，挺直的脊柱可以保持心智坚定、集中和敏锐。

30. 英雄式（Vīrāsana）（图49、50）

Vīra 意为"英勇的"、"勇敢的"或"英雄"。这一姿势模仿正襟危坐的战士。

技法：

（1）屈膝跪地，双膝合拢。

（2）双脚分开并翻转，脚底朝着天花板。脚趾和脚部呈一直线，向后伸展。

（3）双脚分开 0.3~0.45 米，臀部下坐直到坐于地面，而非坐于脚上，呼吸 1~2 次。

（4）臀部坐于地面，小腿内侧现在应当紧贴大腿外侧。

（5）双掌朝下置于膝盖之上。

（6）将身体重心置于大腿之上，腰部和躯干两侧上提。

（7）扩展胸部，直起颈部，直视前方（图 49 为侧面效果，图 50 为正面效果）。

（8）正常呼吸，保持这个姿势 1 分钟，之后尽量延长，遵循如下几点：

①身体不能向前倾斜；

②腹股沟和大腿下压。

（9）双手置于地面，抬起臀部，回到屈膝而坐姿势，伸直双腿。

特别指导：

（1）在这一体式中，由于膝盖处和脚踝连接处有压力，有时将臀部坐于地面比较困难。这时可以在臀部下方垫一块折叠的毯子，使身体重量均匀分散于膝盖、双脚和臀部，逐渐降低毯子的高度（图 185）。

（2）如果双脚不能旋转至脚底朝上，可以如图 51，将其平放。如果你觉得不能忍受脚踝和跖骨所受的压力，也可如图 51 将双脚内转。这一动作很适合患有脚跟刺者或平足者。

（3）如果你觉得挺直身体很困难，那就将双掌更加用力地压于膝盖并下压腹股沟，使上半身从骨盆处向上伸展。

效果：

这一姿势可以治疗风湿痛，减轻痛风，美化足弓曲线，对减轻足部、小腿和脚跟的疼痛以及脚跟刺症状和足部冰凉都非常理想。这个动作对于水中工作或经常数小时站立者都非常有好处，对于血管炎症也有减轻效果。即使在月经期，我们也可以很容易地练习这一动作。

31. 莲花式（Padmāsana）（图52）

Padma 意为"莲花"。这一姿势有助于冥想。

技法：

（1）以手杖式（图23）端坐。

（2）用双手将右腿弯曲，并将右脚置于左大腿之上接近腹股沟处，脚趾超出大腿外侧。

（3）用双手将左腿弯曲，并将左脚置于右大腿之上接近腹股沟处，两侧小腿彼此交叉，脚跟外侧碰触骨盆，呼吸1~2次。

（4）伸展脊柱，躯干两侧上提，扩展胸部。伸展双臂，将手腕外侧置于膝盖之上。手指呈智慧手印（图52）的所示动作或者彼此交叉，掌心朝上，置于脚上。

（5）正常呼吸，保持最终姿势30~60秒。之后，动作持续时间尽量延长，遵循如下几点：

①相互交叉的小腿骨要保持稳固，以此来保障脊柱从底部而不是中部开始向上伸展；

②虽然位于上面的膝盖（图25的左膝盖）并未碰触地面，但我们应尽量将其降低，注意不要为了降低膝盖而松开小腿；

③使两个膝盖距离更近一些，使脊柱从腰背部更加向上伸展；

ॐ

④将身体的重心置于大腿和交叉的小腿之上，但身体不要前倾，保持 L 形状。

（6）用手帮助左腿放松，之后放松右腿。现在先弯曲左腿，之后换右腿来练习这一姿势，保持等长时间。

（7）松开双腿，回到手杖式（图 23）。

特别指导：

（1）那些大腿、膝盖或者脚踝不灵活或者患有风湿的练习者，会认为莲花式是不可能完成的任务。她们应该依照如下步骤练习：

①如练习至善式般弯曲左腿，并将之置于右大腿附近，以使脚底位于大腿之下；

②弯曲右腿，将之靠近左脚；

③抬起右脚将之放置于左大腿根处，以保证脚趾既不超出大腿又能碰触腹股沟（图 53）；

④将双手置于膝盖之上并下压膝盖，使所有关节都能放松；

⑤现在，换右脚如练习至善式般放置，左脚如莲花式般，向下按压。

（2）通常，练习者不容易理解弯曲膝盖并将脚部放置于另一侧大腿根部这一动作。向内弯曲膝盖之后，小腿与大腿后侧接触，脂肪的厚度和肌肉的僵硬度使脚部不能接触到腹股沟。这种情况下，我们要保持腘腘肌柔软，使小腿肌肉朝着天花板的同时不要和大腿摩擦，如此一来可以避免僵硬紧绷。

效果：

这一姿势使人远离懒散，挺直的脊柱可以确保心智机敏、专注。

体式 29~31 的整体效果

这一套三个动作对于呼吸控制、集中和冥想都非常有益，三者都有助于保持四肢放松。身体是静止的，心智是平静、机敏、静观的，此时身心皆有利于集中和冥想。莲花式是这三个动作中最好的一个，因为交叉的双腿有下压的力量，获得稳固，十分有助于向上伸展脊柱。莲花式和至善式被认为是神圣的。

仅仅从身体角度来讲，这些姿势对于改善膝盖和脚踝的风湿极其有效，不仅能使这些关节移动自如，同时促进盆骨区域的血液循环，还能缓解腰背部的疼痛。

以下的动作是莲花式与英雄式的变体。

32. 英雄轮转式（Vīrāsana Cycle）（图 54、55）

这两者都是英雄式的变式，练习效果较明显。

技法：

（1）以英雄式姿势坐好，双脚转向后方并绷直，与小腿呈一条直线，膝盖并拢（图 49 和 50），呼吸几次。

（2）十指交叉，手腕外翻，向前伸展双臂与肩膀平行。

（3）现在，双臂朝头部上方伸展，掌心朝着天花板（图 54）。

（4）保持这一姿势 20~30 秒，正常呼吸，遵循如下几点：

①从腋窝处伸展双臂；

②肘部不要弯曲；

③肩胛骨内收，胸骨前扩并上提；

④伸展浮肋到胸上缘的区域，以保证整个胸腔得到最大

化扩展；

⑤喉部放松。

（5）呼气，降低双臂。

（6）改变十指交叉方式［见特别指导（1）］，重复这一动作之后回到英雄式姿势（图49和50）。

（7）现在，将手掌从膝盖移开，之后双手置于脚底上，掌心朝下，如图55所示，呼吸1~2次。

（8）呼气，身体向大腿方向前屈，前额超过膝盖（图55）。

（9）保持最终姿势30~60秒，遵循如下几点：

①臀部和大腿不要抬离地面；

②胸部不要塌下或内陷，从浮肋开始一直到顶肋的胸部所有区域都要伸展，保持与大腿平行；

③吸气，抬起上身，保持脊柱凹陷；

④放松手掌，伸直腿部，回到手杖式（图23）。

特别指导：

（1）根据个人习惯，我们交叉十指时或者左边大拇指在外，或者右边大拇指在外。第一次上举双臂时，就要留心是哪一侧大拇指朝着外面，从而在重复练习时改变交叉方式，使另一侧大拇指在外。

——十指交叉方式的改变使我们的双手和双臂获得不同的伸展体验，同时平时锻炼较少的肌肉也得到锻炼。

——患有关节炎和指头肿大的女性应当经常练习这一动作，练习树式（图2）和坐山式（图59）时也应当应用这一技巧。

——如果交叉十指很困难，那么上举双臂，双掌心朝前即可。

（2）如果喉部很紧张，可以从后颈处用力向前低头，这样喉部即可变得柔软。这一技巧非常适合甲状腺功能紊乱者。

（3）患有背痛或不能向前弯曲上身的练习者，可以分开膝盖和大腿，侧向上伸展双臂，之后伸展的双臂下降，双手置于地面，胸部位于大腿间。这一技巧也有助于呼吸均匀，使血压保持正常。

（4）如果有韧带拉伤，我们可以以图51所示的坐姿练习英雄轮转式。

效果：

这一姿势能缓解肩部、肘部和手指的关节炎以及背痛。

33. 卧英雄式（Supta Vīrāsana）（图58）

这一体式是英雄式的躺下练习的变式。

技法：

（1）以英雄式姿势坐好（图49和51），双手握住脚踝，呼吸几次。

（2）呼气，向后倾靠上身，使背部和腰部向地板方向下降，依次将肘部和前臂置于地面。

（3）继续后倾，直到头顶也置于地面（图56）。

（4）放松背部，将后脑勺、肩膀和躯干都置于地面，再将双臂伸直于体侧，保持15秒（图57），呼吸1~2次。

（5）向头部上方伸展双臂，掌心冲向天花板。

（6）保持这一姿势30~60秒，之后尽量延长持续时间，正常呼吸，遵循如下几点：

①拉伸双臂伸展肌以确保大腿和腹部得到按摩，同时后两者肌肉向胸部方向拉伸；

②膝盖、臀部和肩部都不要从地面抬起；

③内收肩胛骨，扩展胸部；

④躯干前后侧要均匀伸展。

（7）双手移向双脚，抓住脚踝。将头部和上身抬离地面，以肘部支撑身体。坐回英雄式姿势（图49和50），放松双腿。

特别指导：

（1）开始练习阶段，膝盖不由自主会分开。经常练习之后，它们会很容易并在一起。

（2）由于腿部及膝盖的肥胖或紧张，完全的后仰变得很不容易。我们可以在地面放置一个枕头或折叠起来的10~12厘米的毯子来支撑头部和背部，这样大腿和臀部可以贴于地面，胸部也可得到扩展。有了这一方法，肌肉紧张可以得到缓解（图186）。

（3）当双脚呈图51所示动作时，身体不要向后倾斜，因为这样容易扭伤脚踝。

效果：

卧英雄式（图58）拉伸了腹部、背部和腰部。它能够帮助消化，在吃完难以消化的食物后加以练习，可使胃部舒畅。对于缓解如下症状尤其有效：胃酸过多、风湿、胃痛、背痛、哮喘、溃疡、胃灼烧、卵巢功能紊乱和神经炎等。这一姿势对于运动员来说也十分有益。

莲花式系列

34. 坐山式（Parvatāsana）（图 59）

Parvata 意为"山"。这一体式是莲花式的变式，双手要交叉，举过头顶。

技法：

（1）以莲花式姿势坐好（图 52），呼吸 1~2 次。

（2）交叉十指，翻转手腕使手掌心外翻，双臂向前伸展与肩膀平齐。

（3）吸气，将双臂举过头顶，与地面垂直，与肩膀成一条直线（图 59）。

（4）伸直双臂，肘部笔直。

（5）正常呼吸，保持此姿势 30~60 秒，遵循以下几点：

　　①伸展躯干两侧使脊柱挺直；

　　②肩胛骨内收；

　　③扩展胸部；

　　④保持大腿稳固并压向地板来保持上身向上挺直。

（6）呼气，放下双臂，转换十指交叉方式，重复此动作。

（7）现在，双腿反向交叉，按照技法（2）~（6）练习此动作。与刚才保持等长的时间，放下双臂，回到手杖式。

特别指导：

双臂可以另一种方式举过头部。交叉十指，手掌心转向上。通过肘部向外弯曲来将手背置于头部，之后向天花板伸展双臂。这一姿势对驼背患者非常有效。然而，这种练习是高级形式，练习者必须能做好先前的基础动作再来练习。当颈部或背部扭伤时，基础动作是非常适合的。

效果：

这一动作可缓解风湿痛和肩部僵硬。

注释：

一旦练习者掌握了这一姿势和接下来的几个姿势，就应当以莲花式为基础同时不变换腿部姿势，将它们连续练习完毕。当这一系列姿势都做完之后，腿部再反向交叉，将所有动作重复一遍。

35. 锁莲式（Baddha Padmāsana）（图60）

在这一体式中，双臂于背后交叉，双腿交叉于体前，双手抓住脚趾——围住腰部。此姿势是莲花式的变式。

技法：

（1）以莲花式姿势坐好（图52），呼吸几次。

（2）呼气，将左臂转向体后，置于右边臀部附近，以左手食指和中指抓住左脚大脚趾，当左臂转向体后时，背部会轻微地转向左面，通过保持胸部朝着前方来纠正这一偏差，呼吸1~2次。

（3）将右臂转向体后，抓住右脚大脚趾，稍微向前弯曲一下身体更容易地抓住脚趾。

（4）保持上身直立，头部后仰。

（5）保持最终姿势20~30秒，正常呼吸，遵循如下几点：

　　①肩胛骨内收；

　　②扩展胸部；

③保持脊柱伸展；

④当头部后仰时，上提胸骨；

⑤手指抓住脚趾不要放松。

（6）吸气，抬头，以另一侧姿势重复此动作，交换莲花式中两腿的位置，相应地改变手臂后转顺序。保持同样长的时间，之后放松双臂和双腿，或继续下一个体式。

特别指导：

（1）开始练习时，我们很难抓住脚趾。尽量向后扭转手臂，尝试抓住衣服，或抓住位于上面的大脚趾，如图 60 中的左脚大脚趾或右脚大脚趾（如果是莲花式则两腿位置互换）。当肩关节变得更灵活以后，我们自然可以同时抓住两边的大脚趾。

（2）做莲花式动作时，若先折叠左脚，那就应当先去抓住左边大脚趾，之后再抓右脚趾，不要先右后左。

效果：

胸部完全地扩展，因此我们能够很容易地呼吸，甲状腺得到按摩，腰部和臀部的脂肪也得到控制。

36. 瑜伽契合法（Yoga Mudrāsana）（**图** 61）

Mudra 意为"封住"、"关闭"或"控制"。这一姿势是锁莲式的变式，只是身体向前弯曲。

技法：

（1）采取锁莲式姿势（图 60），头部抬起，正常呼吸。

（2）呼气，向前伸展上半身，将前额置于地面（图 61）。

（3）保持这一姿势 20~30 秒，正常呼吸，遵循如下几点：

①开始练习时，当你向前屈身，大脚趾总是不自觉地滑离手指，此时要紧紧将其抓住；

②我们可以抓住脚的前部来代替大脚趾（图 61）。

（4）吸气，抬起头部和上身，回到锁莲式姿势（图 60），放松双手和双腿。

（5）在另一侧重复此姿势，交换莲花式中两腿的位置，相应地改变手臂后转顺序。保持同样时长。

效果：

这一姿势促进胃肠蠕动，有利于缓解便秘，增加消化动力。

37. 鱼式（Matsyāsana）（图 62）

这一体式是献给 Matsya（鱼）的，它是大神毗湿奴的第一个化身。

练习该体式，练习者要躺在地面上，身体从腰部到颈部形成一个微微的弓形，同时头部置于地面，腿部交叉，双手抓于腿部。这里为了方便女性朋友练习，本书在技巧上做了一些简化。

技法：

（1）以莲花式姿势坐好（图 52）。

（2）呼气，向后降低上身和腰部，依次将肘部置于地面，上身逐渐下降直到头顶也位于地面。

（3）将后脑勺置于地面，上身也贴向地面。如果发现背部是紧紧贴于地面的，那么弓形就没有形成，正常呼吸。

（4）向上伸展双臂并伸直。手掌心朝着天花板，眼睛向天花板看

（图62）。

（5）保持这一姿势20~30秒，正常呼吸，遵循如下几点：

①从背部以及上身两侧开始伸直双臂；

②扩展胸部；

③保持脚踝交叉的稳固。

（6）将双臂放回身体两侧，将肘部和手部置于地面，抬起头部和上身，回到莲花式姿势（图52）。放松双腿，回到手杖式（图23），改变莲花式中双腿交叉方式，将此姿势重复一次，保持同样时长。

特别指导：

（1）背部一旦着地，膝盖有时就会松开，这种情况尤其会发生在臀部大以及骶骨和尾骨不灵活的人身上；还有可能发生的情况是膝盖一旦着地，肩膀就翘起来，这种情况下，可以如卧英雄式（图186）中提到的那样，在腰部下面垫一块10~12厘米厚的毯子。

（2）旋转或抬起上身困难的练习者，可以在平躺时松开交叉的两腿。

效果：

这一体式可以缓解出血和发炎的痔疮，同时它也能放松甲状腺。

体式 34~37 的整体效果

莲花式以及它的变式，对于治疗肩部、肘部、腰部以及手指的风湿十分有效。这些动作可以帮助拉伸脊柱、扩展胸部、治疗驼背。腹部、骨盆和腰部都能得到很好的拉伸，从而使血液循环得到改善。这些体式对于胃痛、胃酸过多、消化不良以及肝、脾、胆囊部位的虚火旺盛，溃疡、背痛、月经不调、哮喘等疾病都有很好的改善效果。这些动作在经期中也可练习。

第四节　倒立

　　这一部分的体式虽然练习起来有一定的困难，但都是十分重要的动作。通过这些动作的练习，很多身体以及心灵上的疾病都可以得到治愈；它们可以帮助培养独立、自律、不偏执的生活态度。掌握了这些动作以及它们的变式，会在我们取得物质和精神生活的成功过程中发挥至关重要的作用。

38. 支撑头倒立式（Sālamba Śīrṣāsana）（图 69、70）

　　这是一个练习平衡的头手倒立姿势，它有两种变式——Sālamba 为有支撑，nirālamba 为无支撑。女性朋友练习有支撑的头倒立式就足够了。练习这一体式之前，请认真阅读下面的练习指导，确定你已经掌握了第一节中的所有体式以及这一节的支撑肩倒立式（图 84）和犁式（图 88）。在精通肩倒立式及其前五个变式之后，再练习头倒立式才会使保持平衡更加容易和安全。如果肩倒立式的练习有误，头倒立式就不可能正确，同时练习过程中的错误很难被纠正。请记住如下几点：

　　（1）在这一体式中，挺直脊柱至关重要。

　　（2）一旦头倒立式成为习惯性练习，那么请在做其他体式之前练习这个动作，因为其他动作引起疲劳的话，头倒立很有可能导致呼吸困难和战栗。这种情况下，想要保持平衡是不可能的。

　　（3）头倒立式之后必须紧跟肩倒立练习，这一点很重要。如果单独练习头倒立式而不练习肩倒立式，很可能会产生情绪不稳定并导致气愤恼怒和脾气失控。因此，单独练习头倒立式不仅无益而且应当避免。

（4）练习这两个体式的时间应该是等长的。支撑肩倒立式练习稍久一点倒是无妨，但反过来却万万不可。

（5）初学者应当练习技巧 A。练习者不应该为了练习这一动作而连续上下跳跃，这是非常不对的。这一姿势在一套练习中只应练习一次；要是早晚各练习一次瑜伽，此动作一天可练习 2 次。

（6）这里列出了三种技巧变化，练习时应当循序渐进，第一步要练习技巧 A，之后才是 B 和 C。

技巧 A：

①在开始阶段，我们最好借助某个辅助工具。一面墙十分有必要，要是有两面墙的交叉处或是一个墙角就更好了。要练习头倒立式，一面墙的支持足以保持平衡，但上身和双腿却不能和头呈一条直线。要是在墙角练习，这种失调就可以避免（图 65）。

②一块毯子对折四次，置于墙角处，毯子两条边分别贴墙，如英雄式（图 49）所示跪坐，面向墙角。

③十指最大程度交叉，两边拇指也要彼此接触，这样双手就形成了一个半圆形的杯子。将杯型双手置于离墙角 5～7 厘米处，小指和大拇指要彼此平行。如果双手与墙角的距离大于 7 厘米，在最后一个姿势中会出现如下错误：

　　a. 脊柱会弯曲，不能伸展。

　　b. 胃部会突出。

　　c. 身体重量会全部压于肘部，导致肘部疼痛。

　　d. 眼睛会膨胀鼓出。

e. 面部会涨红。

④将前臂置于毯子之上，保证双肘呈一条直线，手腕垂直，尺骨贴于毯子之上，桡骨直接朝上。

⑤双肘间的距离应当与肩同宽，这样可以保证上臂正直而不向左右倾斜。如果双肘间距离过小，会给侧肋形成压力，从而导致胸部疼痛；如果距离过大，胸部就不能完全扩展，从而给颈椎造成压力。

⑥在这一姿势中，手掌、前臂和肘及胸之间的距离形成了一个等边三角形。一旦此等边三角形得以稳固，不要轻易移动肘部或前臂。

⑦上抬臀部，使肘关节和肩部彼此呈一条直线，同时头部和手掌也在一条直线上，如图63所示，正常呼吸。

⑧呼气，将头顶置于毯子之上，保持后脑勺与墙面平行，同时又与小指保持一小段距离，这样小拇指不会被头部压到。头部不要置于手掌形成的杯型之内，那样是错误的。正确的做法是后脑勺要与手部贴近，手腕不要挤压头部，耳朵彼此平行（图64）。保持这一姿势，呼吸几次。

⑨呼气，抬起膝盖，脚尖接触地面。现在伸直双腿，移近双脚，上身要和地面呈直角。

⑩保持双腿的稳固，收紧膝盖骨（图64a）。保持这一姿势几秒，正常呼吸。

⑪请一名助手站在你的左边或右边，以手支撑你的胫骨和大腿。呼气，将臀部向墙面方向移动，脊柱不要弯曲。请这名助手抬起你的腿部和上身，直到双腿支撑于墙面成头倒立。现在，将上身支撑于墙角的两面墙上。不要将身体重心置于助手的手上，而应置于墙上，双脚跟的外侧应当各接触一面墙（图65）。

⑫现在，尝试将臀部从墙上移开，尽力将身体重量置于双臂、头部和上身。墙面持续的支撑会导致脊柱弯曲，因此练习者一定要尽力摆脱墙面的支撑。保持尽量长的时间，最少一分钟。在头倒立式的最终姿势中，正常呼吸，遵循如下几点：

a. 胸骨尽量向上提从而避免颈椎受到挤压，同时身体的重量也不会压于头部。

b. 侧肋上提，扩展胸部，使胸椎能向内凹陷。

c. 保持腰椎挺直，从而使腹部肌肉得到拉伸，胃部不会突出。

d. 臀部要和墙面保持一段距离，这样可以使颈部和后腰保持平衡。

e. 以脚跟支撑墙面，保证身体不会失去平衡。

⑬当你日益熟练之后，逐渐把持续时间延长为五分钟，正常呼吸。

⑭呼气，将臀部置于墙面。请用手抓住你的胫骨和大腿，轻轻将其放下，置于地面。等待一小会，抬头，之后放松双手。

以这一方法练习头倒立式熟练之后，逐渐延长持续时间。如果你的头部、颈部以及脊柱都没有感觉疼痛，就可以去练习技巧 B 了。（疼痛源自胸部没有得到正确的上提。）然而，如果你对自己的掌握程度不够自信，那么专注于练习图 64a 所示动作即可。这一姿势可以使脊柱肌肉得到强化，身体的重量从腿部转移到上身，这样可以让助手更加方便地帮助你。

技巧 B：

①按照技巧 A 中的第①到⑩点进行练习（图 63、64、64a）。

②弯曲膝盖稍许，呼气，跳跃抬起双腿，以墙面支撑背部和臀部。

在这一姿势中，脊柱可能会向后面倾斜，必须将其向上方伸展。此时，腿部从膝盖处弯曲。

③上抬双脚并置于墙面，伸直双腿做到头倒立式。在这一姿势中，臀部、大腿后部和脚跟都要接触墙面。在使头部保持平衡的跳跃调整过程中，腿部要伸直。

④现在按照技巧A⑫的全部指导进行练习，正常呼吸。

⑤一只脚离开墙面7~10厘米来尝试保持平衡。收紧臀部，另一只脚也离开墙面，和第一只脚呈一条直线，尝试保持平衡。一开始，你可能能保持10~15秒的平衡。一旦失去平衡，立即以墙面支撑双脚。之后，双脚再从墙面离开一会并保持住平衡。整个过程中正常呼吸。

⑥逐渐下降，依照反向技巧——从图66到64a，再到64。双腿着地后，抬头之前请等待5~10秒。

有了这一技巧的帮助，你会学到从地面跃起并抬起双腿，不用借助墙面的支撑就能达成这一体式的最后姿势。

完全掌握以上技巧之后，尝试技巧C。

技巧C：

①按照技巧A中的①~⑩进行动作（图63、64、64a），但不用墙面做支撑。

②弯曲膝盖稍许，呼气，跳跃抬起双腿。如果脊柱稍微后倾，请务必将之前移并保持竖直，上提膝盖使大腿与地面保持平行。

③保持上身与头部呈一条直线（图66）。臀部不要向后坠，而要与头部保持一条直线，不然你会向后面倒。如果臀部向前倾斜或者与肘部呈直线，那么你很可能会向前摔倒。

因此，当你双脚抬离地面时，整个动作都应该是向上的——脊柱、臀部、大腿、膝盖和双脚都应当移向上方，以保证身体的重量不会落在头部和手上。

④继续这个向上的动作，上提膝盖使之面向天花板，从肚脐到膝盖的部分都应保持竖直。小腿部分现在正向后弯曲，收紧臀部肌肉并将臀部内收（图67），从头到膝盖的整个部分都应呈一条直线。将这一姿势保持一会儿，正常呼吸。

⑤从头部到膝盖整个身体都应保持稳固，上抬小腿和大腿呈一条直线（图68）。完全伸展胫骨和小腿，做到头倒立式（图69侧面效果，图70正面效果）。

⑥头倒立式的向上运动应当如下：

双脚离开地面时，首先保持从腋窝到整个上身垂直地面，之后将从腹股沟到膝盖的部分抬起，最后是从膝盖到双脚抬起。

⑦保持最后这一姿势5分钟，正常呼吸。如果可能，延长时间。头倒立式不仅仅是保持头部的平衡，它应当像双脚站立一般自然，遵循如下几点：

a. 下压肘部和前臂；保持肘部稳固，不要移动；肩膀和腋窝上提以保证身体重量不要落到耳朵和颈部上；肩膀和手腕保持最远距离；

b. 扩展肋间肌并上提；保持腋窝足够扩展并向上伸展；

c. 上提胸骨，扩展胸部，头部和颈部不动的情况下内收胸椎和肩胛骨；

d. 保持上身两侧上提；

e. 保持大腿中部和膝盖在一条直线上；

f. 夹紧臀部；大腿并拢，大腿内侧也要上提；

g. 双脚踝和两脚趾都要并拢；伸直双脚使之与腿部成一直线而不会向里或向外伸，脚趾指向上方。

⑧呼气，弯曲膝盖，回到图67所示动作。大腿回到与地面平行位置（图66）。不要猛拉脊柱、颈部或头部；脚趾支撑于墙面（图64a）。弯曲膝盖，跪于地面（图64）。这一姿势保持5~10秒。抬头，松开交叉的双手①。

高级技法：

掌握上述技巧之后，你可能会期待练习高级技巧。通常，这需要花费更长的时间去掌握。这一技巧专为那些想加强自身成就法的人所准备，练习的前提是有强壮的脊柱和腰部，以使腿部在保持直立的同时，无须跳跃它们就能上举。

（1）按照技巧A中的①~⑩进行练习（图64a）。

（2）呼气，伸直双腿将其上举。双腿与地面平行，呼吸几次。

（3）再次呼气，直接上举双腿，来到头倒立式的最终姿势（图69侧面效果，图70正面效果）。保持5~10分钟，正常呼吸。

（4）呼气，双腿直接落地而不猛拉脊柱。放松双手，等待一会，最后抬起头部。

特别指导：

（1）保持平衡时尝试将头顶作为一端，足弓中心作为另一端。这两端应当彼此平行，同时整个身体与地面保持垂直。

（2）将身体重量置于头部而非双手和肘部。

（3）不借助墙面的支撑练习头倒立式时，如果你认为失去了平

---

① 更多细节，见《瑜伽之光》一书的描述和图解。

衡，请将膝盖向腹部方向弯曲（图66），放松双手，从颈部到躯干慢慢向后落下，避免突然摔倒。

（4）练习头倒立式时，那些患有子宫肿大或发炎、月经过量或其他月经不调症以及疝气者，应当脚跟分开、脚趾相触，这样可以减轻子宫和腹股沟处的压力，膝盖也应分开少许（图70a）。

效果：

头倒立式被冠以"体式之王"的美名。如同国王统治万物，大脑也统治不计其数的身体系统。它是智慧、意志、记忆、想象力和思考的控制者。三德（忧、暗、喜）的源头是大脑，头部是纯洁品性的中心，它控制着智力和辨别力，因此，由喜所控制的大脑可以清晰地运转。

头倒立式激发血液源源不断地向大脑供给，使之清醒健康。它能激活脑垂体和脑部松果体，后两者极大地作用于我们的健康、活力和身体发展。头倒立式是所有体式中最能使身体焕发活力的动作。

如果练习得当，头部的平衡练习可以使整个身体恢复青春和活力。倒立姿势反作用于日常正立姿势给体内器官带来的效果，日常正立使我们的器官倾向于下垂、松弛，从而变得呆滞。头倒立式姿势使这些器官获得新生，随着血液循环的加速，身体变得温暖，血液中的血红蛋白增加，呼吸和消化得到改善。

很多小的疾病如感冒、咳嗽、咽喉疼痛以及背痛，都可以通过练习头倒立式得到治疗。

然而，这一动作的主要效果还是在于大脑，任何人如果患有疲乏无力、身心缺乏活力、智力变差、意志力薄弱等症状，应当虔诚而有规律地练习这一动作，从而获得心灵和智力上的清晰和强大。

总之，头倒立式能使身体不断成长，同时规约心灵，使人达到内部的整体统一。

如果你能不借助墙面支撑就能练习头倒立式（技巧 C，图 69、70），保持 5 分钟，那你就可以练习下面的变式：

开始练习侧扭转头倒立式和扭转头倒立式（图 71、72），之后练习单腿头倒立式和侧单腿头倒立式（图 73、74）。下面两个变式，名为坐角头倒立式和束角头倒立式（图 75、76）的两个体式比较容易，无须特殊技巧。头倒立式中的上莲花头倒立式（图 77）难度更大，开始练习时必须借助墙面的支撑。之后，当你可以不用支撑就能很好练习这个动作之后，开始尝试胎儿头倒立式（图 78、79）。所有这些变式都应循序练习，双脚不用每次都放下来。然而开始练习时，每一次你只需练习并掌握一个动作即可。

39. 侧扭转头倒立式（Pārśva Śīrṣāsana）（图 71）

Pārśva 意为"侧面"。在这一变式中，保持倒立的同时身体和双腿转向侧面。

技法：

（1）以支撑头倒立式（图 70）姿势开始。

（2）呼气，躯干转向右侧，头部、颈部和双臂不要移动（图 71）。

（3）保持最后一个姿势 10~15 秒，正常呼吸，遵循如下几点：

　　①身体应在自身纵轴上旋转，当旋转时应始终保持与地面垂直，不要倾斜；

　　②持续地将身体左侧转向右侧，这样一来身体右侧会持续地

转向后侧；

③从肚脐到双脚的整个身体都要右转；

④上提浮肋并将其转向右侧；

⑤保持右腿和右侧臀部的稳固；

⑥上提双肩同时内收肩胛骨。

（4）呼气，收紧髋部肌肉，回到支撑头倒立式，之后将身体和双腿左转就另一侧练习这一动作，正常呼吸，遵循相同的技巧，保持同样长的时间。

（5）呼气，回到支撑头倒立式。

效果：

这一体式可消除背痛、腰部疼痛，改善胃肠蠕动，加强脊柱的强壮和柔韧性。

40. 扭转头倒立式 Parivṛttaikapāda Śīrṣasana（**图** 72）

Parivṛtta 意为"回转的"，eka 意为"一个"，pāda 意为"脚"。在这一头倒立式的变式中，双腿分开，一条腿向前，一条腿向后，躯干转向一侧。

技法：

（1）以支撑头倒立式（图 70）开始。

（2）分开双腿，右腿向后伸，左腿向前，通过收紧大腿和膝盖肌肉来使双腿绷直。在此状态保持平衡，均匀呼吸。

（3）呼气，将身体转向右侧使左腿转向右侧，右腿转向左侧（图 72）。脊柱此时转成侧扭转头倒立式姿势，只是双腿是分开的。

（4）保持最后一个姿势 10~15 秒，正常呼吸，遵循如下几点：

　　①伸展双腿使之如棍般坚固；

　　②上提上身两侧；

　　③上提左肩膀和腋窝；

　　④躯干不要松垮。

（5）呼气，回到技巧（2）所示姿势，之后回到支撑头倒立式（图 70）。

（6）现在，身体左侧重复这一姿势，正常呼吸，遵循相同的技巧，保持同样长的时间。回到支撑头倒立式。

效果：

这一体式可帮助消化和排泄，同时改善生殖和消化器官。

41. 单腿头倒立式（Ekapāda Śīrṣāsana）（图 73）

在这一头倒立式的变式中，练习者需要用一条腿来保持头倒立式动作的平衡，另一条腿落于地面。

技法：

（1）以支撑头倒立式（图 70）开始。

（2）从髋关节开始伸展左腿，使之稳固，躯干上提。

（3）呼气，直接将右腿从脸前落下，直到脚趾碰触到地面为止（图 73）。

（4）保持最终姿势 10~15 秒，正常呼吸。遵循如下几点：

　　①收紧双腿；用心感觉好像左腿在被向上牵拉；

　　②右腿朝髋关节方向内收，缩小髋关节和大腿的距离；

③在这一姿势中下面情况可能出现，一旦出现要及时改正：

　　a. 脊柱外凸，上身弯曲了；

　　b. 身体重心移向了落于地面的右腿而没有保持在头部；

　　c. 上身右侧前移，左侧后移，导致骨盆倾斜；

　　d. 锁骨没有上提；

　　e. 颈部肌肉没有伸展；

　　f. 左腿没有保持与地面垂直而是向前倾斜。

（5）吸气，上举右腿，绷紧双腿，回到支撑头倒立式（图70）。

（6）左侧重复此体式，将左腿落于地面。正常呼吸，遵循相同的技巧，保持同样长的时间。回到支撑头倒立式。

特别指导：

如果右腿不能到达地面，将其悬在半空即可，不要弯曲脊柱来使右腿下落；左腿亦然。

效果：

这一体式可强健颈部、腹部以及背部，还能帮助消化。

42. **侧单腿头倒立式**（Pārśvaikapada Śīrṣāsana）（**图**74）

在这一头倒立式的变式中，一条腿从体侧下落于地面，与肩膀呈一条直线。

技法：

（1）以支撑头倒立式（图70）开始。

（2）保持左腿稳固，向右扭转右边髋关节，使大腿骨、膝盖、脚踝和脚部转向右侧。

（3）呼气，从体侧朝地面方向拉直右腿，与耳朵呈一条直线（图74）。

（4）保持最终一个姿势 10~15 秒，正常呼吸。遵循如下几点：

　　①膝盖不要弯曲；

　　②挺直右侧躯干的后部；

　　③当保持右脚与耳朵成一条直线时，内收右臀部；

　　④上提右边浮肋；

　　⑤不要把身体重心置于右脚。

（5）呼气，抬起右腿回到支撑头倒立式（图70）。

（6）左侧重复此体式，将左腿落于地面。正常呼吸，遵循相同的技巧，保持同样长的时间。回到支撑头倒立式。

特别指导：

当向体侧放下腿部时，不要使身体向侧面或前面倾斜。必要的情况下，腿部部分下落与地面平行即可。

效果：

这一姿势与前面的几个姿势相比，效果更强烈，使颈部、脊柱和腹部更加强壮，肠道更加活跃。

43. 坐角头倒立式（Upaviṣṭa Koṇāsana in Śīrṣāsana）（图 75）

Upaviṣṭa 意为"坐下"或"固定的"，Kona 意为"夹角"或"角度"。在这一体式中，练习头倒立式时双腿如坐角式（图 40）一样分开。

技法：

（1）以支撑头倒立式（图 70）开始。

（2）从腹股沟处分开双腿（图 75）。

（3）大腿肌肉内收，腿部向双脚方向伸展。适当拉伸背部和脊柱，遵循如下几点：

　　①膝盖不要弯曲，保持脚趾与膝盖呈一条直线，绷直脚趾；

　　②不要含胸；

　　③不要外翘臀部。

（4）保持最终姿势 10~15 秒，正常呼吸。

44. 束角头倒立式（Baddha Koṇāsana in Śīrṣāsana）（图 76）

Baddha 意为"受限制的""受约束的"。在这一体式中，膝盖向外弯曲，双脚贴合。在支撑头倒立式中得到练习（图 70）。

技法：

（1）弯曲腿部，向外伸展膝盖，双脚贴合，足底、脚跟和脚趾都如合十礼（图 76）一般贴合。

（2）正常呼吸，保持最终姿势 15~20 秒，遵循如下几点：

①保持膝盖分开最大；

②双脚底尽量向彼此方向按压；

③上提髋部并内收臀部。

（3）回到如图 75 所示动作，之后回到支撑头倒立式（图 70）。

效果：

这两个体式是女性的福音。它们有助于调节月经量和控制白带，对于泌尿系统不调的效果无与伦比，并且对于腹股沟和大腿的拉伸十分有益，还能抑制痔疮出血。

对图 71、72、73、74、77、78 中动作的特别指导：

（1）对于头倒立式的这六个变式，如果练习者不能独立完成，可以借助墙面的支撑，将脚跟支于其上。

（2）当支撑墙面练习扭转头倒立式（图 72）时，如技巧（图 72）中的姿势 2 中所说的那样，将腿前后分开是不太可能的。练习者必须从侧扭转头倒立式（图 71）开始动作，之后分开双腿，再前伸前面腿部，后伸后面腿部。

（3）在单腿头倒立式（图 73）和侧单腿头倒立式（图 74）中，如果不能使脚趾接触地面或不能避免本书所列的错误，在开始阶段，你可以将抬起的一条腿支撑墙壁，将另一条腿尽量伸向地面而不至于失去平衡或弯曲膝盖。相对于避免脚接触地面时造成的上身弯曲和松垮，保持脊柱笔直和稳固更加重要。胸部、臀部和腿部不应放松，一点一点地逐渐放低脚部。在不断的练习中，身体会愈发强健和柔软，最终你的脚就可以轻松地接触地面了。

（4）当练习所有这些变式时，遵循如下几点：

①不要改变头部的位置；

②不要摩擦头顶；

③不要倾斜或挤压颈部的肌肉；

④保持颈椎的自然弯曲。

45. 上莲花头倒立式（Ūrdhva Padmasana in Śīrṣasana）（图77）

Ūrdhva 意为"在上面"，Padmasana 是莲花姿势。这里，我们在头倒立式中练习莲花姿势。

技法：

（1）以支撑头倒立式（图70）开始。

（2）呼气，弯曲右膝盖，将右脚置于左大腿之上，呼吸1~2次。

（3）呼气，弯曲左膝盖，将左胫骨置于右胫骨之前，将双脚的外缘拉至大腿根处。

（4）正常呼吸，保持最终姿势5~10秒，遵循如下几点：

①两边膝盖都要朝着天花板；

②挤压膝盖和大腿；

③收紧臀部肌肉；

④扩展胸部。

（5）呼气，放开左腿并将其伸直，之后放开右腿。

（6）就另一侧重复此动作，正常呼吸，依照如上技巧，保持同样时长，回到头倒立式姿势。

注释：

对于这一体式，如果不能单独完成，可以借助墙面作为支撑。

效果：

在这一体式中，盆骨部位的血液得到循环，此部位附近的器官得到改善，腹部得到更大的放松，因此有助于消化。

46. 胎儿头倒立式（Piṇḍāsana in Śīrṣāsana）（图79）

Piṇḍa 意为"胚胎"。这里我们在头倒立式中练习胎儿式姿势。在尝试这一姿势之前，请先掌握上莲花头倒立式（图77），之后你可以将两个姿势连续起来练习。

技法：

（1）以上莲花头倒立式（图77）开始。

（2）呼气，保持躯干的向上伸展，同时将交叉的双腿向下弯曲。现在双腿位于腹股沟之下，坐骨在上（图78）。

（3）向双臂方向降低膝盖，但注意胸部肌肉不要绷紧（图79）。

（4）保持最终姿势5~10秒，正常呼吸，遵循如下几点：

　　①胸部不要塌陷；

　　②肩膀不要下坠；

　　③背部不要隆起。

（5）吸气，上提腰部和膝盖，回到上莲花头倒立式（图77）。

（6）相继放松双腿并将其伸展，之后通过先左后右地弯曲膝盖来改变莲花式姿势。正常呼吸，重复此体式，保持同样时长。回到上莲花头倒立式，之后相继放松双腿并伸展到支撑头倒立式，最后落下双腿。

效果：

这一姿势能改善腹部器官和骨盆区域，有效缓解身体僵硬。

体式 38~46 的整体效果

大脑腺体控制我们的生长和健康，头倒立式和它的各种变式刺激了流向脑部细胞的血液供给。它们帮助发展平和的性情和纯粹的思考，使我们通向知足常乐的个性。对于那些患有健忘症、虚弱、不安以及由于用脑过度而导致头脑疲惫的练习者来说，这些姿势都是福音。也能改善那些患有心理疾病的状况，如抑郁症。肺部的抵抗力得到加强，因此可以适应各种天气状况，血液中的血红蛋白也能得到增加。

练习这些体式，脊柱将变得强壮，肾脏和膀胱的疾病、移位或脱垂的子宫、紊乱的肠功能、痔疮、肛裂、头痛、鼻部和咽喉的种种不适都可以得到缓解，腹部和腿部的肌肉系统都可以得到改善，也十分有益于那些情绪不稳定和整体比较虚弱的女性。

47. 支撑肩倒立式（Sālamba Sarvāṅgāsana）（图 84、85）

Sālamba 意为"支持"，Sarvāṅga 意为"整个身体"。正如其名，在这一姿势中，整个身体都受益匪浅。这里我们介绍两种技巧，同时读者也可参考本章第八节"辅助瑜伽"。

技巧 A：

（1）将一块毯子折四折铺于地面，双腿、双脚并拢平躺于地面，绷直膝盖，于体侧伸直双臂。下压双肩，使之远离头部，头部和颈部与脊柱呈一条直线（图 80）。在这一姿势保持一会，正常呼吸。

（2）呼气，朝胸部弯曲膝盖，在这一姿势停留 5 秒（图 81）。

（3）双手下压，轻轻回旋身体，上提腰部和臀部，保持膝盖的弯曲，超过头部。以双手支撑髋部，举起上身（图 82），正常呼吸。

（4）继续上提髋部和大腿，以手支撑背部（图 83）。从肩膀到膝盖的整个身体都应垂直于地面。胸骨上部碰触到下巴。将手掌置于后背肾脏所在的位置，大拇指指向身体前侧，其他四指指向脊柱。

（5）收紧臀部以使腰椎区域和尾骨内收，双脚向天花板伸直。（图 84）

（6）保持最终姿势 5 分钟，正常呼吸，逐渐延长时间。初始练习时，2 至 3 分钟足矣。遵循如下几点：

①从手指到手掌都要紧紧压住背部，这样可以使从腋窝到脚趾的整个身体挺直；

②肘关节不要外扩，尽量内收；

③双肩始终在后，远离头部方向，上臂尽量靠向彼此方向。

（7）呼吸，弯曲膝盖，逐渐下滑臀部和背部，不要猛拉脊柱。到达图 82 所示动作之后，双手从背部松开，臀部落于地面，伸直双腿。

特别指导：

（1）不能独立完成这一体式的练习者，一开始可以寻求助手的帮助。先要做出图 81 所示姿势，请助手抓住你的脚踝，并将你的双腿推向头部方向；同时，你要抬起臀部和背部，做到这一体式的最终姿势（图 84）。当助手以膝盖支撑你的后背和臀部时，保持你身体的直立和稳固。

（2）如果没有助手，椅子或凳子也可以拿来使用。从背部依次放松双手，保持平衡时握住椅子或凳子（图 86）。

（3）或者，依照第八节"辅助瑜伽"的指导练习（图164、164a）。

（4）如果不能完成这一姿势，那么一开始可以练习犁式（图89、90或者88、91）中描述的动作。在犁式中，依次向上抬起双腿，来到支撑肩倒立。

在掌握了技巧A之后，请尝试下面的技巧B。

技巧B：

（1）平躺于地面（图80）。

（2）伸直膝盖上举双腿使之与身体呈直角（参见上伸腿式，图109，在这一姿势的注解中，双手要举过头顶，但在此处双手置于身体两侧即可）。脚趾指向上方，正常呼吸。

（3）呼气，通过从地面抬起臀部和背部进一步向头部方向上举双腿，以双手支撑后背。

（4）上身与地面保持直角，双腿进一步向天花板上举。

（5）呼气，双腿与臀部要呈一条直线。内收背部、腰部和臀部，保证身体同地面垂直（图84）。

（6）正常呼吸，保持这一最终姿势5分钟或更长，遵循如下几点：

①将背部向上伸展；

②扩展胸部；

③夹紧并内收臀部；

④不要弯曲膝盖，不要向外转大腿；

⑤双脚并拢。

（7）呼气，放松双手，逐渐下落身体直到背部贴合于地面而大腿垂直于地面（图109）。下降双腿，保持笔直。

特别指导：

（1）双肘距离不能宽于双肩距离，距离过大会导致胸部松垮、下垂。

（2）上举身体时，如收颌收束法（参见本书第十四章29～31小点），胸骨上部应当碰触到下巴，但咽喉不应有窒息感；如果此时或下降身体时有咳嗽现象，那么一定是咽喉部受到压力所致。这时，不要尝试以下巴去碰触胸骨了。不仅如此，动作还应该反过来做，上举胸部使胸骨去碰触下巴。

（3）如果胸部不能正确上举，呼吸就会出现困难。不要将颈部扭向侧方来调整呼吸，而应当扩展胸部并上举躯干。

（4）由于乳房沉重或不正确地上举胸部，有人会呼吸困难。她们可以通过多折一折来提高毯子的高度，或者在原有毯子上再摞一个5～8厘米厚的毯子。上层毯子的边缘需要和下层毯子边缘保持几厘米的距离，这样头部可以置于下层毯子之上，肩膀和颈部下方区域可以置于上层毯子之上。现在，练习肩倒立。这个另加的5～8厘米厚的毯子可以帮助自由呼吸，减轻甲状腺的压力。这一方法（图87）使肩倒立的练习更加容易。

（5）那些臀部肥大的练习者会发现她们的腿部向侧面倾斜，产生一个角度，从而导致胸部沉重。她们可以借助一根绳子（图164、164a）、一条长椅（图86），或者寻求助手帮助。

效果：

肩倒立式是所有体式中对我们最有益的姿势之一。如果说头倒立式是瑜伽之王，那肩倒立自然是王后了。头倒立式发展我们的意志、敏锐的头脑和清晰的思维，而肩倒立却发展了我们的种种女性特征，如耐心和稳定的情绪等，它被公认为体式之母。正如母亲倾其一生为了孩子的幸福而奋斗，"体式之母"也力图带给我们身体的平和与健康。我们可以毫不夸张地称这一姿势为"三界如意宝"，即三界中的一种宝石。

肩倒立，正如这个名字一般，它对身体的整体系统起到促进作用。通过倒立的姿势，静脉血由于重力作用而无须任何其他外力即可被输送到心脏净化，充满氧气的新鲜血液循环胸部区域，缓解了气短、衰弱、支气管炎、咽喉疾病和心悸等症状。这一姿势对于改善贫血和精力不济十分有效。

经过稳固的下颌固定，甲状腺和副甲状腺体都得到了充足的血液供应，从而增强了它们在保持身体和大脑平衡中所发挥的作用。由于在下颌固定过程中头部保持了稳固，因此神经得到舒缓，头脑得到镇定，头痛也因此而消失。一些普通疾病如感冒或鼻炎，也可以通过练习这一姿势得到改善。

肩倒立对于神经系统的舒缓作用十分明显，因此当我们精神紧张、沮丧、愤怒、疲惫或精神几近崩溃以及失眠时，练习此姿势都是十分有益的。

这一姿势对于消化排便、释放毒素、摆脱便秘、治疗肠胃溃疡、大肠炎以及痔疮等都十分有效。不但能改善泌尿系统紊乱、子宫异位和月经不调，还能带给练习者平和、力量以及活力，因此值得推荐给久病初愈者，作为一种恢复性的治疗手段。如果我们希望避免长久的疾病、保持身体的强壮，那么请练习肩倒立吧。

注释：

由肩倒立的最终姿势开始直接练习下面的犁式。从肩倒立和犁式中获得了足够的自信和平衡之后，请依次练习犁式的各种变式。

48. 犁式（Halāsana）（图 88~91）

Hala 意为"犁"，这一姿势模仿犁的样子。

技法：

（1）以支撑肩倒立式（图 84）姿势开始动作。

（2）将双腿从原本垂直的位置下降于头上方，将胸部和臀部稍向后移，保持身体的伸展。

（3）呼气，不要弯曲膝盖，但双腿要更加伸展，将脚趾置于地面。

（4）双手从臀部拿下，向头部方向伸展双臂，不要弯曲肘部，双手掌面向天花板。

（5）保持这一最终姿势 3~5 分钟，正常呼吸，逐渐延长时间，遵循如下几点：

①将上身向天花板方向伸展；

②绷紧膝盖以保证面部和大腿之间有较大距离；

③将脚趾稳固地按压于地面并且伸展腘腘肌，这样才能使大腿、臀部和背部上举。

（6）臀部后移，弯曲双腿，上举双脚，回到图 82 所示位置。

（7）下降腿部，双手置于腿侧（图 81），伸直双腿于地面（图 80）。

特别指导：

（1）身体较重而不能将双脚置于地面者，或者双脚下落之后上身不能上举者，可以按照如下指导练习：

①将一条长凳置于离头部 0.45~0.6 米处；

②平躺于地面（图80）；

③弯曲膝盖，将大腿置于腹部之上（图81），呼吸几次；

④呼气，用力一下，将臀部和背部抬离地面，双手置于背部（图82）；

⑤将脚趾置于凳上，伸展双臂于头上，或者双臂向后侧伸展，抑或可以抓住毯子边缘、向下按压双臂来抬高上身（图89）；

⑥保持3~5分钟，正常呼吸；

⑦双手回到原来位置，弯曲膝盖，放下臀部；

⑧将双脚从凳子上拿下，逐渐下落双腿于地面（图82、81、80）。

（2）若有如下情况：腹部或大腿脂肪较多，患有偏头痛、呼吸不畅、高血压、感染性出血、精神比较紧张等，练习犁式时应当如图90所示，闭住双眼，大腿应当完全置于长凳之上，这样做可以减轻横膈膜的压力和头部的紧张感。如果乳房沉重，可以像肩倒立描述的那样，将毯子置于地面来辅助练习是很有帮助的，双臂应当指向双脚。

（3）当你掌握了练习图88所示的犁式的技巧之后，双臂应于背后伸展，与双脚方向相反。一开始应当如图89所示，抓住毯子一边，伸展双臂。在这一姿势中，双肩伸展，胸部扩展（图91）。

（4）潮热患者，应当按照图90所示练习犁式。

效果：

犁式对于改善头痛和疲劳很有益处，它能够舒缓大脑和神经的疲劳，同时减轻潮热。对于月经不调和泌尿系统紊乱，犁式也有很好的愈疗效果。这一姿势对于关节炎和肩部以及手臂的僵硬也具有很好的改善作用。

49. **身腿结合式**（Karṇapīḍāsana）（**图** 92）

karṇa 意为"耳朵"，pīḍa 意为"压力"。在这一姿势中，双耳被弯曲的双腿压住，因此外界的噪音被阻隔，从而使人转而关注自身。

技法：

（1）以犁式（图88）为开始动作，如肩倒立所示将双手置于背后。

（2）呼气，弯曲膝盖，将右边膝盖置于右耳旁，左膝盖置于左耳旁，将膝盖完全置于地面（图92）。

（3）伸展脚趾，并拢双脚。

（4）保持这一最终姿势 10~15 秒，正常呼吸，遵循如下几点：

      ①保持上身上提，脊柱稳固；

      ②使大腿更接近腹部并保持贴合。

效果：

这一体式能消除背痛，缓解肠胃胀气，使心脏得到休息。

50. **双角犁式**（Supta Koṇāsana）（**图** 93）

supta 意为"躺下"，koṇa 意为"角度"。在这一犁式的变式中，双腿大幅度分开。

技法：

（1）呼气时，由身腿结合式的姿势抬起膝盖（图92），呼吸几次。

（2）呼气分开双腿，尽自己所能将它们分开到最大程度，不要弯曲膝盖（图93）。

（3）保持这一最终姿势 10~15 秒，正常呼吸，遵循如下几点：

①上提胸部；

②以手支撑背部和臀部；

③随着柔韧性的不断增强而持续将双腿分得更开，双脚仍旧保持与地面垂直而不要向侧面歪斜。

（4）呼气，如犁式般合拢双腿。

特别指导：

身体较重而不能将双脚置于地面者，或者双脚下落之后上身就不能上举者，可以参照犁式（图 89）的特别指导中的①至⑤进行练习：通过弯曲膝盖而练习身腿结合式，只是将脚趾置于长凳上。同样的，练习双角犁式时也可以将脚趾置于长凳或椅子上，这样双腿可以保持上举并与臀部呈水平。这部分动作对于那些子宫和泌尿系统循环有问题的中年女性极其有帮助。

效果：

这一体式对于肾脏和子宫出现问题的女性有极大的帮助，它能够纠正月经周期和白带异常，消除子宫部位的痛苦和沉重感，同时矫正子宫的位置。为了达到最好的效果，这一姿势的持续时间应延长至 5 分钟。

51. **侧犁式**（Pārśva Halāsana）（**图** 94）

这一犁式的变式是将双腿置于身体一边。

技法：

（1）以犁式（图 88）为开始动作，双手位于背部，呼吸 1~2 次。

（2）呼气，将双腿尽量远地移向身体右侧，不要移动头部和颈部。

（3）伸展右腿，使之与右肩成一条直线，将左腿紧贴右腿（图94）。保持双腿与脚趾、脚跟以及踝关节垂直。

（4）保持这一最终姿势10~15秒，正常呼吸，遵循如下几点：

　①上提躯干；

　②双腿彼此平行。

（5）呼气，将左腿还原回犁式位置，之后还原右腿（图88）。

（6）现在，就左侧练习这一体式，将双腿移向身体左侧，正常呼吸，依照相同的技巧，保持同样的时长，回到犁式姿势。

特别指导：

（1）通过向侧面移动脚趾来使腿部更加移向体侧。脚趾不要动得太快，不然你会失去平衡。每移动一下，躯干都要保持上提，因它具有下落的倾向。

（2）这一姿势可以由双角犁式直接来做，将左腿向右腿方向移动。回到双角犁式姿势，然后将右腿移向左腿方向。

效果：

这一姿势施惠于慢性便秘的患者。

注释：

在熟练了犁式及其变式之后，请练习下面的肩倒立的变式。我们应当逐一掌握每一种变式，之后将它们连续起来进行练习。

52. 单腿肩倒立式（Eka Pāda Sarvāṅgāsana）（图95）

在肩倒立的这一变式中，一条腿与地面垂直，另一条腿如犁式一

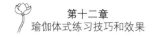
般置于地面。

技法：

（1）以肩倒立为开始姿势（图84，侧面效果）。

（2）呼气，下降右腿于地面，膝盖不要弯曲，将脚趾置于地面（图95）。

（3）绷直双腿，左腿向上绷直，右腿朝下绷直。

（4）保持这一最终姿势10~15秒，正常呼吸，遵循如下几点：

　　①从腹股沟处向上伸直左腿；

　　②内收左膝，保持其紧绷；

　　③左脚应当与头部保持一条直线，不要向前倾斜；

　　④扩展胸部，内收肩胛骨。

（5）呼气，上举右腿，回到肩倒立姿势（图84），呼吸1~2次。

（6）现在，于另一侧练习此姿势，右腿垂直地面，左腿下落。遵循同样技巧，保持同样时长。

特别指导：

（1）当练习犁式和肩倒立的变式时，脊柱往往会有松垮的趋势。因此，我们在每一个姿势之后都要调整背部双手并抬起胸部，使脊柱挺直，保持脊柱的稳固。

（2）如果最终姿势的错误实在是无法改正，那下落的腿只需与地面保持平行而无须再继续下落，下落的脚可以用凳子来支撑住（图196），保持脊柱稳固而不凸起是十分重要的。

效果：

这一姿势能缓解腰部的疼痛，改善背部的肌肉。

53. 侧单腿肩倒立式（Pārśvaika Pāda Sarvāṅgāsana）（图 96）

这一肩倒立的变式是一条腿垂直于地面，另一条腿如侧犁式一般于体侧下落至地面。

技法：

（1）以肩倒立姿势开始（图 85）。

（2）呼气，将右腿拉于右体侧，和右肩膀对齐，脚趾置于地面（图 96）。

（3）保持这一最终姿势 10~15 秒，正常呼吸，遵循如下几点：

①从腹股沟处向上伸直左腿，左腿不要歪向右侧；

②不要弯曲右膝盖；

③上提腰部，收紧臀部；

④右侧臀部不要松垮。

（4）呼气，上举右腿到左腿旁，回到肩倒立姿势（图 84）。保持肩倒立式，呼吸几次。

（5）现在，于另一侧练习此姿势：右腿上举，左腿下落，保持同样时长，回到肩倒立姿势。

特别指导：

倘若练习时只将脚置于地面，必定会犯某些错误，可如前面体式一般，将腿部下降与地面平行即可。

效果：

在这一体式中，盆骨内器官的血液得到更好的循环，因而保证了这些器官的健康，缓解背痛。

54. 桥式（Setu Bandha Sarvāṅgāsana）（图 101）

setu 意为"桥"，bandha 意为"形成"或"建设"。在这一肩倒立的变式中，身体从背后形成拱形，好似筑起了一座桥。

这一体式难度较大，其简化方法将用以帮助读者练习。最重要的一点是，学会从背部向内弯曲脊柱，从而使脊柱更有韧性。通过简单方法的练习，练习者可以逐渐达到高级技巧。在练习高级技巧之前，请先掌握技巧 A 和技巧 B。

技巧 A（方法一）：

（1）平躺，双腿弯曲，双脚抵住一墙面或凳子，头部需要和墙面或凳子保持 1.2~1.35 米的距离。

（2）将双脚置于墙面或凳子离地 0.45~0.6 米高的地方。

（3）向墙面或凳子按压双脚，从地面抬起臀部、背部和肩胛骨，以双手支撑背部（图 97）。

（4）保持后脑勺和肩部稳定地贴于地面（图 97）。

（5）伸直双腿，保持身体的拱形（图 98）。

（6）保持这一姿势 1~3 分钟，正常呼吸。

（7）如图 97 所示弯曲膝盖，从背部移开双手，小心地下降躯干。

技巧 A（方法二）：

（1）如果四肢比较柔软，平躺于地面，头部距离墙面 1.2~1.35 米。弯曲膝盖，将双脚置于臀部附近。呼气，上举臀部和背部。以手掌支撑背部，进一步上举臀部、胸部和大腿。

（2）依次伸直双腿，将双脚置于墙上，避免滑倒。如图 101 所示，收紧臀部肌肉，绷直膝盖。

效果：

练习这一姿势可以减轻背痛，并且使背部肌肉更加强壮，促使骨盆区域内的器官重新获得活力。桥式肩倒立式对于自卑情绪、更年期的情绪不稳定以及高血压等都有治疗作用。图 101 所示的练习模式有利于改善潮热，但需要与犁式相结合才能达到效果。

技巧 B：

（1）膝盖弯曲，纵向躺在一条 25 厘米高的长凳上，保持头部和上身位于长凳之上，正常呼吸。

（2）呼气，身体向头部方向滑动，直到头部如图 148 所示触及地面。

（3）继续滑动，直到后脑勺和肩膀都触及地面，伸直双腿，以使从臀部到腿部的身体部分在长凳之上（图 99）。

（4）抓住长凳的两侧，肩部向后，扩展胸部，或者向侧面伸展双臂并放松。

（5）保持这一最终姿势 3~5 分钟，正常呼吸，之后保持时间尽量延长，遵循如下几点：

①面部肌肉放松；

②保持颈部后面和肩膀的向下；

③保持胸骨上提。

（6）呼气，弯曲膝盖，双脚内收，继续向头部方向滑动身体，直到臀部滑落于地面。

特别指导：

身体超重或者患有头痛以及肠功能紊乱的患者，应该首先掌握简单技巧。

效果：

桥式的变式能够放松神经，缓解头痛和疲倦，帮助哮喘病人更好地呼吸。

技巧 C（高级）：

（1）以肩倒立姿势开始（图84）。

（2）牢固地将手掌按于背部，向后弯曲双腿，使脚跟更加靠近臀部（图83）。

（3）上提胸部和脊柱，呼吸1~2次。呼气，向后下落双腿，双脚置于地面（图100）。

（4）保持双脚稳固地踏于地面，上提肋骨以扩展胸部。双脚踏于地面的瞬间，腕关节处会感到压力，稍微上提臀部和大腿来减轻压力。

（5）继续上举脊柱来增加它的弯曲度，依次伸直两腿，双脚并拢，收紧臀部，上提胸骨（图101）。

（6）此时后脑勺、肩膀、上臂、肘部和双脚应是位于地面的，收紧臀部。

（7）保持这一最终姿势30~60秒，正常呼吸，遵循如下几点：

　①臀部不下落的情况下向外伸展双腿；

　②抬起胸部并扩胸；

　③保持下巴向下。

通过练习，增加保持时间至5分钟，或重复练习2~3次。

（8）弯曲膝盖，向内行走，回到图100所示姿势。通过弹跳从地面将双腿举起，回到肩倒立（图84）所示姿势。

特别指导：

在这一体式中，为了更好地上提胸部和臀部，练习如下动作：平躺于地面，弯曲膝盖，以手指抓住脚踝并上抬胸部、大腿和腹部（图102），后脑勺和肩膀保持在地面之上。随着双臂的继续伸展，胸部很容易得到扩展。这样做可以使练习者更容易地练习桥式肩倒立式。

效果：

这一姿势帮助肾脏恢复功能，调节月经周期，控制月经量，强壮背部肌肉，消除疲倦，使神经重获活力，改善胸部附近的循环。通过练习这一体式，我们可以增强自信和意志力以及心识的稳定性。

55. 上莲花肩倒立式（Ūrdhva Padmāsana in Sarvāṅgāsana）（图103）

Ūrdhva 意为"向上"，Padmāsana 是"莲花姿势"。在肩倒立中，练习莲花姿势。

技法：

（1）以肩倒立姿势开始（图85）。

（2）呼气，弯曲右膝盖，将右脚置于左大腿根部。如果你做不到这一点，将左手从背部移开并用其固定右腿，之后再将其重置于背部。

（3）呼气，弯曲左膝盖，将左脚置于右大腿根部，如有需要也可以借助右手，之后将右手放回背后。

（4）保持这一最终姿势5~10秒，正常呼吸，遵循如下几点：

　　①收紧臀部；

　　②向上拉伸大腿肌肉；

　　③双膝尽量紧靠（图103）。

（5）放松双腿，先左后右地弯曲双腿做另一侧姿势。正常呼吸，保持相同时长。

特别指导：

（1）如果臀部比较大，大腿很可能不稳固。因此，我们可以内收尾骨和腰椎，同时收紧臀部肌肉，背部可以倚着一个椅子作为支撑。

（2）在尝试下一姿势之前，该体式必须被完全掌握。掌握之后，不用改变腿部姿势你就可以直接练习下一个体式了。

效果：

这一体式可扩展胸部肌肉，使呼吸更加容易。由于它打开了腹部区域，这一姿势对于消化也很有好处，同时也能改善腹部脏器。

56. 胎儿肩倒立式（Pindāsana in Sarvāngāsana）（**图**104）

这一体式模仿胎儿（pinda），同时结合了肩倒立。

技法：

（1）以上莲花肩倒立式为开始动作（图103）。

（2）呼气，将腹股沟处弯曲折叠的双腿下降，呼吸几次。

（3）继续向头部下降成莲花式的腿。

（4）从背部移开双手，环抱住交叉的双腿。

（5）保持最终姿势5~10秒，正常呼吸，遵循如下几点：

①在这一姿势中，膝盖不要碰触地面，腰部上提；

②上身前侧、双腿、胸部和胃部应当紧贴在一起，如同胎儿一般。

（6）放松双臂，将其重新置于背部。

（7）吸气，回到上莲花肩倒立式姿势，放松双腿并改变双腿交叉顺序。重复该体式，正常呼吸，保持同样时长。

特别指导：

如果你觉得背部没有支撑就很难保持平衡的话，将双臂置于背部。

注释：

在尝试下一体式之前，这一体式必须被完全掌握。

57. 侧胎儿肩倒立式（Pārśva Piṇḍāsana）（**图** 105）

在这一姿势中，胎儿式在身体两侧加以练习，该姿势是一个高级姿势。

技法：

（1）以胎儿式为开始动作，双手置于背部。

（2）向后微倚臀部，从前额处抬起交叉的双腿，这样大腿可以与胸部同高，呼吸 1~2 次。

（3）呼气，向右扭转上身，将右边膝盖置于右臂旁边。呼吸 1~2 次，在这一姿势保持平衡，继续练习。

（4）呼气，向头部侧面方向下降左膝盖，交叉的双腿与上身的角度保持不变（图 105）。

（5）保持最终姿势 5~10 秒，正常呼吸，遵循如下几点：

①上提背部；

②不要将身体重心置于弯曲的膝盖之上。

（6）呼气，从地面处抬起左膝盖之后抬起右膝盖，向左边扭转上身，于身体左侧练习此体式，正常呼吸，保持 5~10 秒。

（7）呼气，回到中心，回到上莲花肩倒立式姿势（图 103）。放松双腿，回到肩倒立式（图85）。

（8）先左后右地弯曲膝盖来改变莲花式，形成胎儿式，之后练习两侧的侧胎儿肩倒立式，正常呼吸，遵循所有技巧，两侧各保持5~10秒。

（9）回到肩倒立式（图85），按照图83~80的顺序做动作，小心下落双腿，平躺于地面。

特别指导：

刚开始练习时，你可能不能将左膝盖落于地面。如果你努力去做，左肩膀和左肘部就会在地面打滑，抑或会导致身体翻向右侧。为了避免此类现象，请遵循下面三点：

①朝肩膀方向向下移动左边手掌，将肘部按于地面；

②如果左膝盖不能接触地面也不要勉强，首先将右膝盖置于地面，再向臀部方向上抬左侧后背；

③如果强迫双膝置于地面，横膈膜处会倍感压力从而导致窒息，因此，左膝盖可以稍微抬离地面一点来减轻浮肋处的压力。

效果：

所有这些姿势都可以改善腹部脏器，帮助消化和排泄。

注释：

完全掌握了上莲花肩倒立式（图103）之后练习胎儿肩倒立式（图104），紧接着是侧胎儿肩倒立式（图105）。练习者可以在不改变双腿位置的情况下把这三个体式练习一轮，之后再改变双腿交叉方向将此三个体式重复一遍。

体式 47~57 的整体效果

肩倒立式和它的变式十分有益于培育健康的心智。神经系统能得到镇定，练习者就会远离高度紧张、易怒、精神崩溃以及失眠等症状。它们是与日常生活中的压力和紧张对抗的法宝，使我们获得活力和自信。

所有这些倒立的体式都能促使不纯的血液（静脉血）流向心脏，并使其得到净化。它们对于胃痛、腹泻、肠功能紊乱以及溃疡都有良好的改善效果，能有效缓解腹部疼痛。

内分泌腺，尤其是甲状腺和副甲状腺由于其附近的血液循环得到加强，从而更加健康。通过不断地练习这些体式，练习者会远离呼吸困难、哮喘病、咳嗽、感冒、支气管炎以及咽喉疾病。

总之，这一部分的体式对于肺部、胸、咽喉、胆的疾病，胃酸过多、糖尿病、肝脾问题以及膀胱、子宫、卵巢的病痛都有很好的治愈效果。对于头痛、脑部疾病、失忆和情绪问题，练习这些动作也非常有益。

在经过长期的疾病折磨之后，肩倒立激发起患者的生命力并使人重获活力。这些姿势保持越久，越能获得令人满意的效果。这些体式是女性真正的瑰宝，无论如何都不能错过。

第五节　腰腹练习

在开始练习这一节的体式之前，第一节的所有体式，第二节的图26~30所示动作以及第四节中图84、85、88、91、92、93、94所示的动作都必须完全掌握。

如果腹部肌肉以及腰部肌肉不够强壮，那么练习这一节所给出的姿势就不可能一蹴而就。在先前的练习中，肌肉必须得到一定程度的改善和强壮之后，才能练习本节所示的姿势。

患有严重月经不调、子宫异位、白带异常者一定不能练习这些姿势。虽然它们由于良好的减肥效果而十分受欢迎，但与此同时它们也会对这些特殊病症有加重效果。因此，这些患者可以先练习第十章的第二部分，直到完全康复之后才可以练习这一节的体式。

如果练习者的肥胖是由腺体的荷尔蒙紊乱导致，那么开始本节之前，第一、二、四节的姿势必须得到良好掌握。

58. 上伸腿式（Ūrdhva Prasārita Pādāsana）（图 107、108、109）

为了完成这一体式，我们需要躺于地面，双腿伸直并向上绷起。

技法：

（1）平躺于地面，伸直双腿，大腿、膝盖、脚踝和脚趾并拢，膝盖绷紧。

（2）双臂向头上方伸展，手掌朝着天花板，保证背部和双臂伸展呈一条直线（图 106），呼吸 1~2 次。

（3）呼气，上举双腿与地面呈 30 度角（图 107），保持 5~10 秒，正常呼吸。

（4）再次呼气，继续上举双腿至 60 度（图 108），保持 5~10 秒，正常呼吸。

（5）呼气，继续上举双腿至 90 度（图 109），保持这一最终姿势 15~30 秒。在上面三步中遵循如下几点：

①绷紧膝盖，双腿稳固并大腿内旋；

②尽力向更远处伸展双臂，从而使背部得到更大拉伸；

③保持髋部和背部稳定地处于地面之上，因此腹内脏器可以得到有效按摩；

④从始至终保持正常呼吸。

（6）呼气，缓慢下降双腿，膝盖不要弯曲，回到图106所示动作，之后休息一会。

（7）开始练习时重复此姿势3次，随着腹部肌肉的愈加强壮，可以连续练习此姿势15～20次。

特别指导：

（1）患有腰椎间盘突出以及背痛者，应该避免这种练习方法。这一姿势中，背部肌肉非常紧张，会导致原有的背部疾病恶化。这些患者应该依照图110加以练习。

（2）身体超重以及肌肉松弛的初学者，在不弯曲膝盖的情况下可能举不起双腿，为了加强肌肉力量，可以按照下面步骤练习：

①如图106所示，平躺于地面，双臂向头上方伸展。

②弯曲膝盖，将膝盖收向腹部，将脚跟靠近臀部处，将膝盖和大腿向腹部挤压。努力伸展双臂，由此背部、腰部和脊柱得到更好伸展。现在以双臂环绕双腿，将大腿向腹部按压（图110），按压双腿使背部和髋部肌肉更加贴于地面，这样做能减轻背痛、腰部和腿部的无力以及月经期的背痛。如果你不能按压住大腿，请朋友或助手按住你的小腿以此来使大腿更加下压。

③向后伸展双臂，呼气，上抬双腿与地面呈90°，保持膝盖绷直（图109）。保持这一姿势2～5秒，正常呼吸，逐渐延长时间。

④弯曲膝盖，将大腿收于腹部处，双臂于头顶伸直（图106）。

⑤如果你觉得双手向后伸展时很难完成这一姿势，那可以将双臂置于体侧，掌心向下，这样上抬双腿时双手就可以按压于地面了。绷直膝盖时，下降双腿比上举双腿更加容易，因此，当上抬双腿时，练习者可以弯曲膝盖，上抬之后再将其伸直；下降双腿时，可以保持膝盖绷直。当更加熟练时，上举双腿时也无须弯曲膝盖。

（3）开始练习时，双腿、大腿以及腹部肌肉会有震颤感，不要恐慌。开始练习时，这一姿势只需练习1~2次即可。之后，重复10~15次皆可。

（4）经血或白带过多的患者可以在练习此姿势时以双腿抵住墙面。臀骨、大腿后部、腘腘肌以及脚跟都应贴于墙面，从而使身体呈L型。如图109所示，从头部到髋部的身体部分位于地面，从臀部到脚跟的身体部分与地面垂直。当我们这样练习这一姿势时，腹部脏器贴于脊柱处，骶骨贴于地面对腹部脏器也大有好处。由于腿部贴墙，整个身体不会受到压力。练习者可以就这一姿势保持任意长的时间。

效果：

这一姿势减去了腰部、臀部和大腿的脂肪，使脊柱挺直并改善了腹部脏器。

59. 完全船式（Paripūrṇa Nāvāsana）（**图** 111）

Paripūrṇa 意为"完满""全部"，Nāva 意为"船"。这一姿势模仿了带有桨的小船。

技法：

（1）伸展双腿并以手杖式（图23）姿势坐好，呼吸1~2次。

（2）呼气，将身体稍微向后倾斜，同时上举双腿离开地面。

（3）以臀部为支点平衡好整个身体，保持头、上身以及双腿的笔直。如果背部松垮下来，上身就会往下落向地板。如果膝盖弯曲，双腿就会下落。因此，保持腿部的稳固和躯干的笔直十分有必要。

（4）双手抬离地面并且前伸，与地面保持平行。双手掌向内，彼此相对。肩膀和双掌应该处于一条直线上。

（5）保持这一姿势 30~60 秒，正常呼吸，遵循如下几点：

　　①保持双腿笔直；

　　②保持脊柱稳固，使头部好像漂浮于其上一般；如果头部向前弯曲，颈部就会有紧绷感从而导致头部感到沉重；

　　③直视前方，不要将下巴压于咽喉处；

　　④不要为了平衡而去含胸或下降腰椎；

　　⑤感觉身体就像毫无重量的小船漂浮于水上，此时，保持脊柱的笔直。

特别指导：

（1）不要以手掌去碰触双腿。

（2）如果以臀部为支点达到了身体平衡之后双手不能举起，尝试同时做下面的动作：a. 下降上身；b. 上举双腿；c. 上举双臂。

效果：

此体式有益于改善肠胃胀气和胃部问题，能够减去身体脂肪以及改善肾脏的功能。

60. 卧扭转放松式（Jaṭhara Parivartanāsana）（图113、114）

Jaṭhara 意为"腹部"，Parivartan 意为"转身""旋转"。在这一体式中，腹部从内部得到了按摩。

技法：

（1）平躺于地面（图80）。

（2）向身体两侧伸展双臂，与肩同高，双手掌面向天花板，呼吸1~2次。

（3）呼气，同时上举双腿与上身形成直角，不要弯曲膝盖，就此姿势保持一段时间（图112），正常呼吸。

（4）呼气，将双腿缓慢向右手掌移动，但为了防止腹部脏器被迫移位或被不正确拉扯，双脚不要碰触地面，双膝和大腿彼此贴合（图113）。

（5）将左侧背部尽量贴合于地面。

（6）保持这一姿势10~15秒，正常呼吸，遵循如下几点：

①当双腿移向右侧时，将躯干扭向左侧，伸展双腿并将其向臀部方向拉伸，保证左侧背部能向左侧扭转；

②将腹部和骨盆扭转向左侧，这样腹部脏器将得到锻炼和拉伸；

③转向右侧时，右腿可能会失去掌控，尽力保持其稳固；

④左侧肩膀不要离开地面。

（7）吸气，将左侧臀部和左侧上身压向地面，回到图112所示的姿势，保持这一姿势几秒。将双腿移向左侧、腹部转向右侧，就此姿势进行左侧练习。

（8）对左侧姿势保持同样时长，正常呼吸。将双腿移回到与地面垂直的位置，保持一会，呼吸 1~2 次。

（9）呼气，缓慢下降双腿于地面。

特别指导：

（1）如果不能一次性将双腿抬起，可以先弯曲膝盖（图 110），之后伸直双腿（图 109）。

（2）当双腿移向身体右侧时，左边肩膀会有抬离地面的趋势。这时可以请助手将其向下按压，或者左手抓住一个比较重的家具。如果另一侧身体抬离了地面，可以请助手按压盆骨。反方向亦然。

（3）所有这些腿部动作，无论是上举还是移向体侧，都要非常缓慢平稳地进行。动作越慢，越能更好地作用于腹部脏器。如果动作过快，那么只有腿部能够获得锻炼。开始练习时，这一姿势只需练习一次即可。之后，随着练习的不断深入，可以在双腿保持在垂直地面位置而不下落的情况下，练习此姿势 2~4 次，左右循环。

效果：

这一体式可减去身体的脂肪，改变肝、脾以及胰腺的迟钝状态，治疗胃炎，缓解腰下部的疼痛。

61. 仰卧前屈式（Ūrdhva Mukha Paścimottānāsana） Ⅱ（图 115）

这是坐立前屈式姿势的一个变式，该体式面部（mukha）朝上，后侧的伸展和坐立前屈姿势是一样的。这一姿势难度较大，但效果也很明显。练习者也可参见仰卧前屈式Ⅰ（图173），它是这一姿势的简化形式。

技法：

（1）仰卧于地面，向上伸展双臂（图106），呼吸1~2次。

（2）呼气，上举双腿与身体形成直角，不要弯曲膝盖（图109），呼吸1~2次。

（3）再次呼气，将双腿抬过头部，交叉十指以手环住脚掌。将腿部向身体按压使大腿和腹部贴合，胫骨应碰触到下巴（图115）。

（4）保持这一姿势15~20秒，正常呼吸，遵循如下几点：

　①收紧四头肌，向脚跟处伸展腘腘肌；

　②不要像练习犁式（图88）一样向上抬起背部和臀部；

　③通过外展肘关节来将其伸展；

　④一边向前伸展小腿，一边向后伸展大腿和臀部，使身体形成一种相互制衡的平衡。

（5）呼气，放松双手，放下双脚。

特别指导：

如果双腿不能与腹部贴近，可以弯曲膝盖，以手指稳定地抓住脚掌或大脚趾。将双腿向腹部方向推，并通过收紧膝盖来使双腿笔直。

效果：

这一姿势可缓解严重的背痛并且放松背部肌肉。

62. **卧手抓脚趾伸展式**（Supta Pādāṅguṣṭāsana）（**图**117、118、119）

这是一个平躺姿势，其中练习者以大拇指抓住大脚趾，两腿向三个方向伸展。

技法：

变式 A：

（1）平躺于地面，并拢双脚，收紧双膝（图80），正常呼吸。

（2）吸气，将右膝盖向胸部弯曲，以右手大拇指、食指以及中指勾住右脚大脚趾。通过拉伸腘腘肌向上伸展右腿。

（3）向上伸展右腿使之与地面垂直（图116）。如果可能，将其向头部方向牵拉。现在右手应该与右肩呈一条直线（图117），将左边手掌置于左边大腿之上。

（4）保持这一姿势5~10秒，正常呼吸，遵循如下几点：

　　①保持左腿稳定地贴于地面，膝盖不要弯曲，不要外转左大腿；

　　②不要向左侧倾斜身体；

　　③下压右边臀部；

　　④抓住大脚趾的手不要放松。

变式 B：

（1）呼气，继续向头部拉伸大腿，抬起头部、拉伸上身，以前额碰触腿部（图118）。

（2）保持这一姿势5~10秒，正常呼吸，遵循如下几点：

　　①如果能力所及，最好是选择将大腿拉向头部而不选择进一步抬起头部和背部；

　　②不要弯曲膝盖；

　　③左臀部不要离开地面，这样上身就不会向右侧倾斜。

（3）吸气，头部和背部回到地面，回到图117所示动作。

变式 C：

（1）呼气，左腿伸直，将右腿拉向身体右侧直到其碰触地面，伸展腘腘肌（图 119）。

（2）保持这一姿势 5~10 秒，正常呼吸，遵循如下几点：

①将右脚拉到与肩膀平齐的位置；

②左边上身和左臀部不要抬离地面。

（3）吸气，回到图 117 所示位置。

（4）松开大脚趾，放下右腿和右臂，将右臂置于体侧。

（5）现在，就这一体式进行左侧练习：上举左腿，抓住脚趾，正常呼吸，依照上面所有的技巧，只需将左右方向替换。

特别指导：

（1）抓住脚趾的手指不要放松，如果放松了，膝盖就会弯曲，腹部肌肉就会松垮。

（2）为了防止在地上伸展的那条腿弯曲，左脚掌可以抵在一面墙上。

（3）开始练习时，将腿拉到头部高度是很困难的，因此第一种变式就应该多加练习（图 116）。

效果：

这一姿势可缓解坐骨神经痛和髋关节僵硬，同时舒缓髋部附近的神经。

63. 站立手抓大脚趾式（Utthita Hasta Padāṅguṣṭāsana）（图 121、123、124）

Hasta 意为"手"。在这一体式中，一条腿立于地面，另一条腿伸展，以手抓住伸展的那条腿的大脚趾，头部贴于膝盖。练习此姿势时，这里不借助辅助（参见《瑜伽之光》）。

由于姿势难度较大，本书建议女性朋友们将伸展的那条腿置于桌子或窗台之上，如下所述。这一姿势的疗愈效果十分明显。该体式十分类似于卧手抓脚趾伸展式，只是这个姿势是站立动作，因而脊柱可以自由移动。对于腰椎间盘突出、背痛、髋部肌肉羸弱、双腿长度不等之类的问题，改善效果十分明显。

技法：

变式 A：

（1）面向桌子或窗户站立，距离 0.6~0.9 米，呼吸 1~2 次。

（2）呼气，弯曲右膝盖，将右腿抬至桌子或窗台上，使之与地面平行。伸展右腿，右脚垂直。伸展双臂，抓住窗户把手作为支撑，上提上身（图 120）。

（3）头部挺直，目视前方。

（4）左腿稳固地立于地面，从尾骨处向上伸展脊柱。伸展双腿腘绳肌，保持这一姿势 10~15 秒，正常呼吸，遵循如下几点：

①不要耸肩或挤压颈部；

②不要外转臀部，上身保持直立；

③身体不要前倾；

④左脚不要外伸；

⑤两侧盆骨平行。

（5）随着练习的深入，右腿逐渐抬高。以双手抓住右脚底，上提脊柱，向上伸展上身（图 121）。

（6）吸气，放下右腿。现在就另一侧练习此姿势，右腿站立，左腿上举，正常呼吸。

变式 B：

（1）将身体左转 90°，双脚现在和桌子或窗户平行，距离 0.6 ~
0.9 米，呼吸 1 ~ 2 次。

（2）呼气，弯曲右膝盖，将右脚置于桌子上，右腿与身体呈直角
（图 122），左手置于髋关节处，右手抓住一支架或栏杆，或者将右手
置于右胫骨之上，上提上身。

（3）随着练习的深入，抬高右脚的高度，并最终与肩同高。以右
手抓住右脚大脚趾或右脚掌，伸展前半身。（图 123）

（4）保持这一姿势 10 ~ 15 秒，正常呼吸，遵循如下几点：

①右边臀部外侧不要上提，因为不自觉的上提臀部会导致背
痛和大腿抽筋；

②通过保持腹股沟的稳固来拉直上半身；

③上身和臀部保持一条直线；

④上提腹部肌肉，扩展胸部；

⑤不要耸肩或挤压颈部。

（5）呼气，弯曲并放下右腿，转体 180°，换另一侧，通过右腿站
立、抬高左腿来练习这一姿势，正常呼吸。

变式 C：

（1）做出图 120 或 121 所示姿势。

（2）现在，以左手抓住右脚的大脚趾或右脚脚跟（或者是比脚还
高的栏杆、桌子边缘）。将右手置于髋部，上提上身，膝盖不要弯曲。

（3）右转上身使身体左侧与右大腿呈一直线（图 124）。

（4）保持双肩以及身体左右两侧都与右腿呈一直线，将颈部转向

右侧，直视前方。

（5）保持这一姿势 10~15 秒，正常呼吸，遵循如下几点：

①从尾骨开始上提脊柱的同时将脊柱旋转，这样腹部和背部才能得到更好的拉伸；

②扭转时，从盆骨到胸部都要上提。

（6）吸气，上身回到图 121 所示位置，呼气，放下右脚，与左脚并拢。

（7）将左脚抬于桌子或窗台之上，右手完成上文提到的所有动作，正常呼吸（图示已经标出练习者应该如何抓住脚趾、脚跟和桌子边缘等）。

特别指导：

（1）在这一姿势中，小腿后侧肌肉和大腿后侧肌肉得到强烈的拉伸，因此，将足部置于桌子或窗台的动作应当循序渐进。练习者最好先掌握图 120 所示的抬腿到大腿高度的姿势，而不是一蹴而就。

（2）抬腿时大腿部位不要用力过度，任何过度拉伸都有可能导致肌肉或韧带受损。

（3）相对于将腿部抬得更高，上提脊柱和保持上身的稳定挺拔更加重要。

效果：

这一姿势可以消除背痛，减轻腰痛、坐骨神经痛、风湿性关节炎以及腰椎间盘突出。

体式 58~63 的整体效果

所有这些体式都可以减少腰部、臀部、大腿以及下腹部脂肪。背部肌肉更加有力，髋部和腹部脏器更加强壮。这些动作使双臂和双腿更加灵活。练习这些体式能消除脚踝、膝盖和背部的风湿及关节炎，同时改善肝、脾以及胰腺的迟滞状态，并使之恢复正常功能。患有肠功能紊乱、便秘、肠胃胀气、肾及膀胱功能紊乱的练习者通过练习这些姿势都能受益匪浅。

这些姿势可以带给脊柱力量和柔韧性，生产两个月以后的女性可以练习此姿势来恢复力量。

更年期会导致骨盆连接处僵硬、下背部疼痛、阴道灼热和瘙痒感，而图 119~123 所示的这些体式都是更年期女性的瑰宝。

第六节　扭转练习

这一部分中的所有体式都横向扭转脊柱和上身，它们对女性好处极多，能够改善、按摩腹部脏器并使其恢复活力，因此应当每日练习。

64. **巴拉瓦伽式**（Bharadvājāsana）Ⅰ（**图** 125）

这一体式以巴拉瓦伽——德罗纳大师之父命名，他是俱卢族和般度族的上师。

技法：

（1）以手杖式（图 23）姿势坐好。

（2）弯曲双腿，向右后侧放置胫骨，使双脚与右边臀部相靠近。

（3）臀部坐于地面，紧贴双脚，不要坐在脚上，上提上半身使脊柱向上伸展，呼吸 1~2 次。

（4）呼气，左转上半身，左肩转向左侧，右肩转向前方，将胸部和腹部转向左侧。

（5）将右手手掌置于左大腿之下，手掌向下。

（6）将左手置于左边臀部后侧，进一步扭转脊柱。内收右边肩胛骨，向后旋转左肩，呼吸1~2次。

（7）呼气，从肩膀处开始左臂后移，弯曲肘关节，以左手勾住右上臂。

（8）左转头部和颈部，直视前方（图125）。

（9）保持这一最终姿势30~60秒，正常呼吸，遵循如下几点：

　　①充分扭转上身，使右边身体几乎与左边大腿在同一条直线上；

　　②内收肩胛骨，上提胸骨；

　　③保持脊柱挺直、垂直；

　　④扭转身体时，纵然膝盖有左移的趋势，但不要改变膝盖位置；

　　⑤确保身体不要向后倾斜，保持左边臀部和左肩膀呈一直线。

（10）放松双手，上身转回正中，伸直双腿（图23）。

（11）现在，弯曲双腿，胫骨向左后侧扭转，靠近左边臀部。练习这一侧的体式。遵循如上所有技巧，只需互换左右方向，两侧姿势应当保持相同时长，回到手杖式（图23）。

特别指导：

（1）如果左手从背后不能碰触到右上臂，从左肩开始摆动一下左臂使其移动幅度更大，从而碰触到右臂。需要注意的是，这一摆动动作要比较轻柔，不要粗鲁。

（2）左转时，右边臀部容易抽筋，反方向亦然。练习者可以在臀部下面放置一个折好后5~6厘米厚的毯子，从而使双脚置地，这样做可以更加容易扭转骨盆侧面。在这里，如果我们放弃从背后抓臂的动作，而是将双手掌置于臀部侧面的地上的话，以杠杆原理可使上半身更大幅度地上提，从而替代扭转动作（图198）。

（3）开始练习时，练习者可以借助墙面来使臀部扭转更加容易。半鱼王式（图130）和套索扭转式（图132）也可以抵墙练习。

①端坐，左边臀部贴于墙面；

②将双脚置于右臀部附近；

③左边膝盖和大腿靠近墙面；

④将右手插于左大腿之下，左手掌扶于墙面，与肩膀等高；

⑤左手向墙面按压，上提上身并左转；

⑥将右边臀部贴于墙面，就此姿势进行另一侧的练习。

效果：

这一体式作用于背部和脊柱的腰部区域，解除了这些区域的僵硬和疼痛。对于腰椎间盘突出，这是效果很好的一个姿势。

65. 巴拉瓦伽式（Bharadvājāsana）Ⅱ（图126）

这是比前面的姿势强度更大的变式。

技法：

（1）以手杖式（图23）姿势坐好。

（2）如英雄式一般，从膝盖处弯曲左腿并将其置于左边臀部附近（图49）。

（3）如莲花式一般，从膝盖处弯曲右腿并将右脚置于左边大腿根部（图 52），不要将膝盖抬离地面，呼吸 1~2 次。

（4）呼气，向右旋转上身，保持脊柱向上伸展。

（5）将左手掌置于膝盖附近部位的右大腿之下，不要弯曲左臂肘部。

（6）如锁莲式一般，伸展右臂，从背后绕过以手指抓住右脚大脚趾（图 61）。

（7）右转颈部，直视前方（图 126）。

（8）保持这一最终姿势 20~30 秒，正常呼吸，遵循如下几点：

　　①右转上身时，保持其垂直于地面；

　　②扩展胸骨，内收肩胛骨。

（9）呼气，放松右手和左臂，伸直上身，先右后左地放松双腿。现在，就此姿势进行另一侧练习，互换左右，两侧姿势保持同样时长。

效果：

这一姿势中，膝盖和肩膀获得更好的柔韧性，同时练习者也可以减轻关节炎之痛。

66. 玛里奇式（Marīcyāsana）Ⅲ（图 127）

这一体式以太阳神的祖父——圣人玛里奇命名。在这里脊柱向旁侧扭转，然而在玛里奇Ⅰ中脊柱是向前伸展的。这里介绍的是对女性更有效果、强度更大的玛里奇Ⅲ。本书略去玛里奇式Ⅱ不讲，有兴趣的读者可以参见《瑜伽之光》一书。

技法：

（1）以手杖式（图 23）姿势坐好。

（2）从膝盖处弯曲左腿，小腿与地面垂直，将左脚拉向左大腿。保持脚趾向前，脚底和脚跟贴于地面，左小腿和左大腿应当紧密贴合，伸展右腿，呼吸1~2次。

（3）完全呼气，上提脊柱，左转上身以使右侧上身紧贴左侧大腿，将左臂置于距离臀部后面20~25厘米处的地面。

（4）上举右臂，在左大腿上方伸展。将左腿轻轻地移向右腿，或者以右臂推之并使右臂缠绕膝盖，上身右侧和腋窝现在应锁在左膝盖和左大腿根部之间。

（5）进一步向右腿方向伸展右臂，以使右前臂、右腋窝以及上身右侧和左腿贴合。

（6）从肘部弯曲右臂，反转手腕，用右臂环住左腿，将手掌置于背部。

（7）呼气，上举左臂，从肩膀处向后伸展。从肘部弯曲左臂，从背后绕过，并置于右手附近。之后，以左手牢固地逐步抓住右手的手指、手掌和手腕。挺拔上身并转向左侧，扭转颈部，看向左侧（图127）。

（8）保持这一姿势20~30秒，开始时，由于横膈膜处的压力，呼吸会比较急促，不久之后呼吸就会变得正常。遵循如下几点：

①进一步伸展伸直的那条腿；

②内收肩胛骨；

③在缠绕住的那条胳膊的腋窝和弯曲的大腿之间不应有任何空间；

④背后的双手要抓紧，不能放松。

（9）头部转向前方，放松双手，回到手杖式（图23）。

（10）通过伸直左腿弯曲右腿来重复此姿势，左右互换。遵循如上所有技巧，两侧姿势练习时间应等长。

特别指导：

如果不能独立完成此姿势，可以借助墙面的帮助，具体如下：

①以手杖式（图23）姿势坐好，右腿与墙面平行靠近；

②从膝盖处弯曲右腿，小腿与地面垂直，呼吸 1~2 次；

③呼气，上身转向右侧，上身左侧与右大腿贴合；

④向右腿方向伸展左肩膀和左腋窝；

⑤左手手掌扶住墙面，以右臂推右腿；

⑥上举右臂，右手掌置于墙上；

⑦双掌都向墙面按压，提升上身并扭转；

⑧左腿与墙平行做此动作，左右互换。遵循如上所有技巧。

效果：

这一体式减去了腹部周围的脂肪，缓解背痛、腰痛、颈部及肩部的扭伤之痛，同时能够调理腹部脏器。

67. 半鱼王式（Ardha Matsyendrāsana）（图 128）

Matsya 意为"鱼"，Indra 为"主"之意。这一体式与一桩趣闻相关。《哈达瑜伽之光》中写道，鱼王是哈达知识的创立者之一，湿婆大神曾经在河边向帕尔瓦蒂讲解瑜伽知识，这时一条鱼在水中侧耳静听。湿婆大神向此鱼施了些圣水，于是它就变成了鱼王。

这里介绍的体式是半鱼王式，关于全鱼王式的内容，请参见《瑜伽之光》一书。

技法：

（1）以手杖式（图23）姿势坐好。

（2）如练习英雄式（图49）一般，从膝盖处弯曲右腿并折向后侧。抬起臀部，将右脚置于其下。右脚需水平放于地面，以此起到垫子的作用，使臀部能够坐于其上。将右臀部外侧置于脚跟上，内侧置于脚底之上。

（3）从膝盖处弯曲左腿，将左小腿置于右大腿的外侧，左脚踝外侧与右大腿外侧紧邻，左脚和右膝盖应当冲向前方。和手杖式相同，双手置于体侧，呼吸几次。

如果臀部没有很好地置于右脚之上，或者右脚没有形成一个很好的座位，身体自然会倾斜。抑或骨盆沉重，本该垂直的那条腿就会倾斜成错误的角度。呼吸1~2次。

（4）呼气，左转上身90°，将左手置于左臀部后侧10~15厘米的地面上。扭转脊柱，使胸部、胃部和骨盆都转向左侧，超过垂直的左大腿。

（5）从肘部弯曲右臂，将其置于左大腿外缘外侧，这样右腋窝和上身右侧与左膝盖和大腿紧贴在一起，之后以右臂环绕左腿，呼吸一次。

（6）呼气，将左手抬离地面，从肩膀处伸展左臂，保持平衡，左臂甩向背部，左手置于右边髋部之上，以左手手指抓住右手手指。随着身体的不断扭转，左手进一步抓住右手手掌甚至是手腕。

（7）将头部转向左肩，看向左方。

（8）保持这一最终姿势20~30秒。开始练习时，呼吸会比较急促，但不久就会恢复正常，遵循如下几点：

①如果双手没有抓紧，或者双手转向体后胸部没有上提扩展，

抑或腰部及臀部的肌肉没有向上挺拔，此姿势皆不可能保持平衡；

②注意横膈膜处要舒展，不能受压于左大腿，这样呼吸才不会受到阻碍。

（9）放松双手，身体回到前方，先左后右地伸直双腿。

（10）就此姿势进行另一侧练习：坐于左脚上，左右互换。遵循如上所有技巧，两侧姿势练习时间应等长。

（11）回到手杖式（图23）姿势。

特别指导：

（1）身体超重者可能会觉得坐在脚上很困难，她们可以将脚跟置于臀部旁边，将一个5~8厘米厚的垫子置于臀下，这样臀部得到抬高，脚跟位于地上。

（2）那些不能在体后握住双手的练习者，可以将垂直的那条腿放于右膝附近，这样腹部就不会受到挤压。这里右臂不再向后伸，而是伸展并抓住左脚的大脚趾，如手抓脚趾站立伸展式（图20）所示。随着练习的深入，手掌可以置于脚下。然而，左臂应当伸向体后环住腰部（图129）。

（3）上述动作都难以做到的练习者，可以借助墙面加以练习，具体方法如下：

①以手杖式（图23）姿势坐好，右腿与墙面平行靠近。

②弯曲左腿，坐于左脚之上，右边臀部保持与墙面相邻。

③弯曲右膝，将右边小腿置于左大腿外侧，右大腿现在已远离墙面，呼吸1~2次。

④呼气，上身转向右侧，上身左侧向右大腿方向扭转。

⑤将左上臂固定于右腿外侧，弯曲肘关节，手掌扶于墙面，

右臂不能滑动。

⑥上举右臂，右手掌置于墙上，双掌都向墙面按压，挺拔上身并扭转（图130）。在这些动作中，腹部脏器和脊柱都获得很好的按摩。

那些无须墙面辅助就可以独立完成此姿势的练习者，也应该尝试借助墙面来练习，由此来对腹部脏器和脊柱进行更深的按摩。

效果：

这一体式可按摩下腹部内脏，巩固加强背部下方。

68. 套索扭转式（Pāśāsana）（图 131）

Pāśa 意为"套索"。在这一体式中，上身扭转，双臂形成一个环绕双腿的套索。

技法：

（1）蹲坐于地面，如图45所示，脚底和脚跟着地，呼吸一次。

（2）左手置于臀部后方 10～15 厘米的地上。呼气，左转上身90度，身体重心位于左手和双脚上。

（3）弯曲右肘，右臂越过左大腿，腋窝尽量贴近大腿；现在，伸展右臂并向右弯曲，旋转并将其靠近右大腿，右臂环绕双腿。

（4）身体平衡保持于脚底，上抬脚踝，左手离开地面并伸向后背，呼吸一次。呼气，进一步向左旋转脊柱。

（5）缠绕双手，向后扭转左臂时，不要挤压左肩而是将其从腋窝处伸展。

（6）左转颈部，看向左方（图131）。

（7）保持此最终姿势 20~30 秒，正常呼吸。

（8）吸气，放松左臂，再放松右臂，伸直上身，双手置于地面。

（9）就身体另一侧练习此姿势，右转身体，左右互换并遵循如上所有技巧，两侧姿势练习时间应等长。

（10）回到手杖式（图 23）姿势。

特别指导：

如果不能独立完成此体式，可以借助墙面作为支撑（在本书图示中，半鱼王式是右转上身的，在套索扭转式中，上身是左转的）。

①如图 45 所示坐好，左腿与墙面相邻，左臀部接触墙面。

②左转上身以使身体右侧靠近左大腿。

③将右手置于左大腿外缘，之后右手掌扶墙，与头平齐。

④左手扶墙。

⑤双掌都向墙面按压，身体继续左转（图 132）。呼气，伸展并旋转脊柱，使之更加灵活。

⑥放松双手，右侧大腿贴墙坐于地面，就此姿势进行另一侧练习，左右互换并遵循如上所有技巧，保持同样时长，正常呼吸。

⑦回到手杖式（图 23）姿势。

效果：

这一姿势比其他扭转姿势的强度更大，能够减少腹部脂肪，改善并按摩腹部脏器。肝、脾以及胰腺都得到激活，还能缓解肩部僵硬。

体式 64~68 的整体效果

这些体式的效果非常明显，它们的练习目的在于获得脊柱的柔韧性。开始时，脊柱难免是僵硬的，但加以练习，它会变得灵活。

这些体式在缓解风湿、背痛以及脊柱疼痛等方面效果卓著，对于改善驼背也很有效。然而，背部有过扭伤或者腰椎间盘突出者，需要借助墙面的帮助来练习这些动作。它们能够增加肩膀和肩胛骨的灵活性并扩展胸部，同时美化脚踝和小腿。对于腹内脏器，它们也有按摩和恢复活力的作用。

对于患有消化不良、胃酸过多、阑尾炎、肠炎、糖尿病以及肠胃胀气的患者来说，这些姿势都是良方妙药。对于减轻肾、肝、脾、胆囊功能不调，练习这些体式也非常有效，能加速肠蠕动，强壮子宫和腰部，纠正膀胱肿大等不适症状。

月经不调、内分泌失调以及肥胖等问题，都可以通过练习这些姿势得到改善。它们能减轻经期中或者由于过度劳累导致的背痛和疲惫感（图125）。生育之后练习这些姿势也很有好处，但必须借助墙面辅助（图130～132）。

第七节　后弯式

我们日常生活的动作经常涉及前屈身体，这些姿势可以拉伸脊柱后侧，然而我们很少反方向运动。这一部分的姿势中，我们以向内凹陷的方式伸展脊柱。至关重要的是，后仰的练习方式可以使脊柱前侧得到拉伸，并使血液循环更加顺畅。由于能使经过充氧的血液循环全身，这些姿势中的扩胸动作可以强化肺部并使呼吸更加深入。

其他部分中的体式为这一部分的动作打下脊柱基础。本部分中前两个姿势比较容易，可以与第八节关于辅助瑜伽的一些准备姿势一起练习，这样本节中的后三个姿势就会相对容易一些。有一些姿势是需要辅助的，这里也是需要练习的。

在一些姿势中，尤其是完成了某一个姿势后，如果你感觉眼花或眩晕，不要气馁，不要闭眼，睁大双眼，头晕眼花会自动消失。

69. 骆驼式（Uṣṭrāsana）（图 133）

Uṣṭra 意为"骆驼"。这一姿势被称为骆驼式，正是由于其通过内凹脊柱模仿了骆驼的形象。

技法：

（1）双膝、大腿、小腿、脚踝并拢，跪于地面，双脚脚面贴于地面，脚趾指向后方。

（2）双掌置于臀部，轻轻向前推大腿，向后弯曲上身，将脊柱向身体内部挤压，尽其所能弯曲背部。

（3）头部后仰，扩展胸部，从肩膀处伸展双臂。双手抓住双脚底，如果可能，将双掌平放于双脚底之上。

（4）保持这一最终姿势 10~15 秒，正常呼吸，遵循如下几点：

①向上拉伸大腿；

②臀部内收；

③前移骶骨以伸展大腿、臀部；

④扩展胸部肋骨；

⑤内收肩胛骨，上提胸骨；

⑥从胸骨上缘开始后仰头部；

⑦小腿压向地板，双手压向脚底，脊柱压向身体，上提脊柱并伸展，这样整个身体形成一个很好的拱形。

（5）呼气，减少双脚上双手的压力；大腿和臀部稍微前移，抬起上身和双臂回到技法（1）。如果双臂不能同时抬起，可以依次抬起。抬起上身的动作开始于大腿和胸部，因此上提力也要从这两个部位发出。

特别指导：

（1）如果不能同时抓住双脚跟，可以先通过倾斜肩膀去抓住一侧脚跟。两边脚跟都被抓住以后，再调整肩膀至平衡，尽量去尝试同时抓住脚跟。

（2）开始练习时，如果很难做到抓住脚跟，双膝可以稍微分开，这样脊柱活动可以更加灵活一些，同时减轻大腿的疼痛感，逐渐地尝试将双膝并拢。

效果：

这一姿势伸展并改善整个脊柱，能够改善垂肩和驼背。

70. 上犬式（Ūrdhva Mukha Śvānāsana）（**图** 135）

Śvāna 意为"狗"。这一姿势在抬头的同时，由于模仿拉伸身体的狗的姿势而得名。

技法：

（1）俯卧于地面。

（2）双脚分开 20～25 厘米，脚趾指向后方，双膝绷直。

（3）双掌置于浮肋两侧的地面，手指伸展指向头部，下巴尽量前伸（图 134）。

（4）吸气，上举头部和上身，身体的重量置于双掌。

（5）双手压于地面，大腿抬离地面，上身尽量高举。

（6）后仰头部，看向天花板（图135）。

（7）保持这一最终姿势15~20秒，正常呼吸，遵循如下几点：

①夹紧臀部，大腿内侧压向臀部；

②通过上提胸骨来扩展胸部；

③扩展肋骨，尤其是位于腋窝附近的肋骨；

④不要以双臂去挤压肋骨；

⑤膝盖和小腿肚要收紧。

（8）呼气，弯曲肘部，大腿和膝盖回到地面。下降头部和上身，趴于地面。

特别指导：

（1）不能将身体抬离地面的练习者应当遵循如下指导：

①做出下犬式（图22）所示的动作，但头部不要着地；

②脚跟抬离地面，脚趾前侧紧贴地面；

③下降臀部，向头部方向前推上身；

④大腿不要置于地面；

⑤伸展双脚，脚趾指向后方；

⑥做到图135所示的最终姿势。

（2）如果这样做也有一定难度，请参考第八节"辅助瑜伽"的变式Ⅰ（图153）。

效果：

这一姿势对于腰椎间盘突出或膨出、腰痛以及坐骨神经痛的患者十分有好处。骨盆处的血液更好地循环，因而保证了骨盆的健康。

71. 弓式（Dhanurāsana）（图136）

这一体式模仿张开的弓的样子，整个身体弯曲并以双臂握住，好似一只绷紧弦的弓。

技法：

（1）俯卧于地面，双腿并拢，脚趾指向后方，大脚趾、脚跟、双膝和双腿并拢。

（2）双臂贴于体侧，呼吸1~2次。

（3）呼气，弯曲膝盖，将双脚拉于臀部处。

（4）微微抬起头部和胸部，离开地面，左手抓住左脚踝，右手抓住右脚踝，以手掌和手指紧紧抓住脚踝。保持这一姿势，呼吸几次。

（5）现在呼气，抬起小腿和大腿使膝盖也离开地面，同时抬起头部和胸部，并离开地面。

（6）紧握脚踝，伸直双臂，将大腿向头部方向抬举。

（7）向后弯曲颈部，抬起下巴（图136）。

（8）保持这一最终姿势15~20秒，正常呼吸，遵循如下几点：

　　①肋骨和大腿不能碰触地面；

　　②不要压在耻骨上；

　　③将腹部附近区域向地面按压，增大双臂和双腿形成的拱形幅度。

（9）呼气，弯曲膝盖，胸部下降，放松脚踝，伸直双腿。头部和上身落下，平趴于地面。

注释：

不能并拢双脚者可以将其轻微分开来练习此姿势。这一体式的重要特征就是形成弓形并且平衡躯干于腹部，脊柱必须弯曲到最大程度，这样大腿、腰部和臀部才能得到锻炼。

效果：

这一体式使脊柱获得弹性并且改善腹部脏器。

体式 69~71 的整体效果

这一姿势中的脊柱内凹动作某种意义上是不寻常的，因为这种动作在日常生活中比较少见，它们通过向后弯曲身体，改善并锻炼脊柱和背部肌肉。这些姿势使脊柱更加年轻并且增强练习者的体力和活力，使练习者的动作更加灵活。对于患有垂肩、驼背、腰椎间盘突出、脊柱僵硬、风湿以及背痛的人，这些体式都是非常理想的姿势。同时，这些动作能扩展胸部，促进呼吸。

由于家务琐事繁多，妇女常常会向前弯曲脊柱，加强脊柱后部柔韧性，本部分的姿势会使脊柱前部得到更多的锻炼。上年纪的人也可以在不给脊柱带来任何损伤的情况下，方便地练习这些姿势。

随着这些姿势的练习，迟钝和沮丧会逐渐消失。在身体后仰的过程中，这些姿势能够带给练习者勇气、意志力以及精神力量。

72. 上轮式（Ūrdhva Dhanurāsana）（图 139、140）

这一姿势是弓式的颠倒形式，双手双脚着地，身体形成拱形。

技法：

（1）平躺于地面（图 80）。

（2）弯曲腿部，小腿垂直于地面，将双脚跟朝着大腿后部。以手抓住脚踝，进一步将双脚拉向身体。

（3）向头上方伸展双臂，双掌冲向天花板。

（4）弯曲肘部，反转手腕，将双掌置于肩部附近的地面上，手指指向双脚。双肘冲向天花板，五指伸展（图137），呼吸1~2次。

（5）呼气，上举背部和臀部，上提胸部，头顶着地（图138）。

（6）将双掌和双脚底部按压于地面，从地面抬起头部。以手腕和二头肌的力量抬起头部，以四头肌的力量抬起双腿，呼吸1~2次。

（7）呼气，内收脊柱和腰部，伸直双臂形成一个完整的拱形。

（8）向后仰头，看向地面。

（9）双脚跟抬离地面，从脚尖处着力将脊柱上推，收紧臀部，拉伸腹部脏器。现在，整个身体形成一个完整的拱形。身体不下降的情况下，拉伸脚踝并将脚跟落于地面（图139、140）。

（10）保持这一最终姿势5~10秒。开始时，呼吸会比较急促，但随着练习的增加，呼吸会逐渐趋于正常。遵循如下几点：

①将双掌和脚底按压于地面，将大腿后部拉向臀部方向；

②收紧臀部肌肉；

③内收膝盖并上提大腿；

④通过内收肘部来绷紧二头肌，双臂保持笔直的同时胸部得到很好的上提；

⑤内收肩胛骨，扩展胸部和肋骨。

（11）呼气，弯曲肘部和膝盖，下降身体。首先将头顶落于地面（图138），之后下落背部和臀部，呼吸3~4次。重复此姿势3~4次来获得动作更大的灵活性。

特别指导：

（1）开始练习时，从地面将头抬起并非易事。这种情况下，可以依照如下指导练习：

①将 13~15 厘米厚的木板置于地面；

②平躺于地面，双掌朝下按于木板的边缘之上，双手间宽度不要宽于肩宽；

③将头部置于木板之上（图 141）；

④从地面抬起大腿、背部以及臀部；

⑤双手稳定地按压于木板边缘，通过杠杆运动抬起胸部和头部（图 142 和 142a），身体形成一个拱形（图 143）。图 142 展示的是身体轻微抬起的样子，而图 143 则展示了身体完全抬起的姿势。形成了一个完整的拱形之后，如图 139 所示，脚跟即可落地。

（2）除了这样的支撑以外，如果你觉得抬起上身形成一个拱形都很困难的话，在上身下面垫起毯子或者枕头同时遵循上面①~⑤的所有步骤。背部有所支撑的话，身体更易抬起。

效果：

这一体式能改善脊柱，保持身体的柔软和灵敏性，同时赋予身体活力、能量和轻盈。

"特别指导"中所列的方法对于强健膀胱和子宫十分有益。它可以保持生殖和泌尿器官的健康。以这样的方法能加强腹部肌肉，疝气也因此得到预防。这一姿势缓解更年期格外明显的胸部沉重，同时还可以减去腰部脂肪。如果可能，所有这些方法都应当加以练习。

73. 双脚内收直棍式（Dvi Pāda Viparīta Daṇḍāsana）（图 146）

在这一姿势中，双脚、双手以及头部撑地，身体呈拱形，这是瑜伽练习者的问候礼。

技法：

（1）平躺于地面（图 80）。

（2）弯曲膝盖，将双脚置于臀部附近。

（3）弯曲双肘，翻转手腕，将双掌置于肩部附近的地面。如图 137 所示十指伸展，呼吸 1~2 次。

（4）呼气，从地面抬起臀部和背部，头顶置于地面（图 138）。

（5）上举右臂，将右手置于头后，保持肘关节和前臂着地。之后上举左臂，以同样姿势置于头后，交叉两手十指。如头倒立式（图 144）姿势一般，头部被形成杯子状的双手扣住。

（6）将双前臂向地面按压，抬起臀部，依次伸展双腿（图 145）。本图中，右腿已经伸直，左腿在拉伸的过程中。

（7）之后伸直左腿，与右腿呈一直线（图 146）。保持这一最终姿势 30~60 秒，正常呼吸。逐渐地，持续时间延长至 5 分钟。在这一姿势中，请遵循如下几点：

　　①保持双手、双肘和双前臂在地面上的稳固性；

　　②扩展胸部，收紧臀部肌肉；

　　③如果大腿没有适当抬起，双脚就会持续打滑；

　　④保持脊背和脊柱骶骨部分内收。

（8）依次收回双脚，松开十指，通过保持臀部的高举来保持身体的平衡。如图 138 所示，双掌回到双肩附近。

（9）呼气，上身降落于地面（图 137），背部着地平躺。

特别指导：

（1）如果脚底在地上总是打滑，可以用墙面来抵住双脚。平躺于距离墙面 1.2~1.35 米的地方，遵循上面描述的所有动作直到双脚接触到墙面。

（2）如果双肘打滑，请这样做：平躺于地面，头部靠向墙，双脚距离较远。拱起背部，依照"技巧"中所有的提示。做到图 144 所示的姿势，在此图中，双肘没有碰触墙面，但如果继续滑动，就应该抵住墙面，这一方法使背部形成更好的拱形。这两种方法都可以当作此体式的最终姿势（图 146）的准备练习。

（3）或者依照图 147 所示的过程练习：

①坐在一条比较矮的长凳上；

②向后弯曲身体，以双手抓住长凳的支腿；

③继续弯曲身体，直到头部几乎碰触地面，如果头部碰不到地面也没关系，必须向内推肩胛骨以扩展胸部；之后，随着练习次数的增多，头部自然会碰触到地面，或者头部下方可以放置一毯子支撑；

④弯曲膝盖，向内移动双脚，抬起头部；

⑤小心地将上身向双腿方向滑动，直到胸部后侧位于长凳之上保持一会，呼吸几次；

⑥抬起整个上身，将臀部向前滑离长凳，下滑身体并坐于地面。

（4）如果依照以上两种方法练习非常困难，请这样做：

①平躺于一个 30~45 厘米高的长凳上，或者躺在一张较矮的床上；

②在长凳边的地面上放置一块折叠的毯子，这样不会造成伤害；

③抓住凳子边缘下滑身体，直到头部碰触到下面的毯子或者头部悬空，扩展胸部（图148）；

④如果头部碰触到了地面，和支撑头倒立式（图149）一样交叉十指；

⑤保持这一姿势3~5分钟，放松双手，抓住凳子边缘；弯曲膝盖，从头部一点一点向下滑，直到整个身体都滑到地面上。

注释：

特别指导（3）和（4）对于初学者来说最为有效也最为安全。

效果：

这一令人喜悦的姿势可以使我们保持健康，扩胸动作能给我们一种幸福和喜悦感。改良后的技巧（图147和149）是专为那些情绪低落、体虚、敏感和情绪化的人所设计的，它能舒缓和放松神经，在更年期这一姿势更有用。不借助辅助独立练习的姿势（图146）对于女孩和青少年来说效果显著，因为它能够通过消除恐惧感，带来稳定的情绪，并且树立自信。

体式72~73的整体效果

女性经常出现的问题是伴有经常性的焦虑和低落的情绪，即使是那些看起来内心强大的女性，过了35岁以后，也常常会陷入这样的心理状态。这种变化是显而易见的，并且会导致战栗以及手脚冰冷等症状。

这两个姿势对以上问题是很好的解决方式，它们对于心理有神奇的效果。当借助某些辅助练习时，可以舒缓紧张情绪，放松神经系统，同时使大脑得到休息。虽然它们本身难度较大，但一旦掌握，会在保持身体柔软活跃、头脑灵活敏锐、意识清晰无瑕等方面起到巨大作用。

在身体层面，练习这些体式扩展了胸部，改善了呼吸和循环，缓解了骶骨和尾骨处的疼痛，脊柱会变得更柔韧、稳固和健康。

这些体式能带走迟钝和懒散，使女性更加愉快和勇敢，放松心灵，增强情绪控制力。

第八节　辅助瑜伽

Kuranti 是一种木偶，木制的小娃娃。木偶表演世界闻名，老少皆知。在辅助瑜伽练习中，练习者尝试通过一条悬绳来使自己做出各种姿势，好像自己是一个木偶一样。这里木偶操纵者和木偶是一个人，演出自己的木偶剧。

借用绳子来帮助练习瑜伽体式有很多益处，比较困难的姿势可以变得简单。如果觉得第七节的姿势以及肩倒立式或者犁式等姿势比较困难，可以借助这一节所描述的方法练习。这一方法对于大腿、臀部和腹部肥胖以及生产1~2次后肌肉松弛的女性尤其有效。

通过绳子运动，脊柱变得更加柔软，即使是很困难的姿势也变得轻而易举。身体感觉不到过度牵拉，随着不断练习，练习者会得到一种方向感。老年人可以练习辅助瑜伽并且不会伤到自己。

对绳子的要求：

（1）准备一条绳子，要求2.5厘米粗，便于抓握，4.8~5.4米长。如果你身高较高，绳子可适当再长些。

（2）绳子两端各打一个结，这样两端就不会磨损，之后把绳子两端通过打结连在一起，这样绳子就形成了一个圈，将结置于中心。

（3）将双层的绳子插入相距 60~75 厘米距离的两个窗栏之后，环绳两端都能够接触到你的臀部。保证窗栏足够结实，在你牵拉绳子做出各种姿势时，它们能够支撑你的体重。

（4）如果没有合适的窗栏来安置绳子，可以寻找墙上的两个坚固的吊钩，甚至可以在墙上打两个眼。两钩或两墙眼之间的距离确保 60~75 厘米，它们以及所使用的墙面必须是非常结实的，足以撑住身体的拉力。保证绳子是双股的，并且安全地置于钩子之上，在动作中没有滑离钩子的可能性。

（5）窗栏或者钩子应该高于头顶 60~90 厘米，这样当你脚尖着地向上伸展双臂和十指时，可以碰触到它们，有 2.5~5 厘米的误差没有关系。

（6）在绳子的两端得缠上一块软布，这样当你做动作时它不会伤到你的手。

（7）现在这一设备就可以随时使用了（图 150）。

（8）遵循下面所给的体式的顺序：这些体式经过挑选由易到难循序渐进，系统地训练身体各个部位。

74. 变式 I：眼镜蛇式（Bhujangāsana）（图 153）

技法：

（1）以山式（图 1）姿势站立于悬绳两端之间，背部冲墙，双脚离墙一定距离。确定你站在正中心位置，双脚并拢，双脚趾向前伸展。

（2）向外伸展双臂，双手掌朝前。双掌置于绳子两端的结上，紧紧抓住绳子，伸直双臂（图 151），呼吸 1~2 次。

（3）呼气，弯曲肘部，将上身弯曲至半站立前屈伸展式。膝盖绷直，双肘朝着天花板（图152a）。

（4）吸气，抬头，内凹脊柱，身体尽量伸向前方。抬起脚跟，通过伸直双臂身体立于前脚尖上（图152b）。伸直膝盖和肘部，双掌朝着地面，双脚前端紧紧扣于地面。

（5）呼气，收紧臀部并将臀部向前拉向地面方向，继续向下伸展上身，使身体做出完全内凹动作，看向上方。内收尾骨和骶骨，扩展胸部，腹部拉向胸部方向。双臂始终保持强劲的拉力，大腿保持稳固（图153）。

（6）保持这一最终姿势5~10秒，正常呼吸。

（7）呼气，上提大腿和臀部，脚趾稳定地按压于地面，抬起身体，来到图152b所示的姿势。

（8）弯曲肘部，将上身摆出半站立前屈伸展式的样子（图152a），直起上身回到山式（图151）。

（9）这些动作形成一轮姿势，一次练习应当进行4~6轮。

注释：

（1）如果双脚并拢很难完成动作，可以双脚分开20~30厘米来练习。

（2）确保双臂用力均匀。

（3）动作不要太快或太慢。

75. 变式 Ⅱ：眼镜蛇式（Bhujaṅgāsana）（图 156）和仰卧前屈式（Ūrdhva Mukha Paścimottānāsana）Ⅱ（图 157）

这一变式比前面的强度更大。当身体更加接近墙面时，脊柱下方得到更大的拉伸。这两个瑜伽体式组成一轮姿势。

技法：

（1）以山式（图 1）姿势站好，背部冲墙。向外伸展双臂，双手掌朝前。双掌置于绳子两端的结上，紧紧抓住绳子。脚跟和臀部贴墙，呼吸 1~2 次。

（2）呼气，向前弯曲身体，来到站立前屈伸展式（图 154）姿势，头部贴近膝盖，伸直两腿。

（3）吸气，抬头，脊柱内凹，向前推上身直到双臂打直。轻轻抬起脚跟，但用墙面将抬起的脚跟支撑。脚趾前端抓地稳固地站立于地面，向腋窝方向倾斜身体两侧，伸直膝盖和双肘（图 155）。

（4）呼气，收紧臀部并将臀部推向地面，这样可以拉伸臀关节和腹部。抬头，向上方看（图 156），遵循如下几点：

　①伸直膝盖和大腿；

　②扩展胸部，内收肩胛骨；

　③内收骶骨和尾骨；

　④伸直双臂，锁定双肘。

（5）保持这一姿势 5 秒，正常呼吸。

（6）呼气，上拉臀部和髋关节（图 155），低头，向腿部方向弯曲上身，伸直双臂，向内旋转手腕使两手腕彼此相对。

（7）将臀部向地面方向拉，这是仰卧前屈式Ⅱ（图157）的姿势。保持这一最终姿势5秒，正常呼吸，遵循如下两点：

①双脚紧紧压向墙面以使臀部降得更低；

②将头部、胸部和腹部更加紧密地贴向大腿。

（8）呼气，双手拉绳，抬头（图156），向后面的墙壁方向推臀部和大腿（图155），之后来到图154所示姿势，再回到山式，重复所有这些动作3~4次。

76. 变式Ⅲ：后仰支架式（Pūrvottānāsana）（图158）

技法：

（1）面墙站立，抓住绳子两端的环，脚尖碰触墙面，脚跟着地。

（2）头后仰，膝盖伸直，呼气，向后摆荡整个身体，保持脚尖按压墙面，双臂完全伸展（图158）。

（3）保持这一最终姿势5~10秒，正常呼吸，遵循如下几点：

①上提胸骨，头部尽量后仰；

②脊柱内凹；

③收紧臀部，伸展大腿；

④伸展腹部；

⑤双肘打直，双臂均衡用力。

（4）保持脊柱的弯曲，通过弯曲肘部来将身体形成的拱形抬起。吸气，通过身体的一次摆荡抬起身体，站回山式姿势，重复所有这些动作3~4次。

特别指导：

当离墙面较近距离站立时，若不能完成这一体式，可以面墙而站，距离墙壁 40 厘米。弯曲膝盖和脊柱；轮流伸直双腿碰触墙面（图159），之后做到图 158 所示的动作。起身时，双脚依次后退并最终站直。

77. 变式Ⅳ：**手臂上伸弓式**（Ūrdhva Hasta Dhanurāsana）（**图** 160）

这是一个比眼镜蛇式强度更大的姿势。

技法：

（1）以山式（图 1）姿势站立，背部冲向墙面，脚尖着地，足跟轻抬于墙面上。

（2）如树式（图2）姿势所示，双臂举过头顶，松开交叉的十指并抓住两端绳子，呼吸 1~2 次。

（3）呼气，伸直双臂和双腿，后仰头部并看向后方；通过双手在绳子上下滑、身体前顶使整个身体形成一个拱形，紧紧抓住绳子（图160）。

（4）保持这一最终姿势 5~10 秒，正常呼吸。这一变式比变式Ⅱ强度更大，遵循如下几点：

①伸展双臂来打开腋窝；

②双脚坚固地抵住墙面；

③如果双膝开始弯曲，就不要继续弯曲身体了；

④收紧臀部，脊柱收向身体内部，从腹股沟处到胸部上方，

整个身体前侧都要伸展；

⑤内收肩胛骨，扩展胸部；

⑥胸骨上提，头部继续后仰。

（5）呼气，紧紧抓住绳子，弯曲肘关节，抬起头。继续拉绳子，并将身体回撤；撤回身体的力量应当源自下腹部两侧。站回山式姿势。

（6）重复所有这些动作 3~4 次。

78. 变式 V：骆驼式 （Uṣṭrāsana）（图 161）

技法：

（1）如骆驼式（图 133）一般面墙而跪，大腿和膝盖碰触墙面，这是姿势 1。

（2）上举双手，稳稳抓住绳子，呼气，向后弯曲头部和上身，弯曲膝盖使其内凹。

（3）身体向后弯曲时，双手于绳子上滑动，但要保持紧紧地抓住绳子，呼吸几次。

（4）呼气，双腿向墙面推，收紧臀部，上提胸骨，后仰头部（图 161）。这是最终姿势。

（5）保持这一最终姿势 5~10 秒，正常呼吸。

（6）吸气，抬头，弯曲肘部，以双肘为杠杆抬起身体，回到姿势 1。

（7）重复所有这些动作 3~4 次。

体式 74~78 的整体效果

这些体式练习起来非常安全，由于绳子的作用，运动中脊柱不会受到突然牵拉而损害。这些体式对于腰椎间盘突出、背痛以及肩膀、颈部和腰部的疼痛、肩部和脊柱的风湿、肘部和腰部的疼痛、身体僵硬、驼背、腰部和臀部无力、胸部肌肉萎缩、胸部疼痛、胸部臃肿以及胸部发育不良等等，都有很好的治疗效果。

在这些体式中，由于胸部得到很好的扩展，我们吸入了更多的氧气。胸部肌肉和大腿肌肉得到改善，腹部更加强健。

79. 变式Ⅵ：支撑肩倒立式（Sālamba Sarvāṅgāsana）、犁式（Halāsana）及其变式（图164、166~172）

那些由于身体超重、背部扭伤或缺乏助手帮助而不能练习支撑肩倒立式和犁式的练习者，需遵循以下指导。绳子帮助提起身体，因而身体不会倒下，在颈部和肩膀处感觉不到身体的重量，上提身体时不会造成损伤。在绳子的帮助下，这些体式可以很容易地做出来。

支撑肩倒立式技法：

（1）靠近并面对墙蹲下身体，弯曲膝盖，腿部贴向胃部，如花环式（图45）。

（2）上举双手，抓住绳子。

（3）呼气，将臀部降于地面，上举双腿，双脚置于墙上；身体向后倾，背部和后脑勺贴于地面（图162），正常呼吸。

（4）呼气，通过用力拉绳子来将身体和臀部抬向墙面（图162a）。

（5）双脚向上攀爬，继续拉伸绳子，使身体更加贴近墙面（图163）。

（6）将双腿在墙面上伸直，拉伸绳子，来到肩倒立式（图164为侧面图，164a 为正面图）。

（7）保持最终姿势 3~5 分钟，正常呼吸，来到犁式（图 167）姿势。

犁式技法：

（1）臀部抵于墙面，从膝盖处弯曲双腿（图 165）。

（2）双脚着地（图 166）。

（3）伸展双腿；如果可能，放松绳子，使双手处于自由状态。由于背部、腰部和臀部受墙面支撑，它们无须任何努力即可抬起（图167），正常呼吸。

（4）用这一姿势抓住绳子，紧接着连续练习身腿结合式（图168）、双角犁式（图 169）、侧犁式（图 170）、单腿肩倒立式（图171）以及侧单腿肩倒立式（图 172）等姿势，所有这些姿势不抓绳子也都可以练习。

（5）抓住绳子，弯曲膝盖（图 165），身体下滑（图 162a，之后是图 162）。

80. 变式Ⅶ：仰卧前屈式Ⅰ（Ūrdhva Mukha Paścimottā-nāsana I）（图 173）

在第五节中，上面体式的一个变式已经被介绍过，平躺于地面，不能做到的练习者可以遵循如下指导：

技法：

（1）弯曲膝盖，以花环式（图 45）姿势面墙坐于距离墙面 30~45厘米处，抓住绳子，臀部下降于地面。

（2）呼气，抬腿，伸展双腿，置双脚跟于墙面。

（3）拉绳，呼气，伸展上身，身体前倾，头部置于小腿前侧之上（图173）。

（4）收紧腘绳肌，上身向双脚伸展。

（5）保持这一最终姿势30~60秒，正常呼吸。

（6）呼气，弯曲膝盖，双腿放下，放松绳子。

效果：

这一体式对于脐疝和腹部突出具有很好的改善效果。

辅助瑜伽的整体效果

以不同变式出现的所有这些体式都能帮助关节活动自如，脊柱处内凹，促进了这一区域的血液循环。

以这种方式练习的支撑肩倒立式及其变式，与第四节所提到的那些体式效果类似，练习者借助墙面和绳子可以精准地练习这些姿势。较之不借助墙面的独立练习，这样练习对女性减轻盆骨区域的压力和伸展盆内骨器官更加有效。

通过练习辅助瑜伽，练习者可以获得身体的活跃和轻巧，使运动的速度加快并且头脑敏捷。

警告：

臂膀处脱臼的患者应当避免这些体式。

第九节　体式和调息法：妊娠期

一般情况下，女性对于在孕期练习瑜伽体式和调息是十分恐惧和紧张的。因此，作者专门编写了这一部分来鼓励女性在孕期练习瑜伽，并且告诉她们哪些瑜伽体式是可以安全练习而且可以保证孕期、生产以及产后健康的。

这里提到的体式是简单易做的，它们不复杂，也非常安全。这些体式是专为准妈妈的健康而设计的，可以避免一些身体不适，如恶心、晨吐、便秘、肿胀、头痛、妊高症等等，还可以帮助消化，促进循环，帮助呼吸。这里列出的调息法主要是为了缓解孕妇的疲惫、精神紧张并且排除毒素，这样孕妇的精神和身体状态才能更加健康和愉悦。同时，本书中精挑细选的体式，可以保证给予婴儿在母亲子宫中最大的自由运动和生长空间，也能帮助孕妇最终自然顺利地分娩。

本部分中的图示动作是由怀孕 7~9 个月者完成的。练习这些体式时，既应遵循提示和技巧，也应参考图示。身体的弯曲程度取决于柔韧性、正确的动作和良好的呼吸。如果不能达到图示的弯曲程度，请参考书中所给的提示来加大动作幅度。

个人的问题和体质因人而异，设计出满足每一名女性个体需要的体式是不可能的，这里所给出的仅是适合一般健康女性的瑜伽体式。

因此，练习者必须具有正确的判断力，选择合适的体式练习。有的人可以不遵循书中所列的全部动作，自行选择能保证身心健康以及顺利生产的瑜伽体式。练习之后容光焕发可以证明动作的正确性；如果练习后觉得疲劳甚至精疲力竭，那么或者是动作错了，或者是练习时强度过大了，过度紧张也是非常不可取的。

日常瑜伽课程中的一些的瑜伽体式和调息法在孕期中也会被加以练习，但都是经过改良的动作。为了避免重复，本部分只给出那些经过特别改良的技巧。因此，想要做好一个姿势，练习者必须参考本书中相应体式中的一般技巧，同时认真学习这一节中所列出的提示和改良后的技巧。

警告：

（1）首先请阅读第十章（第二部分）孕期中的第 1、2 和 4 动作。如果你有习惯性流产的倾向，请避免练习第一节的站姿。

（2）在孕期中，做第一节的站姿时，不要通过跳跃来分开双腿。根据个人能力和体质，在怀孕六个月之前，所有的这些姿势都可以练习，之后，练习者可以自行判断继续练习哪些体式。

（3）弯曲或伸展不要超出个人能力。

（4）你的努力要集中在伸展脊柱上（图 179、180、181）。

（5）练习这些体式时要缩短持续时间，以避免疲倦。

（6）练习这些体式时，呼吸方面不应有任何束缚及中断感。在每一体式中，要保证横膈膜的柔软和自如，这样呼吸才会更加顺畅。

（7）在前面第二节中的前屈体式中，绝对不要向前弯曲身体并压迫到胎儿。相反，你应当保持脊柱内凹、胸部很好地上提，只有这样，胎儿在子宫中才能自由游移。

（8）练习这些体式时不要限制和压迫到子宫系统。

（9）舒适地练习这些体式并保护腹中胎儿。

（10）受孕三个月之后，才能根据指导练习这些体式和调息。

3. 三角伸展式（右侧姿势，图 4；左侧姿势，图 174）

提示：

（1）遵循第一节体式 3 中的技法，但不要通过跳跃来分开双腿。

（2）怀孕之前常练瑜伽者可以向体侧弯曲上身来手碰触脚踝。

ॐ

（3）刚开始接触瑜伽者，如果手掌碰不到脚踝，或者在尝试碰触过程中盆骨有挤压感，可以将手掌置于前小腿骨中部。

（4）向头部方向伸展从盆骨到胸部的前侧躯干，身体两侧保持平行。

（5）做任何动作时都不要屏住呼吸。

（6）怀孕前期持续时间可以为一侧 30～60 秒，孕后期可以减为 15～20 秒。

4. 侧角伸展式（右侧姿势，图 5；左侧姿势，图 175）

提示：

（1）遵循第一节体式 4 中的技法，但不要通过跳跃来分开双腿。

（2）先前练习过这一体式者，应该能比较容易地碰触到地面（图 175），如若不能，请遵循下面的提示（3）和（4）。

（3）取来一个木块（如图 177 所示）并放置于左脚外缘处，将左手掌置于木块上，这就在左侧大腿和左侧上身之间形成了一定空间，从而保证左侧盆骨和腹部不会压迫到大腿上，胸部也可以保持呼吸自如。

（4）右侧练习时，木块应当置于右脚侧面以使右手掌可以放置其上。

（5）保持这一最终姿势 15～21 秒，正常呼吸。

5. 战士式 I（右侧姿势，图 7；左侧姿势，图 176）

提示：

（1）遵循第一节体式 5 中的技法，但不要跳跃。

（2）如若不能如图 176 所示那样，弯曲膝盖至 90 度，将大腿轻轻抬起即可，不要将腹部压迫于大腿之上。

（3）如果呼吸沉重，就不要再抬头，只需看向前方即可；同时，保持双掌分开而不要贴在一起，这样做减少了胸部的过度拉伸和压力。

（4）将脊柱向头部方向伸展来避免子宫处的压力。

（5）如果呼吸困难，保持时间不要超过 10 秒。

（6）如果你已经患有高血压或有高血压的倾向，请避免这一体式。

6. 战士式 Ⅱ （图 8）

提示：

（1）遵循第一节体式 6 中的技法，但不要跳跃。

（2）保持盆骨向两侧打开，从而给腹中胎儿更大的活动空间。

（3）正常呼吸，两侧各保持 15~20 秒。

8. 半月式 （右侧姿势，图 10；左侧姿势，图 177）

提示：

（1）遵循第一节体式 8 中的技法，但不要将手掌贴于地面，而是将其置于木块上（图 177）。

（2）如果手掌贴于地面，脊柱就保持了倾斜的姿势，骨盆被挤压得很狭窄，这样对婴儿十分不利，因此，手掌应当置于木块上。

（3）当这一体式这样练习时，如图 177 所示，骨盆得到扩展，母亲呼吸得更加顺畅，婴儿的活动空间更加开阔。

（4）如果你觉得这一姿势难度很大，请遵循第一节体式 8 中的特别指导（3）和（4）。

10. 加强侧伸展式（图 178、179）

（1）遵循第一节体式 10 中的技法（1）～（5）（图 14、178），不要跳跃。

（2）上提骨盆，扩展和拉伸胸部。

（3）保持此姿势 10~15 秒。

（4）当向前弯曲上身时，上身应当和地面保持平行，以保证腹部没有压力。从尾椎到颈椎区域的脊柱应当向头部方向伸展，不要尝试去碰触膝盖。

（5）不要含胸。

（6）保持此姿势 5~10 秒，正常呼吸。

（7）之后抬起上身就此姿势进行另一侧练习。

（8）遵循第一节中的呼吸指导。

11. 双角式（图 16、17、180、181）

提示：

（1）遵循第一节体式 11 中的技法（1）～（5），不要通过跳跃完成姿势。

（2）不要如图 18 向下弯曲，但要向头部方向伸展脊柱，使之内凹，双掌着地（图 16、17）。

（3）保持 15~20 秒，正常呼吸。

（4）如果不能将双手掌着地，请尝试如下方法。

（5）将一个 12~15 厘米或更高的木块或盒子置于地面。

（6）此木块或盒子要位于体前 45~60 厘米，不要和双脚呈一直线。图 18 所示的姿势中手掌和双脚是呈一直线的，但在图 180 中双手是位于体前 15 厘米的地方的。在这一方法中，木块可以放置得更远一些来防止对腹部的挤压。

（7）将手掌置于木块之上并使脊柱内凹（图 181）。

（8）根据上半身的长度来调整双掌和双脚之间的距离，这样脊柱会得到拉伸，呼吸变得更加容易。

（9）保持 15~20 秒，正常呼吸。

（10）抬起上身，并拢双脚，不要跳跃。

效果：

这些姿势使身体动作更加自由，呼吸更加顺畅，能减轻身体僵硬、背痛以及腹部的沉重感。半月式（图 177）、加强侧伸展式（图 178）和双角式（图 181）对于缓解晨吐很有帮助。

警告：

如果有妊高症的征兆或者出现不正常的疲倦感，请避免站立体式。

16. 头碰膝前屈伸展式（图 182）

提示：

（1）坐于手杖式（图 23）姿势，但请在臀部之下垫一个折起来 8~10 厘米厚的毯子，这样可以保证臀部在上，双脚在下。

ॐ

（2）弯曲右膝，将右脚跟置于右边腹股沟附近，后拉膝盖，这样双腿之间的角度保持成一钝角。

（3）将一块手绢、布条或绳子围绕于左脚，以双手抓住它的两端。

（4）吸气，扩展脊柱并上提，尽最大努力内凹脊柱，后仰头部。

（5）保持 10～15 秒，正常呼吸，遵循如下几点：

①保持上半身朝着前方；

②从上身底部向上拉伸脊柱。

（6）吸气，抬头。

（7）放松双臂，但伸展的脊柱不要放松。现在伸展右腿至手杖式（图 23）姿势，弯曲左腿，从身体另一侧遵循技法（2）～（5），将指导中的左右方向互换。保持同样的时长，回到手杖式（图 23）姿势。

效果：

这一体式强壮脊柱和背部肌肉以及腰部，这样腹中胎儿可以得到很好的支撑。通过练习这一体式，尾骨的沉重感获得减轻。

23. 束角式（图 183）

提示：

（1）坐于手杖式（图 23）姿势，但请在臀部之下垫一个折起来后 8～10 厘米厚的毯子，这样可以保证臀部在上，双脚在下。

（2）遵循第二节中体式 23 的技法（2）～（9）。

（3）在这一姿势，臀部高于足部，双脚跟就不会贴近会阴（图 183）。

（4）练习者可以如手杖式将双掌置于臀部两侧，而无须抓住双脚。

（5）为了将这一姿势保持得更久，可以将背部抵于墙面，这样整个身体得到支持，背部不会感到压力。

24. 卧束角式（图38、39）

提示：

（1）遵循第二节中体式24的技法（1）～（5）。

（2）在孕后期，练习者可能会觉得下降上半身十分困难。这样的话，可以如图186所示在胸部和腰部之下垫两个枕头。下面的枕头横放，上面的枕头与之交叉（图186），头下也可垫一枕头。

（3）遵循第二节中体式24的技法（6）～（8）（图39）。

（4）由于这两个姿势是宁静舒适的，练习者可以保持任意长的时间。

25. 坐角式（图184）

提示：

（1）以手杖式（图23）姿势坐于一个折起来后8~10厘米厚的毯子上。

（2）遵循第二节中体式25的技法（2）～（3）。

（3）双掌保持手杖式的样子，上提脊柱。

（4）不要抓住脚趾，身体也不要前屈。

（5）这一体式可以通过上身倚墙来练习，这样脊柱始终能够得到支撑。

（6）只要没有紧张感，尽量以这一姿势久坐。正常呼吸。

（7）回到手杖式姿势，双腿伸直时不要前伸，依次弯曲膝盖并将双腿依次收回中心，这样腹股沟处感觉不到丝毫压力。

效果：

第二节的这些体式使生产更加容易，经常练习，产痛可以减到最小。排尿会更加容易，也可减少阴道分泌物。骨盆保持宽阔，为婴儿移动提供了空间，脊柱也更加强健。

30. 英雄式（图49）至32. 英雄轮转式（图54、185）

提示：

（1）遵循第三节中体式30的技法（1）~（3），在臀部之下垫一个折起来后8~10厘米厚的毯子，这样臀部就高于双脚。

（2）如果双膝并拢很难做到，为了避免压迫腹部，可以将其分开。

（3）就这一姿势保持尽量长时间，正常呼吸。

（4）遵循第三节中体式32的技法（2）~（5）（图185）。

效果：

英雄式避免了孕期中双腿的肿胀，防止静脉曲张。一块折叠的毯子抬起了上身，这样子宫就不会被迫下压，上举双臂使呼吸正常并使气息自如。

33. 卧英雄式

提示：

（1）坐于英雄式姿势（图49）。

（2）臀部之下垫两个枕头，下面的枕头纵向放置，上面的与之垂直。

（3）现在遵循第三节中体式 33 的技法（2）～（7）。

（4）在这一体式中，上身位于枕头之上，这样上身和头部的位置就高于大腿。双臂保持于体侧（图 57），或者如图 186 所示将其伸展于头顶。

效果：

这一体式能够缓解晨吐、便秘和肠胃胀气。

34. 坐山式（图 187）

提示：

（1）如英雄式所描述，以手杖式（图 23）姿势，坐于一个折起来后 8～10 厘米厚的毯子上（图 185）。

（2）遵循第三节中体式 34 的技法（2）～（6）。

效果：

这一体式能改善肾脏功能。这些体式使呼吸更加顺畅，对于缓解晨吐和便秘有很大帮助。练习这些体式能消除手部、腿部和脸部的肿胀。

38. 支撑头倒立式（图 70a、188、189）

提示：

（1）一直练习支撑头倒立式姿势的练习者，在怀孕之后可以继续练习，并可以不用辅助（图188、189）独立完成，如技巧B和C所描述。

（2）初级练习者在怀孕之后，练习头倒立式必须借助墙面（图65），或者请一位助手帮忙，如第四节中体式38技巧A（第11点）所描述的。

（3）正常情况下，头倒立式的练习在怀孕七个月前都是很舒适的，但是身材苗条的女性和一直练习此体式者，只要在上举和下降时没有困难或过分牵拉，就可以坚持练习直到生产之日，但不要大幅度跳跃。

（4）双脚不要并拢，如图188、189所示，双脚大脚趾尖并拢，双脚后跟分开。要是觉得并拢大腿也不容易，就可以如图70a所示将其分开。

（5）持续时间可为3~5分钟，应正常呼吸。

（6）如果胸部和心脏感觉沉重或者心率加快，请不要练习头倒立式。

（7）如果患有高血压或有高血压的趋势，请避免头倒立式及其变式。

39. 侧扭转头倒立式（图190）

提示：

（1）怀孕之后才开始练习瑜伽者，请避免此姿势。

（2）孕前一直练习并掌握此体式者，可以舒适地练习此姿势直到怀孕七个月。

（3）大脚趾并拢，脚跟分开。

（4）遵循第四节中体式39的技法（1）~（5），当身体向体侧扭转时，不要过分扭转从而挤压到腹部。意识应当集中在拉伸脊柱上，而不是过分注意扭转身体（图 190）。

（5）如果呼吸变得困难，就意味着扭转过分从而挤压到了腹部。

（6）保持这一体式 5~10 秒，正常呼吸。

40. **扭转头倒立式**（**图** 191）

提示：

（1）由于需要保持完美的平衡性，怀孕之后才开始练习瑜伽的初学者应避免此体式。

（2）怀孕之前已经掌握了这一体式的练习者，可以继续练习直到七个月。

（3）双腿不要分得过开。

（4）相对于扭转脊柱来说，保持脊柱稳固更加重要（图 191），大腿前侧不要碰触腹部。

（5）遵循第四节中体式 40 的技法（1）~（6）。

（6）如果呼吸困难，意味着扭转强度过大。

（7）保持这一体式 5~10 秒，正常呼吸。

效果：

这些体式有利于改善诸如严重呕吐、视力模糊、流血不止、白带异常、肿胀、静脉曲张以及抽筋等，同时还可以带来清晰的意识。

47. **支撑肩倒立式**（**图** 192、193）

提示：

（1）怀孕之前经常练习者，会发现这一姿势不用辅助也非常容易，如图 192 所示。

（2）遵循第四节中体式 47 的技巧 A，抬起上身。双腿不要并拢，而是分开 12~15 厘米。

（3）折起的毯子要比头部高度高出 5~8 厘米（详见第四节体式 47 特别指导 4）。

（4）这一姿势也可借助辅助来完成。请一位助手来抬起你的上身，将你的背部支撑于一条长凳的一侧（图 193）。

（5）如头倒立式所示，双脚趾并拢，脚跟分开。

（6）如果感觉舒适，以这一体式保持 3~5 分钟或者更长，正常呼吸。

（7）这一姿势在怀孕前七个月都可以轻松地练习。之后，如果胸部或腹部感到沉重，就应该放弃练习。如果练习这一姿势感觉很舒服，就证明这样做毫无害处。图 193 是练习者于怀孕九个月时所作的动作。

（8）练习结束时，下降身体不要过度牵拉或者动作粗鲁。下降身体时应当讲究技巧，不要惊扰到腹中胎儿。

效果：

这一姿势使大脑平静安详，能舒缓神经，促进胸部区域的循环，也可以有效改善孕期妊高症和静脉曲张。

48. 犁式（图 88、194、195）

提示：

（1）怀孕前三个月，双脚可以着地来练习（图 88）。

（2）之后，可以如图 194 或 195 所示，此姿势必须改进。图 195

所示的动作是两者之中比较舒适平和的一个。

（3）双腿姿势既可以如图 194 和 195 所示与地面平行，也可以抬得稍高来避免腹部压力（图 194a、195a）。

（4）如若感觉子宫受到挤压，双腿应分开 15~20 厘米。

（5）遵循第四节中体式 48 的技法（1）~（5）。

（6）这一姿势在怀孕前七个月都可以舒适地练习。之后，如果胸部感到压力或子宫感到被挤压，就要避免继续练习。

效果：

这一姿势舒缓了神经，保持脊柱稳固。这两个体式可以使准妈妈的健康保持完美状态。

52. 单腿肩倒立式（图 196）

提示：

（1）怀孕之前已经开始修炼瑜伽者可以练习这一变式，如若不然，请避免此姿势。

（2）遵循第四节中体式 52 的技法，但不要下落腿部于地面。搬一条 60 厘米高的凳子，将脚置于其上。

（3）腿部应当和地面保持平衡，不要下降得太低（图 196）。

（4）保持左腿与地面垂直，上提脊柱，下降的那条腿的腹股沟不要挤压腹部。

（5）保持 5~10 秒，正常呼吸。

效果：

这一体式加强脊柱，同时促进腹股沟和盆骨区域的血液循环。

55. 上莲花肩倒立式（图 197）

提示：

（1）这一体式是高级姿势，只有已经掌握此姿势的练习者才可以在怀孕后继续练习，初学者请切勿尝试。

（2）在怀孕前七个月可以安全地练习该姿势，之后，就不能再练习该姿势。

（3）这一体式还可以借助辅助练习，如图 193 所示，借助辅助练习肩倒立式，之后如莲花式一般交叉双腿。

（4）此姿势不必保持过长时间，时间长短取决于自身力量。

效果：

这一姿势可以强壮背部，扩展骨盆区域。

64. 巴拉瓦伽式 I（图 198）

提示：

（1）臀部底下垫起一个折起后 5~6 厘米高的毯子。

（2）双脚应低于臀部。

（3）遵循第六节中体式 64 的技法（1）~（6），不要后伸左臂去抓右上臂，而要依照图 198 所示动作来练习。

（4）上提上身，而不是将之继续扭转。

（5）这一体式在怀孕前期七个月内可以练习。

效果：

这一体式强壮下方脊柱，使腰部肌肉紧实。

契合法、摊尸式、调息法和冥想

提示：

1. 至于大契合法（图 210）、摊尸式（图 199）、调息法（图 200、201）和冥想（图 215）几个体式，这些体式都可以练习，直至分娩。练习这些体式可以舒缓准妈妈的神经并使之平静安详，从而令身体强壮健康，还可以带来心灵的健康快乐，使意识更加纯粹。

2. 事实证明准妈妈的身体健康状况和心态，都在很大程度上影响新生儿。这些体式为孩子日后能够发展至更高的道德和精神水平，在子宫中就已打下坚实的基础。

3. 虽然所有这些体式在整个孕期内都十分有益，但练习的重点应当是摊尸式、喉呼吸法 I 以及摊尸式中的间断调息法 I 和 II（图 200），因为这些体式可以舒缓和放松神经，使血压保持在正常范围内。

4. 练习这些调息姿势能最大程度缓解生产时的阵痛和牵拉，使孕妇更容易分娩。如果母亲知道如何放松，生产就会相对容易一些，它还能使母亲在生产之后迅速恢复体力。

5. 尽量经常练习深呼吸准备 I 和 II 以及摊尸式中的喉呼吸法 I，因为它们可以减轻疲惫感和疲倦，同时可以使胎儿移动更加自如。

6. 提示 5 可以以如下方式进行：

①从腰部到头部纵向放置一个枕头，这样胸部就可以和腹部保持同一高度，或者比腹部稍高。

②在头部之下放置另一个枕头或毯子从而使头部高于胸部（图 200）。在这一姿势中，从头部到骨盆的身体是一个倾斜的姿

势，避免了头部的紧张和胸部的沉重，使呼吸更加容易。

7. 当以坐姿练习调息法时，臀部下方应当放置一个折起后 8 ~ 10 厘米高的毯子，从而上提脊柱并防止子宫受到挤压。喉呼吸法 Ⅱ、太阳调息法、清理经络调息法以及冥想都应当这样练习。

孕期体式练习顺序：

1. 怀孕前期三个月内，除了第五节以外，所有的体式都可以照常练习。三个月之后，随着胎儿增大，练习的重点应放在强壮背部肌肉和脊柱上，从而避免腹部压力。

2. A：支撑头倒立式（图 70a、188、189）、侧扭转头倒立式（图 190）、扭转头倒立式（图 191）、三角伸展式（图 4、174）、三角侧伸展式（图 5、175）、战士式 Ⅰ（图 7、176）、战士式 Ⅱ（图 8）、半月式（图 10、177）、加强侧伸展式（图 178、179）、双角式（图 180、181）、支撑肩倒立式（图 192、193）、犁式（图 194、195）、单腿肩倒立式（图 196）、上莲花肩倒立式（图 197）、头碰膝前屈伸展式（图 182）、束角式（图 183）、卧束角式（图 38、39）、坐角式（图 184）、巴拉瓦伽式（图 198）、英雄轮转式（图 49、54、185）、卧英雄式（图 186）、坐山式（图 187）、摊尸式（图 199）。

B：冥想和调息（图 215、200、201）、摊尸式（图 199）。

练习 B 应当优先考虑与练习 A 分开练习。如果要一口气练习两套动作，练习 A 结束之后到练习 B 开始之前至少要间隔 15 分钟的时间。

3. 每天将 2 中的所有体式都做一遍是不可能的，因此每隔一天可以不练习下面动作：侧扭转头倒立式（图 190）、扭转头倒立式（图 191）、战士式 Ⅰ（图 7、176）、单腿肩倒立式（图 196）、上莲花肩倒立式（图197）、巴拉瓦伽式Ⅰ（图198）。

4. 怀孕之后才开始练习瑜伽者，如果觉得在怀孕期间掌握如上所有姿势非常困难，可以采取如下顺序：

A：支撑头倒立式（图65）、三角伸展式（图4、174）、侧角伸展式（图5、175）、战士式Ⅱ（图8）、加强侧伸展式（图178、179）、双角式（图181）、支撑肩倒立式（图193）、犁式（图195）、头碰膝前屈伸展式（图182）、束角式（图183）、坐角式（图184）、英雄轮转式（图49、54、185）、摊尸式（图199）。

B：深呼吸准备Ⅰ和Ⅱ、喉呼吸法Ⅰ、间断调息法Ⅰ和Ⅱ（图200）、摊尸式（图199）。

如上面第2点所提到的，如果可能，练习A和练习B应当分开来练习。如果不可能，两项练习之间最少应该间隔15分钟。

如果觉得支撑头倒立式、支撑肩倒立式以及犁式难度过大，或者缺少助手帮助，就可以放弃练习这几个体式，其他的体式练习起来都是比较安全的。

5. 每天应当练习两种调息法：

每周的第一天：深呼吸准备Ⅰ和Ⅱ（图200）、喉呼吸法Ⅱ（图213）；

每周的第二天：间断调息法Ⅰ和Ⅱ（图200）、太阳调息法（图201）；

每周的第三天：喉呼吸法Ⅰ（图200）、清理经络调息法（图201）。

每周的另外三天重复这一步骤，每一个调息法必须以摊尸式结束。

6. 每天应当练习两次摊尸式——早晚各一次。任何时候只要觉得需要放松休息，摊尸式就可以经常拿来练习。

7. 我们建议每天早晨练习冥想，或者在练习任何调息法之前练习（见第十六章）。

第十节　高级体式

编写这一部分的目的是想向读者展示，即使是最复杂、最高级的姿势也是在女性能力范围内的，女性朋友凭借自身特质完全可以攻克它们。人们通常认为结婚以后就不适合做一些复杂的姿势，或者认为上了年纪就不该继续练习这些难度较大的体式。然而我坚信，无论如何这些体式都是没有坏处的。相反，它们不仅能够使体内器官更加强健，同时能够帮助稳定情绪、清晰头脑，并且塑造我们泰然自若的性格。

这里所选择的动作都是以那些身体能力可及的动作为基础的，如通过挤压腹部来拧转身体的姿势，以双臂平衡身体的姿势以及大幅度的向后伸展。练习者应当再次认识到，相对于普通体式而言，越是强度大的动作，对整个身体系统越有更好以及更明显的效果。

由于本书针对的是所有年龄的女性，因此我没有给出这些体式的具体技巧，但是为了那些有求知欲并决心更进一步学习的读者，本书会将这些体式大概列出。

在掌握了本书的所有体式之后，读者可以参考我父亲撰写的《瑜伽之光》来练习这些高级体式。

下面就是本书将列出的高级体式：

81. 瑜伽睡眠式（Yoganidrāsana）（图202）

瑜伽睡眠是睡与醒之间的一种中间状态。在这一姿势中，练习者躺于地面，两脚在头后交叠，脊柱获得最大程度的伸展。腹部脏器内所有的器官都得到挤压、调理和按摩，身体在这一过程中得到休息和活力。

82. 公鸡上轮式（Ūrdhva Kukkutnsana）（图203）

Kukkuta 意为"公鸡"。本姿势模仿雄赳赳的公鸡，以双臂平衡身体的同时做出莲花姿势，这里脊柱再次得到大幅度的拉伸。这一体式可以形成强壮的手臂和健康的腹内脏器。

83. 侧公鸡式（Pārśva kukkutāsana）（图204）

Pārśva 意为"侧面"或"体侧"。交替在身体两侧练习莲花式时练习相同的一个动作。前面一个体式的效果已经强调过了，而这里脊柱向体侧方向的扭转，给内部器官更多的按摩，从而使之更加强健。

84. 孔雀起舞式（Pīñcha Mayūrāsana）（图205）

Pīñcha 意为"羽毛"，Mayūra 意为"孔雀"。这一体式模仿孔雀开屏，能够消除颈部、肩部以及肩胛骨的僵硬，具备倒立姿势所有效果。

85. 鸽子式（Kapotāsana）（图206）

　　Kapota 意为"鸽子"。在这一体式中，练习者模仿鸽子的形象，是双膝跪坐时的高难度后弯，能调节整个脊柱，扩展胸部，强健心脏、腹部和生殖器官。

86. 单腿鸽王式（Eka Pāda Rājakapotāsana）（图207）

　　这是一个难度很大的后弯姿势，模仿鸽王膨胀的胸部。一条腿后跪，另一条腿前屈。这一体式对脊柱下部、外阴区域以及泌尿系统都很有益处。练习该体式，内分泌腺得到更新鲜的供血，颈部和肩部最大限度地伸展，从而消除了任何僵硬。

87. 手倒立蝎子式（Vṛścikāsana）（图208）

　　Vṛścika 意为"蝎子"。这一姿势模仿高高翘起尾巴的蝎子。在这一体式中，身体依靠前臂获得平衡，脊柱向后弯曲从而使双脚碰触到头部，肺部空间得到扩大，腹部肌肉得到拉伸。头部是知识的来源，同时也是各种情绪，如气愤、憎恨、傲慢以及褊狭的根源。练习者将双脚压于头上，是为了使练习者领悟头与脚本质上并无区别，正如"自我"存在于全身各处。这一体式帮助形成谦卑和镇静的性情。

88. 舞王式（Naṭarājāsana）（图 209）

Naṭa 意为"舞蹈"，Rāja 意为"国王"。Naṭarāja 是"舞蹈之王"的意思，这也是湿婆大神的另一个名字，而这一美丽的体式正是为了纪念瑜伽的始祖湿婆大神。这一体式通过一条腿保持平衡，并从体后抓住另一条腿的脚趾来使身体形成环形，胸部的扩展和肩部的旋转可以防止肩部附近骨质的增生。

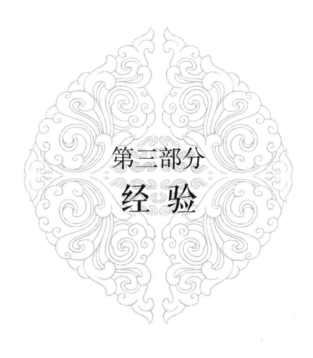

第二部分
经　验

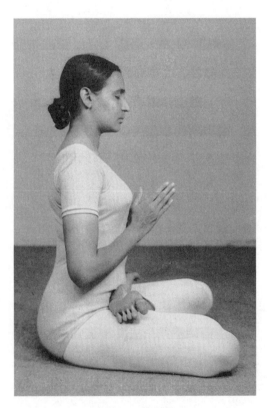

吉塔・S.艾扬格

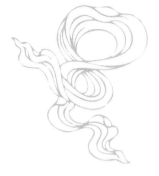

第十三章

进入平静状态

第十一节　契合法和摊尸式

本书大多数章节都是按照瑜伽体式和调息法来分类的，这一章探讨的是大契合法、六头战神式和摊尸式。摊尸式是瑜伽体式和调息法的一般体式。在摊尸式中，练习者得到身体的放松、安静的呼吸、神经系统的平和以及心灵的安详，所有这些都是调息法和冥想必不可少的。

大契合法通过支撑以提升脊柱的练习和腹部器官的收缩练习为目的。六头战神式教授感官的控制；从外部看，眼睛不看，耳朵不听，但是它们都集中在心灵内部审视——这使练习者脱离外在的世界深入到内在的自我。

这三个练习都是为调息法做准备的。练习者学习放松，获得基础的收束法并控制感觉器官，同时学习内观。

无论什么时候都要练习六头战神式和摊尸式，如果在睡前练习它们，会得到理想的睡眠。

89. **大契合法**（Mahā Mudrā）（**图** 210）

mahā 是"伟大"和"崇高"的意思，mudrā 是"封锁"或者"密封"的意思。在这个坐姿中，身体的主窍都被封住。通过用手指抓住脚趾并且拉伸的方式，脊柱得到了提升，对脊柱向上的拉伸有着强有力的支撑。这个体式可以在头碰膝前屈伸展式之前来练习。

技法：

（1）手杖式坐立。

（2）左腿保持伸直，弯曲右膝，把两条大腿外侧和小腿平放在地板上，把脚后跟靠近会阴部。弯曲的腿应该和伸展的腿保持直角。

（3）伸展双臂，用双手的大拇指、食指和中指钩住左脚的大脚趾。

（4）伸直两个手臂和肘部。

（5）紧握脚趾来提升躯干和伸展脊柱，通过保持这个姿势和把大腿压到地板上来进一步提高躯干。

（6）从颈部后部低头，直到下巴停留在锁骨中间的凹部。

（7）放松头和前额，不要束紧喉部（见第十四章，收颌收束法，第29~31），闭上眼睛。

（8）呼出肺部所有的空气，然后再深吸气。从肛门到横膈膜收紧腹部，并且向上伸展脊柱。保持最后的姿势3~5秒（图210），屏住呼吸，然后注意下面几点：

①保持胸腔的扩展；

②放松眼睛、前额、舌头和面部肌肉；

③注意不要让身体向右倾斜；

④加大动作的幅度来伸展脊柱。

（9）呼气，并且在呼气时放松腹部的压力而不要使脊柱下坠。吸气、屏息再呼气，完成这个循环，如此做5~8次。

（10）完成后，抬起头，睁开眼；伸直右腿，再回到手杖式（图23）。

（11）现在，伸直右腿并且弯曲左膝，重复上述动作2~10项。

（12）身体两侧练习时的屏息时间要一致。

效果：

通过练习大契合法，三种收束法——收颔收束法、收腹收束法和会阴收束法在某种程度上即可完成。

bandha是"束缚"的意思，它是身体的一些器官或者部位收缩和受到控制的行为。在收颔收束法中，通过把下巴锁到锁骨和胸骨顶部的凹陷处，脖子和咽喉收缩起来了。在收腹收束法中，腹部的器官被牵引向脊柱，横膈膜也被抬起。在会阴收束法中，肚脐到肛门的下腹部收缩，横膈膜上提，因此在阴道到肛门的部位被向上锁住。这三种收束法能帮助练习者较好地掌握本书中所描述的瑜伽调息方法。

大契合法有助于矫正子宫异位，能治愈白带增多、调理腹部的器官，还能缓解头痛、乏力、胸部灼热、眩晕和休克等症状。

《哈达瑜伽之光》这样称赞大契合法：大契合法的练习者不需要限制饮食，不论他是否有食欲，他的消化功能都很好。他可以像喝甘露一样地喝毒药，消耗性疾病（肺病–肺结核）、麻风病、消化不良、肝脏和脾脏的肿大会与他绝缘。

90. 六头战神式（Ṣanmukhī Mudrā）（图 211）

这个契合法（身印）是献给六个头的神兵领袖迦帝羯耶的。

瑜伽练习者封闭了感觉器官，审视内在的灵魂，这个契合法（身印）可以在任何时候练习。

技法：

（1）以莲花式（图 52）姿势坐好，保持脊柱垂直，头就像在脊柱上漂浮一样，放松前额的皮肤。

（2）弯曲双肘，把双手引向双眼，保持肘部和双肩在一条线上，用两个大拇指分别塞住双耳，使其与外部世界隔绝。如果大拇指引起耳朵疼痛，就用大拇指压住耳屏（耳朵口的凸起部）盖住耳朵。

（3）把上眼皮放下，轻轻闭上双眼。保持瞳孔正好在双眼的中间，不要使其上下移动。

（4）伸出食指和中指，把它们放在闭着的双眼上，使前两个指骨紧紧压住眼球。轻轻地压住，弯曲手指形成两个圆球，用中指和食指的第二个指骨处接触眼睛的外围，不要压迫角膜。

（5）把无名指的指端放在鼻端根部，靠近鼻孔。通过控制手指在鼻孔上，使得呼吸变慢。

（6）把小拇指放在上唇和鼻孔之间的部位，让它们感觉到呼吸规则地、有节奏地流动。

（7）对眼睛和鼻孔的压力在两边必须一致（图 211）。

（8）注意下面的要点：

　　①当眼球关闭和受压力时，向内审视；

　　②放松身体的皮肤，虽然躯干是垂直的；

　　③放松大脑。

（9）听耳朵中嗡嗡的声音，你的心灵会处于平静状态。

（10）尽可能长时间的保持这个姿势，然后轻轻地把手指从眼睛上移开，但是始终要闭上眼睛。放松堵住耳朵孔的大拇指，以便外部的声音不会立即碰到中耳。把双手放低，手背放在膝盖上。

（11）体验闭着的眼睛前面的明和暗、彩色的样式和耳朵里嗡嗡的声音，保持 1~2 分钟。当一切恢复安宁和正常时，轻轻地睁开眼睛，不要扰乱大脑的平静。如果由于眼部的压力导致视力模糊，再闭上眼睛，不要害怕。只有眼球上的压力太大，才会发生这种情况，因此，下次不要用太大压力。

（12）保持眼睛睁开和静止，直视前方，不要移动眼睛的角膜。把双腿从莲花式放松，慢慢地伸展。

（13）如果你累了或者虚弱时，可以在摊尸式中练习六头战神式。如果你不能做莲花式（图 52），就以任何姿势坐着做六头战神式。

效果：

感觉器官被导向内部，并被如此控制。呼吸是有节奏的，这使心灵放松，使人体验到快乐。六头战神式使大脑和神经系统放松，非常有助于消除愤怒、紧张、情绪失控、眩晕、眼睛发红、视力模糊和由于脑力工作导致的大脑疲劳。

91. 摊尸式 (Śavāsana)（图 212）

在这个体式中，练习者像尸体一样一动不动地躺着，心情平静安详。这个有意识的身心放松会去除所有的紧张，使身心充满活力，这个过程就像给电动汽车的电池充电一样。虽然这个体式看起来简单，但它却是最难掌握的。

身体和心灵是相互依存、相互渗透的。在内省的艺术中，它们是不可分割的。摊尸式是连接身体和心灵的，它连接体式和调息法，把练习者导向精神的道路。

技法：

身体的调整

（1）在地面上铺一张垫子，以手杖式（图23）姿势坐好。伸展放平臀部，使得这部分的肌肉不会紧张，尤其是腰部。

（2）躯干向后倾斜，通过将肘部和前臂置于毛毯上而开始降低躯干。

（3）在向地面降低脊柱时，使它成为一个凸起的形状，这样脊椎骨会一节节地靠近地面。在做这个动作时，不要移动臀部或双腿，躯干两侧应该从脊柱中心向身体两侧向外伸展。现在从脚后跟到头顶平躺在垫子上，臀部的肌肉不应该向骶骨移动。

（4）保持胸部放松，但是不要使它凹陷。

（5）现在放松双腿，把双脚从两侧降到地面，而不要破坏腿的姿势。

头部

（6）把双手向头部移动来调整头，把后脑勺放在地板中心上，不要让耳朵的背面向脖子移动，保持颅脑后部的中心像鹅卵石一样的凸起向下。注意下面的要点：

①不要使脖子和咽喉紧张；

②不要用下巴压迫咽喉。

眼睛和耳朵

（7）闭上眼睛，把上眼皮放下，但不要干扰瞳孔。

（8）保持耳朵和中耳放松，这可以通过放松下巴来调整。

胳膊

（9）肩胛骨向两侧扩展，但是保持双肩远离脖子，以便双肩在地面上平放。

（10）弯曲肘部，把两个手掌放在胸部。

（11）从肩窝向外伸展前臂，把它们放在地面上，注意不要破坏肘部的姿势。把前臂向上伸展到手腕，把它们放在地面上，使胳膊与躯干两侧成 15~20 度。注意下面的要点：

①如果身体两侧和双臂之间的角度比这个角度大，双肩会脱离地面并且收缩，这个收缩也引起脖子的紧张；

②如果双臂离躯干两侧太近，胸部的腋窝和上臂的内侧保持接触，这会阻碍胸部的扩展和放松。

（12）保持手指放松，手掌的皮肤保持顺受。

鼻子

（13）鼻子保持笔直，不要倾斜向一侧，保持鼻尖正对胸部的中心。

（14）呼吸的运动不应该妨碍躯干、四肢和大脑。

（15）保持摊尸式的最终姿势至少 10~15 分钟，注意下面的要点：

①放松前额、面颊、嘴唇、双手、躯干两侧、臀部和大腿的皮肤；

②保持全身的皮肤柔软；

③放松所有的肌肉；

④向地面降低骶骨两侧，使臀部得到放松；

⑤不要抬高腰椎太远离地面；

⑥脊柱附近的躯干两侧应该平衡地放在地面上；

⑦身体的一侧倾向于向一侧倾斜，注意不要犯这样的错误，两侧要平衡放置；

⑧把双肩胛安放在毯子上，不要下压它们，因为压力会引起

大脑的紧张；

⑨注意两个手掌要轻柔浅放；

⑩放松手指；

⑪放松面部肌肉的皮肤，这样就会放松感觉器官；

⑫感觉器官的任何扰动都会立即反映在面部，并且通过神经传遍整个身体，引起整个系统的紧张，要确定引起不适的来源，使其得到放松；

⑬如果大脑没有休息而是在思考，前额会从下巴向上抬起，就好像头和躯干是分离的；在做摊尸式姿势时，练习者必须训练不要产生过多的思维活动；

⑭如果大脑活跃，眼球会变得坚硬，无法聚光；

⑮把大脑和眼睛导向心灵中心；

⑯眼睛、心灵和大脑的相互联系是非常重要的，如果心灵游移，大脑向上移动，目光也变得不稳定，因此，务必要保持眼睛的稳定；

⑰把眼睛和耳朵闭合，把它们引向内部，在胸部的中心点融合它们，这样就不再受外部声音的干扰；

⑱把你的身体和心灵都交给土地母亲，这样你就安静和随顺了，这就是完全的放松。

呼吸

（16）不要做深呼吸，摊尸式的呼吸应该像平静流淌的河水一样精微、平稳和安静，这样心灵就会保持平静。

吸气时注意下面的要点：

①不要猛拉头部；

②不要使咽喉紧张；

③不要猛拉横膈膜；

④不要干扰躯干背面的肌肉；

⑤不要使胸骨或者胸部凹陷；

⑥不要使腹部膨胀；

⑦不要在吸气时手掌紧张；

呼气时注意下面的要点：

①呼气时放松大脑；

②不要让空气接触咽喉壁，以免引起不适；

③不要突然放松横膈膜；

④保持心灵随顺，让它注意呼气的动作，并且调控呼气；

⑤调整呼气的结果，使其有身体和心灵都消融于大地母亲的感觉，产生一种安详和自我合一的感觉。

（17）完全放松时，心灵不受任何打扰而能感受到一种内在的能量流动。这时是一种新的意识状态，没有任何的起伏，因此也不会消耗任何能量。练习者感到自己的身体好像被拉长了几厘米，这既是身体的自由，也是心灵的自由。

（18）尽可能长时间地保持这种完全放松的状态，从这个沉默的状态逐渐回复到积极的状态。不要破坏心灵的安宁，也不要突然摇晃身体破坏它的平衡。

（19）渐渐地把你的智力、心灵和感觉器官与周围的世界融为一体，这时它们三者已经融入一种寂静、福佑的境界。

（20）睁开眼睛，但是不要上下移动瞳孔。在和外部世界接触时，眼睛保持顺受，持续地经历这种安详的状态。

（21）现在转向右边，然后慢慢地起来。

注意：

要想使心灵变得平静，身体变得平衡，需要一些时间。通过持续的练习，你将学会缓解紧张而到达福佑的状态。一开始，练习者达到平静状态时往往会入睡，但是过后不久，就能学会到达这种状态而不入睡。

一开始，你或许会发现很难有意识地调节一切，但是渐渐地你就容易同时观察和调整一切，这时身体和心灵都会更快地进入状态。

不久，当练习者掌握了这个体式时，就会感到身体、智力、自我不再存在，自我得到实现。在这种状态下，外部世界虽然存在，但好像不存在似的。

特别指导：

（1）如果练习者得了感冒、咳嗽或者哮喘，放一个枕头或者一块折叠起来大约 8 ~ 10 厘米厚的毯子，这样头和背部可以在上面休息。通过这种方式胸部被提升，横膈膜保持在比胸部略低的位置，这样能轻松呼吸（图 200）。

（2）如果一开始很难放松眼睛，在头上裹一块柔软的黑绷带或者布条，盖住眼睛、耳朵和后脑勺，布条应该纵长叠四层。

效果：

《哈达瑜伽之光》第 I 章第 32 节中讲道：摊尸式就是练习者像尸体一样躺在地面上，这样能去除疲劳，达到平静。

练习摊尸式时，身体的皮肤、肌肉和神经都得到了放松。从身体里散发出来的能量被转向流入身体内部，因此，能量得到了驾驭而不是被驱散。

摊尸式就像在活着的状态下经历死亡，身体、心灵和言语在一刹那停滞住了。这个体式也被称为僵尸式，因为练习者体验到粗身和细身都像尸体一样，虽然练习者的身体变得像尸体一样，但是灵魂处于一种纯净的状态。

摊尸式使人充满活力和精神焕发，它有助于身体和心灵在经历长期严重的疾病后复原。哮喘病人和那些患有呼吸系统疾病、心脏病、精神紧张和失眠的人，会从中获得很大的益处，因为它放松神经，平静心灵。练习摊尸式能得到充足和良好的睡眠，并且不会做梦。它不是仅仅平躺仰卧，而是一种冥想的状态。摊尸式是对内在世界的控制，向神圣存在的臣服。

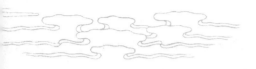

第十四章

调息法练习提示和建议

开始阶段

1.《哈达瑜伽之光》第Ⅱ章第1节中讲道：瑜伽练习者在精通瑜伽体式后，应该按照古鲁的指导来练习调息法。不仅要控制自己的感官，还要始终遵循营养和适量的饮食规律。

本书中给出了一些简单的调息法变式，并附有详尽的提示和技巧。为了避免受伤，练习者在开始练习前应该认真研究它们。

2.《哈达瑜伽之光》第Ⅱ章第15节中讲道：正如驯服狮子、大象和老虎这样的野兽要缓慢、逐步地进行一样，呼吸的练习也是如此，也要缓慢逐步地进行，否则就可能伤害练习者自身。

系统而定期地练习调息法，在你的练习中认真注意下面的精细描述。

3. 首先，初学者应该掌握瑜伽体式，从而获得对身体的控制。在开始调息法前，4~6个月的体式练习是必需的。那些掌握瑜伽体式技巧慢的练习者，或许需要更长的时间。

个人卫生

4. 调息法应该在早晨洗漱完，大小便后练习。

5. 便秘患者可以毫无后顾之忧地练习喉呼吸法 I、间断调息法和太阳调息法，但是不能练习屏息法。这不会影响她们的健康。

6. 如果在练习调息法时，练习者感到肠部蠕动，应该在结束这套练习后再上厕所，然后再继续调息法练习。不论任何情况下都不应该压抑肠部的活动。

食物

7. 最好在空腹时练习调息法。如果不能，可以在开始练习前喝一杯茶、咖啡或者牛奶。

8. 可以在练习调息法一小时后吃饭，饱餐后至少四小时后再开始练习调息法。

时间

9. 最佳的练习时间是清晨日出前或者晚上日落后。如果觉得时间不合适，练习者可以在做完体式后或者任何方便的时间来练习。

10. （1）如果先练习调息法，那么至少在半小时后再练习体式。

（2）如果先练习体式，那么在间隔至少 15 分钟后再练习调息法。在这种情况下，练习调息法的时间可以少于先调息（后体式）的时间长度。

（3）如果你在练习体式后感到身体疲惫，那么就只练习喉呼吸法 I。当感到疲惫时，不要强迫肺部做调息法。

（4）最好在每天的固定时间来练习调息法，这会给练习者以最大的益处。

地点

11. 练习地点应该通风、清洁、无蚊虫骚扰，练习的地面应该平坦。

体式

12. 按照瑜伽文本记录，练习调息法时，要坐在一张毯子上或者一张鹿皮上。

13. 至善式（图48）、英雄式（图49、50）或者莲花式（图52）这三个体式中的任何一个都可以选择来练习。

14. 选择上面姿势中任何一个，都能给你带来身体稳固和精神安定。体式应该做到身体上稳固、精神上放松，和瑜伽经中的"姿势必须稳固舒适"一致，达到"练习调息法必须要有稳定、放松的姿势"。

15. 莲花式（图52）是最佳的体式，因为双腿交叉支撑身体稳固和平衡。莲花式姿势很容易保持脊柱垂直和心灵敏锐。脊柱底部和会阴要离开地面，给人的感觉是身体无重，心灵则处于安定和沉思的状态。在做调息法时，躯干的根基变得轻松，使胸廓部位能自由扩展。身体保持紧致、有自制力、超然世外，使我们在做调息法和冥想时能导向自己的内心。姿势不应该破坏调息法的过程，如果发生这种情况，以比较放松的坐姿练习，直到莲花式熟练掌握。

16. 在练习调息法时，面部的肌肉、耳朵、眼睛、颈项、双肩、双臂和大腿变紧，或被拉伸，保持这些部位完全放松非常关键。

17. 无论你选择什么姿势做调息法，注意脊柱被适当拉伸、内凹，身体保持直立。

18. 双腿应该一动不动就像树根一样，这样上面的躯干才能保持稳固和强壮。向脊柱的方向拉伸大腿，以支持身体保持正直位置，注意身体的重心不要落在大腿上。

19. 维持尾骨和脊椎互相平衡，保持它们和地面合适的角度，这样躯干就不会向前或向后倾。

20. 坐在座位上，躯干在肛门和会阴之间保持平衡。

21. 向上，即往头部的方向一节一节拉伸椎骨，伸展脊柱。从尾椎到脊椎顶部的拉伸，要感觉像一步一步地爬梯子一样。首先矫正脊柱的位置，然后调整身体其他部位。

22. 通常，骶骨会下垂，这会影响能量在脊柱底部的流动。因此，练习者必须把它收回、抬升，这样就翻转了下垂的力量。腰椎塌陷，将导致胸椎凸出和胸部塌陷，这必须通过观察和创造腰部与胸部之间的空间来矫正，使躯干垂直向上拉伸。胸椎通常是凸出的，这样可以保持双肺落在胸腔里。必须保持背部内凹，这样内部的器官才能良好的运作。颈部必须略微向后，然后向上伸展，这样才能达到身体协调，思虑集中，否则，容易懈怠。脊柱有天然的弯曲，必须保持正直而没有不当的凹陷和凸出，因此能量和生命力量可以在全身自由流动。

双肩

23. 肩胛骨的下部应该向胸部内压，并且要离开脊柱，这样会扩展胸腔。

24. 双肩应该离开脖子向两侧扩展，不应该过于紧张，也不应拉向两耳部。

胸部

25. 收紧并且卷起背部的肋骨，以便胸前的肋骨抬升和扩展，为肋间肌肉伸展和扩张胸部创造空间。

26. 胸骨应该从最下端被抬起。

27. 浮肋应该向两侧扩展，以便胸隔膜能轻松地移动。

28. 练习者必须学着向上扩展肋间肌肉，并且在吸气时向两侧扩张，在呼气时向中间放松。做这些动作时，不要用力过猛或幅度过大，也不要突然收缩或蜷曲。

收颔收束法（Jālandhara Bandha）

29. 以坐姿练习调息法时，收颔收束法是基本的。Jala 指"网"，Bandha 指"束缚或约束"。这个收束法调节血液和生命能流入心脏以及脖子和大脑的腺体里。

30. 做收颔收束法时，脖子和咽喉收缩，下巴保持在锁骨和胸骨顶部的凹口处（图213）。自从掌握了支撑肩倒立式后，这个收束法就容易练习了。那时练习者不应强迫颈部的肌肉使下巴接触到锁骨，但应该尽可能使脖子在舒服的情况下向下低垂。

从身体的观点看，在练习调息法时，收颔收束法能预防对心脏的压力。从心理的角度看，收颔收束法有着更深远的意义。大脑被认为是小我的所在，做收颔收束法时，大脑下垂，这样就减少了练习者在做调息法时大脑的主导作用。大脑向自己的灵魂致敬，而这个灵魂则是宇宙灵魂的一部分。呼吸变得平稳和微妙，练习者就进入了无我的状态。

在吸气时，头有抬起的倾向。做调息时，每一次吸气都应该注意不要抬头。

31. 头应该从颈背向前垂下，同时胸骨应该被抬起。在低头时，不要塌陷胸部。

眼睛

32. 眼睛应该完全闭合，但是不要紧闭。眼皮应该轻轻地合上，眼皮对眼球的压力也应该非常轻。调息法时睁眼会影响练习者，引起眼睛灼热。

33. 双眼应该向内看，注视细微的动作。如果瞳孔向前额的方向转动，思虑的过程就开始了。因此，瞳孔应该聚焦在本我的所在之处。

34. 为了保持眼睛的稳定而不过于紧张，练习者必须掌握六头战神式（图 211）。

耳朵

35. 放松鼓膜，如果它们收缩或者紧张，下颚也会收缩，太阳穴也会绷紧，在这种状态下练习调息法会引起头晕头痛。

36. 练习调息法时，聆听吸气和呼气的声音。声音应该平缓、清晰、稳定和长久。呼气和吸气应该有相同的速率和节奏，声音应该悦耳。在练习的整个过程中，耳朵应该保持灵敏，一旦声音变得起伏或者刺耳时，可以马上纠正。有时过猛的或太用力的吸气会引发炎症和流血，务必注意并纠正这些现象。

鼻子

37. 调息法必须仅仅通过鼻子来练习。有一些变化的形式可以用嘴来完成，但是本书中没有涉及，因为它们对一般的练习者来说效果不明显。

38. 分隔鼻腔的鼻中隔（由骨骼和软骨组成）应该始终保持笔直。在练习中，不应该因手指向左或向右而使它倾斜。

39. 黏膜应该柔软，而不应该紧张到使吸气和呼气的感觉能够被觉察。如果黏膜粗糙而坚硬，充足的空气不能够通过，这反映在肺部，使它们变得缺乏活力。

40. 在吸气和呼气时，黏膜随着气流来调整。吸气时，黏膜被向下揉动；呼气时，黏膜被向上揉动。这必须在鼻子上正确和巧妙地调节手指，也要保持黏膜的柔软和敏感度。

舌头

41. 舌头应该放松，放在下颚上。舌头倾向于接触上颚，但是这个习惯必须被打破。如果舌头没有放松，唾液在口腔中积累，这就会阻碍呼吸的流动。

42. 开始时，唾液确实会渗出。只有在呼气后才能吞咽唾液，不能在呼吸过程中或吸气后吞咽唾液。

口腔

43. 不要紧闭牙关，从上颚放松到下颚，保持双唇放松。

44. 放松咽喉。

双臂

45. 从肩关节窝处放松双臂，使它们保持松弛。

智慧手印

46. 放置手腕背面在两膝上，大拇指和食指的顶端连接成一个圆圈，放松其他三个手指。（通常在智慧手印出现时，这三个手指被伸展。然而，在做瑜伽呼吸时，它们应该保持放松。）智慧手印是知识的表示，它象征个体灵魂（食指）和至上的神（大拇指）的结合。这个手印表明至上知识的体验（图214）。

47. 放在膝盖上的手应该处于智慧手印，手指要放松。手掌应该保持柔软，手腕背面应该放在大腿上。

手指

48. 在做调息法时，调整在鼻孔上的手指，并最好把指甲剪掉。在做太阳调息法和清理经络调息法时，通过右手手指认真操纵鼻孔来控制气流。

向手掌内弯曲食指和中指，使它们放松。连接大拇指、小拇指和无名指的指尖，使其形成一个圆圈，弯曲右臂的肘关节，抬手臂，把手指带到鼻子上。

当用手指按住鼻子时，向外弯曲右腕以便鼻子不承受它的重量，不要向内弯曲手腕。

通过大拇指顶端的轻柔压力来控制右鼻孔，左鼻孔靠无名指和小拇指来控制。把指端放在鼻腔软骨的地方，鼻骨下面一点的位置（图214），两个顶端应该在同一个水平线上。

大脑

49. 在练习调息法的整个过程中，保持大脑冷静、放松，同时也

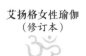

要保持机敏。放松头皮和大脑，让大脑成为信号的接收者和控制者。

50. 大脑的功能是密切地观察呼吸的微妙运动、调整和身体的动作，把信息传送到需要调整的身体部位（此时它发挥的是控制者的功能），并且把各个部位所做的调整收集起来（这里它发挥的是接收者的功能）。

51. 问题在于怎样保持大脑放松而又机敏地执行这些动作，毫无疑问这两个特性是相互矛盾的。然而，在做调息时，通过日常坚持不断的努力可以轻松地调节和执行这两个看起来相互矛盾的动作。

一旦学会，练习者不需要额外的能量来完成它们，因为它们已成为自然而然的动作，大脑、躯干、胸部和心灵都自发地起作用。

呼吸调控

52. 《哈达瑜伽之光》第Ⅱ章，第18节讲道：练习者应该通过调控呼吸来慢慢地学习吸气、呼气和屏息，这样练习者才能成功。呼吸不应该急促或用力过大。

53. 在练习调息法的开始阶段，练习者不应该过于严格地计算呼吸的长度或屏息的时间。练习者必须用数月甚至数年把身体训练成上所描述的那样，达到完全平衡和稳定。练习者还必须把呼吸练得柔软、平缓和安静，这意味着练习者必须提高呼吸的质量。反过来，呼吸的质量提高会使练习者毫不费力地延长呼吸，这样练习者就延长了呼吸的长度（数量）。对练习者更重要和有益的是正确地做几组呼吸，而不是严格控制呼吸的长度。

54. 呼吸应该稳、长和共振，并且要有节奏。如果节奏或声音改变了，就表明练习者的忍耐度到极限了，那么练习者当天就应该停止练习调息法，否则就对身体有害。如果进行超过自己限度的练习，脑细胞和整个身体也会变得紧张。如果音量提高了，大脑会受到刺激，这些都是过度练习调息法的表现。因此，练习者必须学会平衡调息的质量和数量。

55. 练习者应该首先通过下面的方法明白自身调息的限度：假设一轮呼吸包括吸气10秒，呼气10秒，练习者可以这样循环做5分钟。不久，当练习者发现呼吸不到10秒，并且吸气和呼气的声音都已经改变时，就意味着练习者必须停止这一天的练习。这是一个危险的信号，过度的调息练习对肺脏和心脏都有害，练习者在调息练习后不应该有喘不上气的感觉。

56. 在第十五章中将提到各种调息法给出的最低数目的呼吸回合。由于个人的能力不同，这个数目有细微的差别。一些人可以毫不费力地比别人做更多的回合，而一些人或许觉得最低数目对她们来说都太多。练习者应该明白，个人的能力只能通过练习来增强肺部的功能。因此，练习者应该先在最低数目的回合中达到平稳，并且注意保持呼吸的数量和质量。

57. 吸气和呼气的长度要相同。然而，开始时会有一些变化，练习者要渐渐地纠正。假如你吸气用10秒，呼气用8秒，那么应该通过练习调整为吸气和呼气各用9秒。有些人吸气长，有些人则呼气长，必须缩短长的来适应短的，以达成两者时间相同。当吸气和呼气时间相同时，再通过增加相同的时间来延长吸气和呼气。注意前额、颈部、咽喉和胸部都不要有紧张感。

58. 当以坐姿进行到调息法的最后一个呼吸回合后，用来调控呼吸的右手应该从鼻腔中放下，以智慧手印放置在膝盖上。收颌收束法中弯下的头不应该立即用力抬起，眼睛也不应该突然睁开。

完成调息法练习后，做至少 5 分钟的摊尸式，这样在通过呼吸练习得到的泰然和安静才能被保持下来。

经期练习

59.（1）如果练习者在经期练习，喉呼吸法Ⅰ及间断调息法Ⅰ和Ⅱ会有助于她们消除疲劳，也可以阻止经血过度流出。

（2）处于青春期的年轻女孩应该练习喉呼吸法Ⅰ和Ⅱ以及间断调息法Ⅰ和Ⅱ，因为这些练习可以增强体力，使情绪稳定，心灵平和。

（3）根据练习者可支配的时间，也可以练习调息法的一些变式。建议在 20 岁后练习太阳调息法和清理经络调息法，而不是 20 岁前，因为这会使女孩看起来早熟。

孕期

（4）在孕期，各种形式的调息法都可以练习。喉呼吸法Ⅰ以及间断调息法Ⅰ和Ⅱ尤其有助于缓解紧张，使分娩变得容易。

（5）关于细节可以参考第十章和第十二章第九节。

产后

（6）产妇产后应该从喉呼吸法Ⅰ以及间断调息法Ⅰ和Ⅱ练起。

（7）产后三个月，练习者可以练习本课程介绍的所有形式的调息法。

绝经期

（8）在这一时期，练习喉呼吸法Ⅰ和Ⅱ，间断调息法Ⅰ和Ⅱ，还有太阳调息法，这些都可以舒缓神经、平和心灵。

（9）如果你患有潮热病，不要练习喉呼吸法Ⅱ和清理经络调息法。

（10）当你变得强壮和健康时，要逐渐地练习本书中描述的各种不同的调息法。

提示

（11）冠心病患者，只能练习喉呼吸法Ⅰ。

（12）高血压患者，不要练习喉呼吸法Ⅱ。

（13）低血压患者，这里提到的所有形式的调息法会对患者有很大帮助。

由于错误练习导致的不良后果

60. 如果肺部和胸隔膜用力过度的话，呼吸系统会受到伤害。

《哈达瑜伽之光》第Ⅱ章第16、17节中讲道：如果正确练习调息法，所有疾病都能消除。错误的练习会导致很多疾病发生，如打嗝、哮喘、咳嗽、眼痛、耳痛和头痛。

调息法的效果不仅能在练习者的身体上体现，还表现在精微的层面上。

正确练习的益处

61. 正确练习调息法后，大脑会变得冷静，心灵将变得平和而愉快，身轻如燕、神清气爽，胸部变得强壮。

62. 《哈达瑜伽之光》第Ⅱ章第19、20节中讲道，通过调息法练习，练习者的神经会被净化，可以体会到下面的效果：身体变得苗条，容颜焕发光泽，胃动力更强，听到内在的声音，获得健康的福祉。

63. 经过定期和长期的调息法练习，练习者的心灵、情绪和官能都会得到提升。由于心平气和，练习者会坚定不移，因而聚精会神的能力会提高，练习者将成为一个不再为纷繁的情绪和思想所左右的人。

64. 练习调息法可以使人明辨是非、收获真知，思维和行为都变得清晰和纯粹。正如体式一样，调息法也是通向冥想的一块基石。

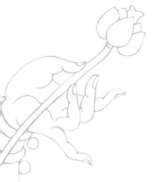

第十五章

瑜伽调息法练习技巧和效果

第十二节　调息法和冥想

在掌握了第十一节的内容后，可以按照第十四章中给出的提示开始调息法的练习。在讲解正确的深吸气和深呼气的技巧前，介绍两个开始深呼吸的准备阶段。建议在进一步练习前，先开始这两个阶段的练习。

虽然呼吸对所有人来说是一个自然的过程，但是令人吃惊的是，很多人的吸气和呼气都是错误的。因此，应该首先掌握调息法的基础——正确的吸气和呼气。调息法的一些变化方式可以在之后轻松地学习。

1. 正常的吸气

正常呼吸时，中部的肋骨比顶部和底部的肋骨要扩展得更大；胸腔尽可能充分而自然地扩张和伸展，而不造成对大脑、肋间肌和横隔膜的紧张和压迫；胸骨被抬升。

2. 正常的呼气

横隔膜保持柔软，这样就不会强制使用肺部和胸部肌肉来进行呼吸。

3. 正常的屏息

屏息就是吸气与呼气以及呼气与吸气之间的间隔。它是一个自然的过程，人们不自觉地做着这些动作。

4. 深吸气

深吸气是逐渐从底部到顶部有意地扩张胸腔，使其像喷泉一样从下向上往四周扩展，这是一个有意识的充分呼吸。在深呼吸时，不要使腹部膨胀，而要保持它和脊柱连接，胸腔像小山一样隆起，而腹部则像峡谷一样凹陷。

5. 深呼气

深呼气时，气息要慢慢地、深深地平稳流出，使其与胸部的释放同步。为了深呼气，顶部的肋骨和胸隔膜被控住，然后有节律地放松。然而，在呼气时胸骨不允许凹陷。

一、深呼吸的准备

阶段Ⅰ：这里的重点是深呼气的技巧

技法：

1. 以摊尸式姿势躺在毛毯上（图212）。

2. 把肺脏里的空气全部排出。

3. 做一次正常的吸气，注意下面两点：

   （1）不要用力吸气；

   （2）注意在吸气时头部的位置不要移动。

4. 收住横隔膜，然后慢慢地、有节奏地、静静地、深深地呼气，注意以下几点：

（1）不要一下子呼气或者用力呼气；

（2）呼气直到肺部排空，而腹部的器官放松；

（3）注意呼气的长度是吸气的 2~3 倍；

（4）呼气结束时，会有一个小停顿，表明呼气完成。

5. 这是一个回合，每一次重复 15~20 个回合，然后以摊尸式放松。

阶段 II：这里的重点是深吸气的技巧

技法：

1. 以摊尸式躺在毯子上（图 212）。

2. 把肺脏里的空气全部排出。

3. 慢慢地、平稳地、深深地吸气，注意下面两点：

（1）随着空气的进入，逐渐地从浮肋到肋骨顶部来扩张胸腔；

（2）不要收紧喉咙，也不要从喉咙中发出摩擦的声响；

（3）保持胸骨挺起；

（4）不要使腹部的器官膨胀；

（5）使空气从底部到顶部充满肺部，注意吸气是呼气的 2~3 倍长；

（6）吸气结束时，会有一个小停顿，表明吸气完成。

4. 正常地呼气，不要用力。虽然是正常呼气，瑜伽练习会很自然地使呼气略微加深。注意下面两点：

（1）不要过于急切呼气；

（2）不要使胸部凹陷。

5. 这样完成一个回合，每次重复 15~20 个回合，然后以摊尸式姿势放松。

效果：

这两种呼吸为肺部进行深入的调息法练习做了准备。阶段 I 对患有高血压、冠心病、精神紧张、头痛、偏头痛和绝经期潮热的人有缓解作用。阶段 II 是低血压、抑郁症、自卑症、恐惧症、活力低下和身体虚弱患者的福音。

二、喉呼吸法 I （Ujjāyi Prāṇayāma I）（图 212）

Ud 指上游或者级别高，也指扩张或者充气，是力量的象征。Jaya 指胜利、征服或者抑制。做喉呼吸法时，练习者像一个英雄或者征服者一样，把胸腔和肺部完全展开。

技法：

1. 以摊尸式姿势躺在毯子上（图 212）。

2. 把肺脏里的空气全部排出。

3. 放松横隔膜使其变得柔软，收缩腹部器官，保持其与脊柱连接，不要对胸部施加任何压力。胸腔会和腹腔分离，不要用力压迫腹部的器官。

4. 慢慢地、安静地、深深地、稳定地吸气。

5. 从浮肋到胸腔顶部边缘把空气完全填满肺部，这就叫作深吸气。注意以下几点：

（1）保持身体的其他部位放松；

（2）让腹部保持峡谷一样凹陷，胸腔扩张充满空气；

（3）当肺部充满空气，再也容纳不下任何一点空气时，练习者会经历一个 1~2 秒自然的停顿；

（4）肋骨不要塌陷，胸隔膜收住后不要突然放松；

（5）保持胸部卷起而不要使喉咙收紧。

6. 慢慢地、安静地、稳定地、有节奏地呼气，如果呼气太突然，身体就会震颤。

7. 安静并且完全地呼气，直到把肺部空气排空。

8. 这样就完成一个回合。开始时，做 8~10 个回合，然后再逐渐地增加到 15~20 个回合。完成最后一个回合后，以摊尸式开始正常的呼吸。

喉呼吸法 I 的呼吸

吸气：

（1）用鼻子呼吸，感到呼吸接触到上颚。如果是令人舒服的呼吸，声音就像音节 "sssa"。如果喉咙感到不舒服，会引起咳嗽，肺部也不能正确地充满空气；（2）在吸气时，先充满肺的下部，然后是中部，最后是上部，不要使胸部的肌肉膨胀。吸入空气与张开胸部应该是同步的；（3）从胸骨到躯干两侧，同时向上从浮肋到胸腔顶部扩张或伸展肋间肌肉，这样胸部就能够被完全扩张；（4）略微地向前部的肋骨方向抬起背部的肋骨；（5）像一朵花儿开放一样轻轻地从中心向外扩张胸部，吸进来的空气的压力作为离心力；（6）吸气和伸展扩张胸腔应该同步；（7）吸气后，头和下巴倾向于抬起，注意避免这样做；（8）吸气时，保证乳房顶部以下的肋骨抬起和扩展。通常，由于乳房的重量，肋骨间的肌肉不会有效地张开。

呼气：

（1）在呼气前，保持大脑、咽喉和感觉器官放松，排出的空气会从喉咙的底部发出"huuum"的声音；（2）不要突然放松肋间肌肉和胸骨。通过鼻子轻轻地呼气，不要让咽喉紧张。呼气开始时，顶部的肋骨保持稳固。只有在练习者进入呼气的中期时，才能放松顶部的肋间肌肉；（3）吸气会引起横隔膜某种紧张感，向两侧伸展以消除紧张感，并且使其柔软，横隔膜的压力会压迫心脏；（4）在呼气时，不要突然地放松胸部，腹部的器官应该和脊柱保持平行；（5）呼气时，不要压迫躯干的两侧。胸腔应该慢慢地、逐渐地排出空气，像落日后莲花闭合花瓣一样以向心力从四周向中心收缩；（6）呼气时不要让胸腔向内收缩；（7）吸气和呼气都应该有意识警觉地练习。

注意：

身体虚弱或者肋骨软弱的练习者，在做摊尸式前应该在肩胛下方放一块叠起来有8～10厘米厚的毯子。毯子应该从腰椎延伸到背部，这样胸部就能被抬起而腹部的器官保持在较低的位置。头下应该垫一块毯子以便头比胸部略高，这样就有助于横隔膜自由地发挥作用，而且不会造成头部的紧张。这种方法对那些靠近胸骨的肋间肌肉不能抬起或伸展的人是有用的，对于不能扩展胸部的初学者，这个方法也是理想的（图200）。

效果：

这是调息法的基础，对所有的练习者都有益，因为它能使肺部充气，调节神经系统。体式中的支撑头倒立式和支撑肩倒立式都是理想的体式。同样，喉呼吸法Ⅰ是其他调息法中的理想方式，即使其他调息法因时间关系无法一一练习，那么应该不断地练习这个调息法。

练习这个调息法能够放松神经系统，使游移的心灵变得稳定，缓解疲劳和胸闷，还能产生生命的能量；呼吸无力、呼吸障碍、呼吸短促都可以通过练习得到治愈。

三、间断调息法（Viloma Prāṇayāma）

Vi 意为"否定"，loma 是"头发"的意思。间断指逆着头发，或者逆着事物的自然顺序。

间断调息法（图200）有两个变式，第一个通过间断的吸气来完成——这是阶段Ⅰ；第二个通过间断的呼气来完成——阶段Ⅱ。

阶段Ⅰ

技法：

1. 以摊尸式躺下（图212），必须按摊尸式的技巧描述正确练习。

2. 呼气，排空肺部空气。

3. 通过两则鼻腔吸气，感觉空气接触到外膜。按照喉呼吸法Ⅰ关于吸气给出的所有指导练习，但是记住在这里吸气是有间隔的。

4. 吸气2秒，屏息2秒；再吸气2秒，屏息2秒，然后继续这个过程直到肺部被充满。

5. 最后一次吸气后，屏息3~5秒。

6. 按照喉呼吸法Ⅰ给出的指导，慢慢地、深深地呼气，不要停顿，直到肺部的空气被排空。

7. 这样就完成了一个回合。开始阶段，练习6~8个回合。渐渐地，回合数目可以增加到 15~20 次。

8. 完整的间断调息法回合，阶段 I 如下：（1）吸气–屏息；吸气–屏息；吸气–屏息；吸气–屏息（最后一次屏息比之前的长一些）；（2）没有停顿地完成呼气。

9. 在第一个两秒吸气后，胸腔扩张和伸展，横隔膜保持稳固。屏息时，练习者不要放松胸腔、横隔膜和胸骨，这对每一次吸气都有好处。屏息不应该对大脑造成压力和紧张，屏息时腹部不应该膨胀。

10. 这个调息法也可以以坐姿练习——至善式（图 48）、英雄式（图 49）或者莲花式（图 52）。然而，练习者应该首先掌握摊尸式中的练习。

11. 坐姿时，保持脊柱挺直。低头，做收颌收束法（第十四章）。按照上面的技巧练习。

12. 通常，一般的女性可以做 4~5 次屏息。不久后，当吸气的时间增加时，屏息的时间也增加。然而，所有间断的吸气和屏息应该有相同的时间，不要一个长，一个短。

13. 开始时，练习者会发现很难做每个回合的屏息。因此，可以先做一轮间断调息法，再做一轮喉呼吸法 I（深呼吸），也就是说，这两个调息法应该交替进行。每个调息法的回合次数要一致。然后，练习者必须一次做完所有的间断调息法的回合。

阶段 II

技法：

1. 在完成阶段 I 的练习后，练习者可以进行 1~2 分钟的正常呼吸。

2. 呼气，排空肺部的空气。

3. 慢慢地、稳定地、深深地、有节奏地吸气。在完成吸气后，停顿一会儿，注意下面几点：

（1）不要抬头；

（2）保持胸骨抬起；

（3）保持横隔膜稳固，这样你就不会一下子呼气。

4. 呼气2秒，停顿2秒；然后再呼气2秒，停顿2秒。继续这样做，直到肺部的空气被完全排空。

5. 做完最后一次呼气后，屏息2~3秒，这样就完成一个回合。

6. 开始时，练习6~8个回合，逐渐地增加到15~20个回合。

7. 间断调息法的整个回合，阶段Ⅱ如下：（1）完成吸气；（2）呼气-屏息；呼气-屏息；呼气-屏息；呼气-屏息等等。

8. 每一次屏息，胸部要保持稳固，但是不用扩胸或者收缩。完成呼气后，放松头、胸部和横隔膜，然后再开始吸气。

特别指导：

（1）如阶段Ⅰ提到的，阶段Ⅱ也可以以坐姿练习，但是只有在掌握摊尸式中的练习后再来练习。

（2）坐姿练习时，要练习收颌收束法，否则会对心脏造成压力，按照上面提到的技巧练习。

（3）吸气（阶段Ⅰ）和呼气（阶段Ⅱ）停顿的次数应该相同，阶段Ⅱ中间断的呼气和屏息应该平均分配时间。

（4）这里也一样，如果练习者很难一次完成间断调息法阶段Ⅱ的几个回合，阶段Ⅱ和喉呼吸法Ⅰ可以交替地练习，要做相同的数目。不久后，阶段Ⅱ的所有回合必须一次完成。

效果：

间断调息法阶段Ⅰ在血压低时非常有效，但是两个阶段都可以练习，因为它们没有害处。如果在深呼吸时，心灵没有达到泰然，这两个阶段可以达到这个状态。

间断调息法可以治疗呼吸短浅、哮喘、肺结核和糖尿病，同时对心灵的效果尤其明显，这个调息法对情绪不稳定的女性来说很理想。

四、喉呼吸法Ⅱ：

喉呼吸法Ⅱ（图 213）和Ⅰ相似，但是这里是以坐姿且伴随屏息来练习的。

技法：

1. 以至善式、英雄式或者莲花式姿势坐好（图 48、50、52）。

2. 保持脊柱挺直，抬起胸骨，低下头，练习收颌收束法（第十四章）。

3. 手掌朝上把手腕放在膝盖上，手掌做智慧手印式（图 214），手指保持放松（第十四章第 46 和 47 小点）。

4. 闭上眼睛，向内审视（图 213）。

5. 慢慢地完全呼气。

6. 通过鼻子做一次慢慢的、稳定的深吸气。上颚壁能感觉到空气的流入，发出"ssssa"的声音。舌头保持放松，放在下颚上。

7. 像本章开始时提到的伸展和扩展胸腔，使肺脏充满空气。

8. 屏息 3~5 秒，注意以下几点：

   （1）保持腹部的器官向脊柱牵引，脊柱向上拉伸；

   （2）不要使大脑、眼睛和太阳穴紧张；

   （3）横隔膜应该稳固。

9. 放松对腹部器官的压力。慢慢地、深深地、完全地呼气，注意以下几点：

（1）不要突然放松肋间肌肉、胸骨和横隔膜的压力；

（2）1～2秒呼气后，再逐渐地放松它们，否则心脏和肺脏会受伤。

10. 再次吸气前，等一秒（正常的屏息），这样就完成了一个回合。

11. 喉呼吸法Ⅱ的整个回合如下：

（1）吸气——完全和充分

（2）屏息——3～5秒

（3）呼气——完全和充分

（4）正常的屏息——1秒

12. 如上所述，再次吸气，然后用5～10分钟时间练习几个回合，屏息的时间应该增加到3～10秒。

13. 在完成最后一个回合后，正常地呼吸，保持这个姿势一段时间。然后，慢慢地抬头，静静地睁开眼睛，再以摊尸式躺下。

特别指导：

（1）如果练习者很难在每个回合都做屏息，那么交替练习喉呼吸法Ⅱ和喉呼吸法Ⅰ的回合，每个要练相同数目的回合。掌握这个后，再一次做喉呼吸法Ⅱ的所有回合。

（2）如果你不能从特别指导（1）解释的方法中恢复过来，那么就练习本章开始讲到的正常吸气和呼气的回合，指导你充满活力地去做喉呼吸法Ⅱ的回合。

效果：

喉呼吸法Ⅱ能起到化痰、增进食欲、治疗水肿、增强耐力和舒缓神经系统的作用，该调息法能使人充满勇气，消除恐惧。

五、太阳调息法（Sūrya Bhedana Prāṇayāma）

sūrya 指太阳，Bhedana 来自词根 "bhid"，指刺穿或者穿过。鼻子右边的神经叫作 Piṅgalā Nāḍi 或者 Sūrya Nāḍi（三条经脉之一太阳脉，阳脉，即人的右脉）；左边的叫作 Iḍā Nāḍi 或者 Candra Nāḍi（三条经脉之一月亮脉，阴脉，即人的左脉）。

练习太阳调息法（图 214）时，练习者通过右边鼻孔吸气，左边鼻孔呼气。

技法：

1. 以至善式、英雄式或者莲花式姿势坐好（图 48、50、52）。

2. 从尾椎到颈椎向上拉伸脊柱，保持躯干挺直上提。

3. 从颈椎背部低头，练习收颌收束法（第十四章，29～31 点）。

4. 闭上眼睛，向内审视。

5. 手掌朝上把左手腕放在左膝盖上，手掌做智慧手印式，手指保持放松（图 214）。

6. 从肘关节处弯曲右臂，如第十四章第 48 小点讲到的调整手指，将它放在鼻子上。

7. 用大拇指尖轻轻地按右鼻孔，这样通道保持半闭状态，不要把大拇指从鼻子上移开。用无名指和小拇指闭上左鼻孔，这样空气就不能进入。慢慢地吸气，把整个肺脏都充满。

8. 在完全吸气后，用大拇指尖轻轻地压住右鼻孔，现在两个鼻孔都被堵上了，等一秒。

9. 把左鼻孔上的手指部分放松，通过这个鼻孔呼气，呼气要缓慢、稳定和完全。

10. 这就是一个回合，开始时至少完成 3 个回合。然后，做 8~10 个这样的回合，随着经验的增加，渐渐地增加次数。

11. 太阳调息法的整个回合如下：

（1）通过右鼻孔吸气；

（2）短暂地停顿一秒来调整手指在鼻子上的位置；

（3）通过左鼻孔呼气。

12. 在完成最后一个回合后，放下右臂，以智慧手印式把手放在右膝上。保持一会儿，通过这个练习使人心平气和。然后，轻轻地抬起头，睁开双眼，以摊尸式躺下。

13. 在练习这个调息法时，必须注意以下几点：

（1）当手指在鼻子上时，鼻中隔不应该因手指的压力而偏向一边。当右鼻孔被堵住时，鼻中隔不应该偏向左侧；当左鼻孔被堵上时，它不应该偏向右边；

（2）不要把大拇指或手指从半闭的鼻孔上移开；

（3）手指和大拇指在鼻子上的压力应该通过这个方式控制：形成一个狭窄的通道，让空气缓慢而稳定地通过。然而，这个通道既不能太窄也不能太宽。开始时，调整呼吸通道使练习者轻松呼吸。随着练习的推进，使它变得窄些。

特别指导：

（1）如果右鼻孔由于感冒或者其他原因堵塞时，可以左鼻孔吸气，右鼻孔呼气，这就是月亮调息法。

（2）如果你患有偏头痛或者一边头发沉，可以用同一侧鼻孔呼气，另一侧吸气。

效果：

由于通过手指控制鼻孔，空气进入得更缓慢和稳定。因此，空气在肺脏比练习喉呼吸法时充得更满。

这个调息法练习提高消化功能，使大脑清醒，增加人的活力，对患有震颤、眼睛发炎、恐惧、不安、白带过多和经血过多的人有益处。

六、清理经络调息法（Nāḍī Śodhana Prāṇāyāma）

nāḍī 指管状器官（经络），它能把能量传到全身，Śodhana 指清理。清理经络是为了净化血管和神经，使它们更有效地发挥作用。

在掌握了太阳调息法和喉呼吸法Ⅱ后，再练习清理经络调息法。清理经络调息法是瑜伽调息法中一个比较难的变化方式。刚开始练习时，练习者会有出汗、体温轻微升高和震颤的现象。在掌握之后，上述的现象就会消失。

技法：

1. 以至善式、英雄式或者莲花式姿势坐好（图48、50、52）。

2. 从颈椎背部低头，练习收颌收束法（第十四章第29~31小点，图214）。

3. 以智慧手印式把左手掌放在左膝上（第十四章第47小点）。

4. 抬起右手，按照第十四章第48点中提到的调整手指在鼻子上的位置（图214）。

5. 稍微地放松大拇指端，但是不要把它从右鼻孔中移开。通过半闭的右鼻孔充分呼气，开始清理经络练习的回合。

6. 现在，通过右鼻孔慢慢地、稳定地、有节奏地吸气，保持左鼻孔闭合。

7. 把肺部充满空气。

8. 在充分吸气后，用大拇指端堵上右鼻孔。放松其他两个手指，微微地打开左鼻孔，通过半闭的左鼻孔慢慢地、稳定地、有节奏地呼气。排空肺部的空气，但是躯干不允许松垮。

9. 停一会，然后通过同一个鼻孔慢慢地吸气，保持右鼻孔闭合。

10. 在完全吸气后，闭合左鼻孔，通过减轻大拇指的力量部分打开右鼻孔来呼气。这样就完成了一个回合。

11. 再次通过右鼻孔吸气，继续下一个回合。开始时，至少完成 3 个回合。然后，用同样的方式做 8~10 个回合，逐渐地增加数目。

12. 清理经络调息法的整个回合如下：

（1）通过右鼻孔吸气；

（2）通过左鼻孔呼气；

（3）通过左鼻孔吸气；

（4）通过右鼻孔呼气。

13. 在完成最后一个回合后，通过右鼻孔充分吸气，从鼻腔上移开手指，把手掌放在右膝上。保持安静一会儿，然后慢慢地仔细地抬起头，睁开眼睛，以摊尸式躺下。

特别指导：

（1）太阳调息法第 13 条技法中提到的所有指导，也都适用于清理经络调息法。

（2）避免突然猛拉颈部或者睁开双眼，通过调息练习而产生的神经安定不应该被搅乱。感受六头战神式（图 211）所描述的内心的平和与安静。然后，慢慢地睁开眼睛。

（3）不要强迫做吸气和呼气，也不要产生起伏、粗糙的声音。

注意：

（1）吸气的声音应该有节奏而平稳。如果它不规则，大脑会受到影响，因此，声音必须通过手指控制。

（2）如果练习者口渴，慢慢地、一点一点地喝水，在内心深处可以感到清爽，吸气应该带来相似的感觉——肺部可以感到空气的出入。

（3）深呼吸时，吸气和呼气分别产生"sssssa"和"huuuum"的声音，但是在清理经络调息法时，声音虽然不响亮，但是鼻黏膜可以感觉到。

（4）在清理经络调息法时，手指在鼻腔上的放置和手指熟练的掌控，以及鼻腔的反应起着重要的作用。每一个动作都必须被谨慎且细微地审查，保证手指的压力、空气流动的声音和肺部的扩张正确到位。

（5）屏息的变式，吸气屏息和呼气屏息在此没有被当作技巧来描述，对一般的练习者是够用的。致力于深入学习的练习者，可以参考《瑜伽之光》和《调息之光》。

效果：

清理经络调息法对身体和心灵的效力比太阳调息法还大，它能提高意志力、决心和定力，同时还能进一步帮助练习者控制感官，导向自觉。

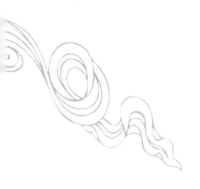

第十六章

冥　想

冥想的性质

第三章已经解释了冥想到底是什么，本章不再赘述。然而，体验远非语言可以描述，必须亲身经历方可知。不品尝不知糖之甜，而这种香甜又是语言难以表达的。本书这一部分意在使练习者体验到冥想的神奇，或者真正经历到语言所难以描述的境界。

在冥想修炼中，身体往往被认为是无关紧要的，这完全是一种错误的想法。我们的身体正是我们的伐诃纳（Vahana）——战车。没有这辆战车，我们不可能经历任何事，正是我们的身体将我们带入自我毁灭或自我实现。功能差劲的战车是不可能把它的主人带到任何地方的。因此，当我们的战车——身体，不能正常工作时，我们往往处在人生旅途的十字路口。当身体虚乏、衰弱或疼痛时，冥想就变得遥不可及，而我们首先要做到的是在瑜伽之路上开始远行前，通过练习瑜伽体式和调息法来把身体调理好。

　　健康的身体是冥想的第一步，它是这一旅程的开端。旅程的终点是"大我"的实现。在旅程两端之间是各种中转站——精神完善、智慧成长以及自我认知。在实现终极目标之前，必须要分别完成每一个小目标。在旅行中，我们看到各种景色并储存在记忆里，同时新的景色又在前方等待我们。同样的，自我实现的过程包含了不断的寻觅——从追求身体的完美到"终极目标"的实现。在这一旅程中，我们应以内省的目光观察所有微小的细节。

　　瑜伽八个分支的前四个——禁制、劝制、体式和调息法——是准备阶段，都和冥想艺术息息相关，密不可分。下面两个分支——制感和执持——也直接和冥想紧密相连，从而进一步迈向三摩地。然而，冥想这一阶段是语言所不能企及的。它是一种超越语言的哲学，必须亲身经历才能体会。冥想不为时间和空间所拘束——我们可以在任何时间、任何地点感受冥想的力量。冥想的准备活动要从基础做起。

　　创作文学巨著要从字母学起，冥想的开始也是貌似微不足道的，但最终却能达到终极喜悦。

　　瑜伽的前四个分支带给我们巨大的收益：健康、洁净、道德约束、情绪稳定、勇气、精神平和以及注意力集中。身心的洁净把练习者引导至对精神的追求，从而为执持、冥想和三摩地的修行打下基础。

　　下面给出冥想的一种安全的技巧，我们应当以平静的身心每天练习5~10分钟，之后，练习时间应当延长。每天的冥想时间应当是一样长的，清晨是最好的练习时间。冥想练习应在调息之前，这是因为心灵在开始阶段是清新自由、无欲无忧的。如果先练习了调息法，之后瑜伽体式就可能损伤肌肉和神经，并且打乱平静的状态。若冥想之后再练习调息法，注意力就会集中在呼吸的流动和节奏上，从而忘记身体上的疼痛。冥想之后，应当立即跟进调息法。

技法：

体式

1. 以至善式、英雄式或者莲花式姿势静坐，其中莲花式最好（图52）。

2. 任何姿势的静坐冥想并不意味着这个姿势可以呆板而软弱无力，应该完全调整到冥想的阶段，即使是轻微的头痛也会使我们不舒服，这样会妨碍进行好的冥想。精疲力竭和放任松弛的身体是身心迟钝的征兆，这样会导致心智疲乏和懒散，此状态下的冥想会走向黑暗。生机勃发和敏锐机警的身体是纯净、明亮心智的表现，因此在冥想时，只有保持身体充满生机和敏捷，纯净状态下的冥想才能产生心灵的光芒。

脊柱

3. 挺直灵敏的脊柱会使人处于机敏的状态，竖直和强有力的脊柱有助于人聚精会神——心灵能够抵制不良的思想。

4. 脊柱正确的姿势是核心的要点。按照第十四章中第17~21条的姿势指导练习，脊柱可以控制身体。

头和大脑

5. 接下来的一个重要因素是头和它的位置。躯干不应该感受到头的重量，脊柱也不应该如此，这种感觉就像头是一个毫无重量的物体漂浮在脊柱上。头应该和脊柱保持在一条直线上，并保持固定不左右摇摆。练习者应该感觉仿佛有一根线从房顶垂下系在头顶中央，大脑的位置应该类似。瑜伽把大脑分为两个主要部分——前脑和后脑，前脑思维外部的世界，思维的过程从这里开始，我们应该称这部分为主动或创造性的大脑。当自我和心灵不受外界的刺激影响而变得内向时，大脑的后半部就会起作用，我们应该叫这个部位为冥想的大脑。在冥想时，前脑和后脑应该被调节到平衡状态。

喉咙

6. 当心灵受到外部的影响时，喉咙会因此变得僵硬。当喉咙松弛不再收缩时，大脑会变得冷静和安定。因此，喉咙被认为是清洁轮（喉轮）的所在。

双手合十

7. 现在，当整个身体从肛门（根轮）到头顶顶轮完全放松，不再受外部和内部扩张的压力时，以敬礼式合住双手。在闭合手掌前，两肩向两侧扩展以便胸骨不会凹陷。从肩胛骨开始放松上臂，使其没有任何紧张感。注意保持两边的肋骨不要凹陷，胸骨要挺直。双手合掌放在胸前中央，大拇指指向胸部中央，其他手指互相贴合（图215）。虽然生理心脏在身体的左边，但是灵性之心在中央，在胸骨底的后面。这时，心轮控制思想的智性。这个双手合拢的神圣象征被称为"合十礼"，向内在的大我问候或者致敬。传统上认为敬礼式是练习者向灵魂致以最高的敬意。

合拢的手掌与胸部中央的任何偏离，都将导致心灵丧失机敏的警觉。稳定的大脑引导稳定的心灵。双掌受到身体磁场的影响，双掌压力的任何变化都表明心灵的机敏受到打扰。同样的，从身体两侧流动出来的能量靠双手来校准。任何变化都会显示在双手上，双手反过来再作用于心灵和智力。

达到泰然状态

8. 《薄伽梵歌》第六章第13节中这样描述必须达到的泰然状态：

"保持身体、头和颈挺直且稳定，眼睛稳定不动。"（图215）

9. 现在我们来注意一下感觉器官：把舌头放在下颚上；保持全身的皮肤放松，没有丝毫的紧绷。

10. 眼睛应该保持完全闭合，避免半睁半闭，轻轻地放下上眼皮，然后向内观看；保持双耳和耳鼓的接受力，两个耳孔要平行一致，向内心审视。这时练习者就经历如《薄伽梵歌》第六章第13节所描述的："双眼闭合向鼻尖的方向聚焦，不要环视四周。"这样会使练习者看到心灵的所在。

练习者会经历制感和执持（感官的收摄和集中），情绪的中心和理智的中心应该像一条单独的智性线条一样连在一起。当这两个中心结合起来时，练习者会感到内在的清爽、安详和平静。

11. 当横隔膜放松时，呼吸变得缓慢和精微，肚脐、心脏和头感觉不到它的刺激。吸气和呼气的轻柔动作使神经放松。

12. 这是整个身体的存在感觉不到的阶段，练习者会感到一股平和之气流向靠近心轮附近的灵魂所在处。这种心灵的状态不是空虚的，而是充实的；它既是敏锐的，也是呆滞的。

然而，要达到这种状态，完全的控制是关键的，也必须进行下面的自我审视：

（1）如果脊柱不稳固也不挺直，心智就会松垮，人就会变得呆滞和懒惰。从瑜伽的角度看，这是不正确的练习，必须加以矫正。因此，要保持你的脊柱稳固、灵敏和挺直。

（2）如果一个思维过程开始，就会打断平静之气从大脑流进心灵，眼睛和耳朵反过来也会被外部的世界打扰。连锁的反应如下：思维干挠导致心识紊乱，眼和耳被搅乱，因而生成与外部世界力量的新关联，从而扰乱了冥想过程。

（3）如果感官受到打扰，流动的方向会改变，将朝着外部的世界。脊柱不再稳固，大脑也不能聚精会神。练习者的状态会从冥想大脑进入活跃大脑，思维的链条启动了。身体开始颤动，呼吸也变得紊乱。心灵这个情绪的中心会失去平静和稳定。因此，练习者必须不断地观察、调整，清醒地意识到感官得到控制。

（4）找出感觉的控制正导向是以昏沉主导的平静还是以清明主导的平静。昏沉主导的平静将导致感官享受，只有清明的平静状态才能导向灵性。

（5）注意感觉器官是否被引向内部或者它们仅仅是被动的，因为身体不再紧张。

（6）注意思维过程是否已经开始，心灵是否已开始游移。感觉器官、心灵和智力是内省还是朝着外部世界，找到和经历这种纯粹的安详及平静。

（7）经常检查合十的双手是否在胸部中央，靠近心脏，位置有没有被移动。如果双手的位置没有对准，那么心灵、智力与灵魂的对位也会受到影响。

当心灵安静和稳定时，呼吸也变得平缓和均匀，身体和情绪也变得安定和平静。心灵是感觉的控制者和统治者。生命能（Prana）是心灵的统治者，节律是生命能的统治者。这个节律是内在平静的声音（Nada）。

这是练习者进入了阿周那向黑天在《薄伽梵歌》第二章第54节中提出问题后得到答案的神圣时刻：

　　啊，神！心灵平静者的标志是什么？什么是融入至高意识的标志？心灵稳定者如何说话、坐和行走？

　　当感官得到训练后，心灵变得平静，不再为愤怒、激情、沉迷和恐惧所累。心灵不再受到痛苦和欢乐状态的影响，练习者摆脱混乱、幻想、不定的理性和自我主义。心灵的平静将明辨是非的智力牢固地安住在至高无上之中，练习者持久地保持清醒的状态，最终到达梵住状态。

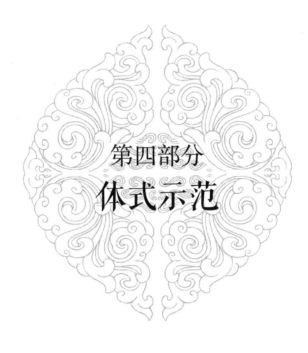

第四部分
体式示范

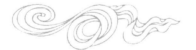

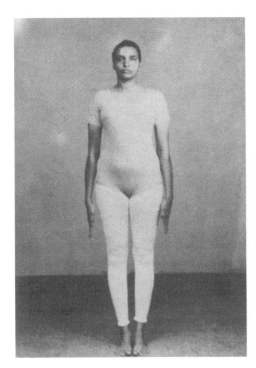

图 1　山式　最终姿势

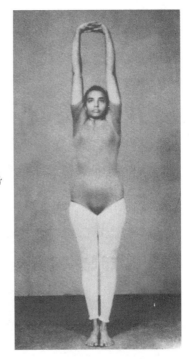

图 2　树式　最终姿势

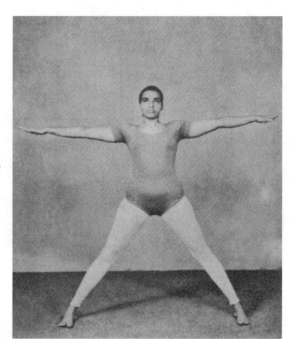

图3　三角伸展式　中间姿势

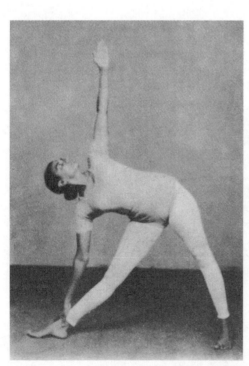

图4　三角伸展式　最终姿势

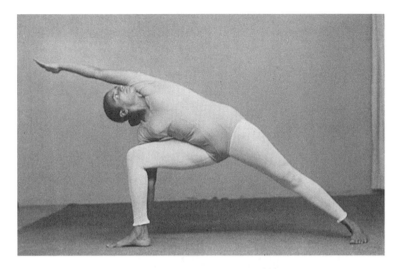

图 5　侧角伸展式　最终姿势

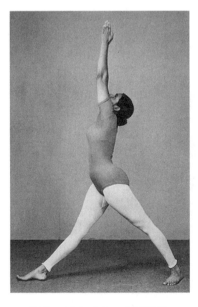

图 6　战士式 I　中间姿势

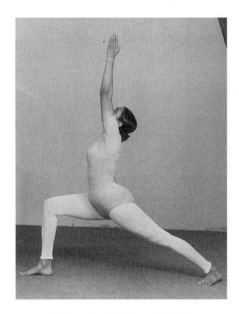

图 7　战士式 I　最终姿势

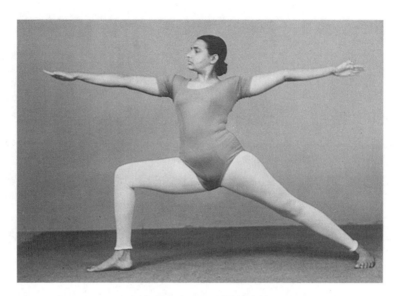

图 8　战士式 II　最终姿势

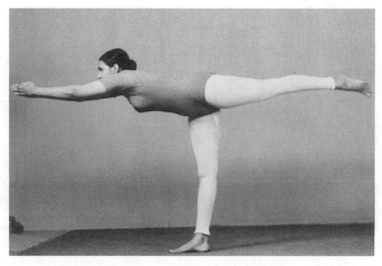

图 9　战士式 III　最终姿势

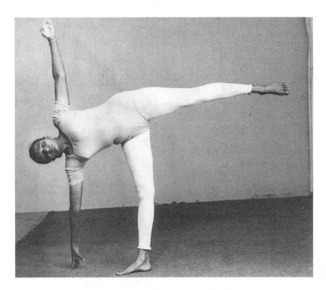

图 10　半月式　最终姿势

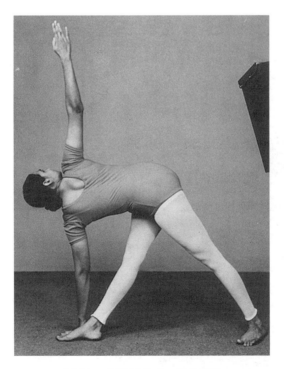

图 11　扭转三角式　最终姿势

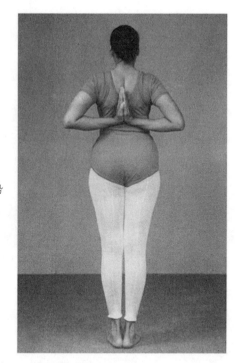

图 12　加强侧伸展式　中间姿势

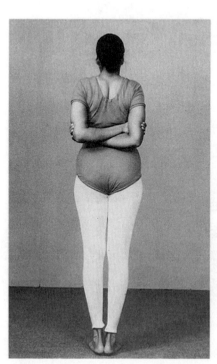

图 13　加强侧伸展式　中间姿势

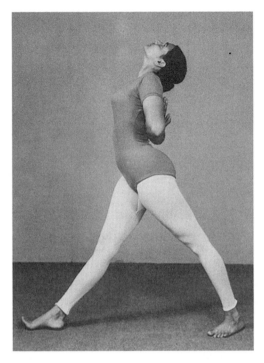

图 14　加强侧伸展式　中间姿势

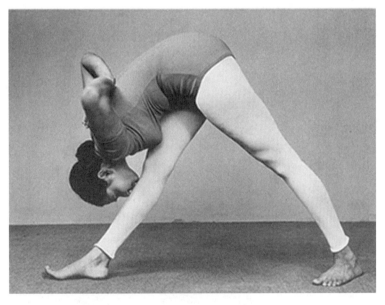

图 15　加强侧伸展式　最终姿势

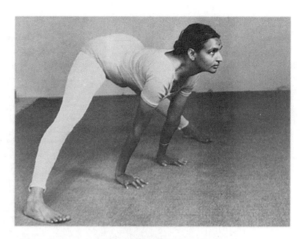

图16　双角式　中间姿势

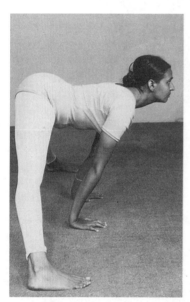

图17　　双角式　中间姿势

图18　双角式　最终姿势

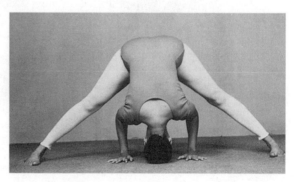

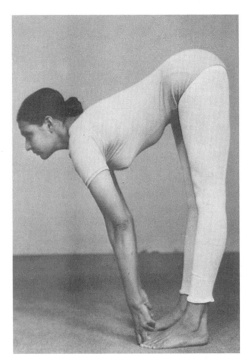

图 19　手抓脚趾站立前屈式
中间姿势

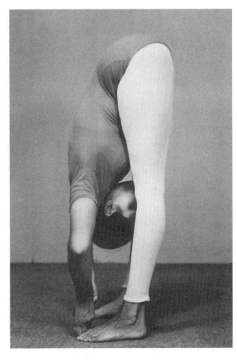

图 20　手抓脚趾站立前屈式
最终姿势

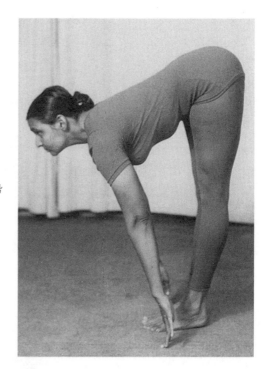

图 21a　站立前屈式　中间姿势

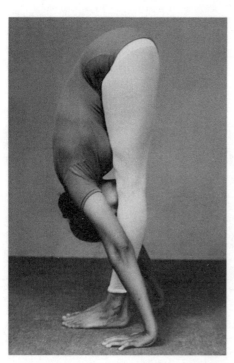

图 21　站立前屈式　最终姿势

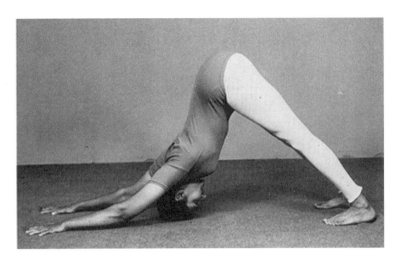

图 22　下犬式　最终姿势

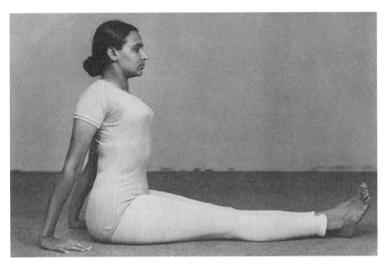

图 23　手杖式　最终姿势

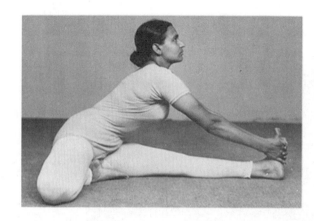

图 24　头碰膝前屈伸展式
中间姿势

图 25　头碰膝前屈伸展式
中间姿势

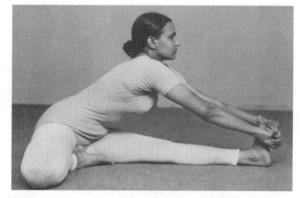

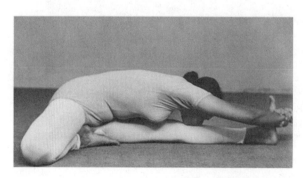

图 26　头碰膝前屈伸展式
最终姿势

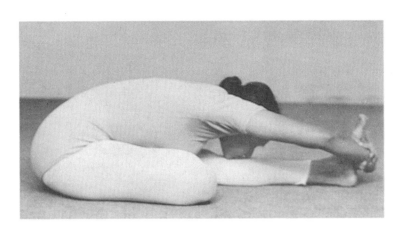

图 27　半莲花加强坐立前屈式　最终姿势

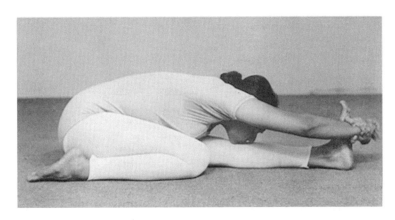

图 28　半英雄坐立前屈式　最终姿势

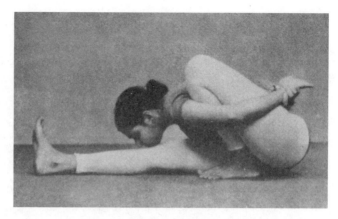

图 29　玛里奇式 I　最终姿势

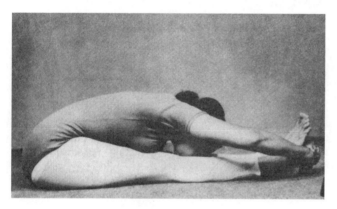

图 30　坐立前屈式　最终姿势

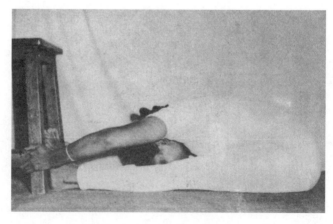

图 31　坐立前屈式　最终姿势

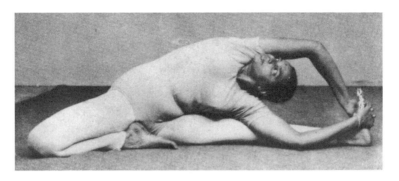

图 32　头碰膝扭转前屈伸展坐式　中间姿势

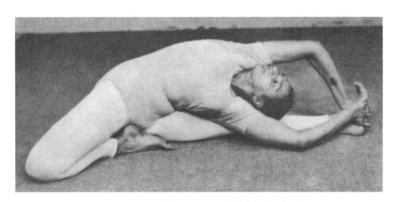

图 33　头碰膝扭转前屈伸展坐式　最终姿势

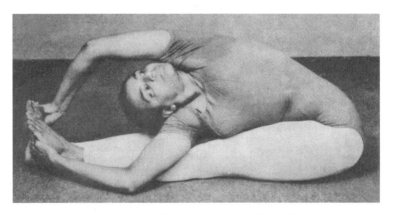

图 34　背部扭转前屈伸展坐式　最终姿势

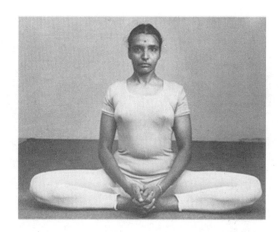

图 35　束角式　最终姿势

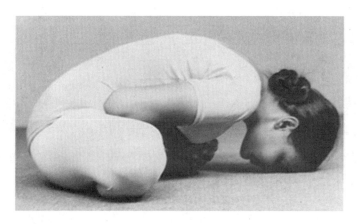

图 36　束角式　最终姿势

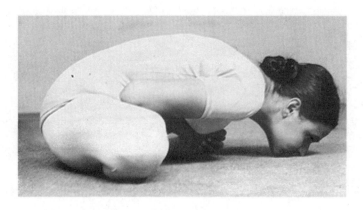

图 37　束角式　最终姿势

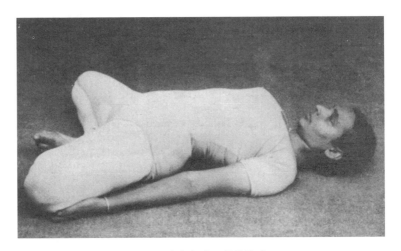

图 38　卧束角式　最终姿势

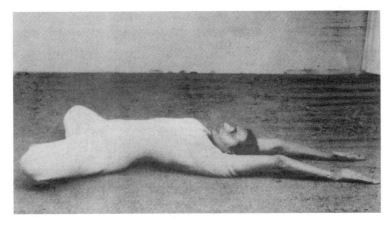

图 39　卧束角式　最终姿势

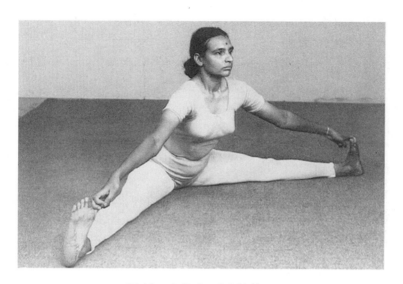

图40　坐角式　中间姿势

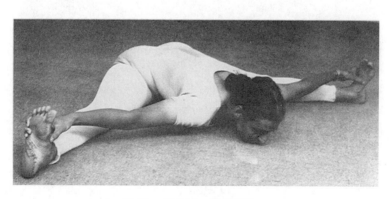

图41　坐角式　最终姿势

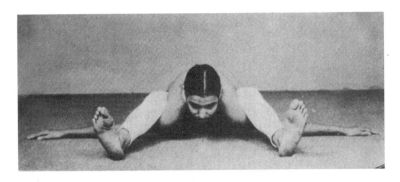

图 42　龟式　中间姿势

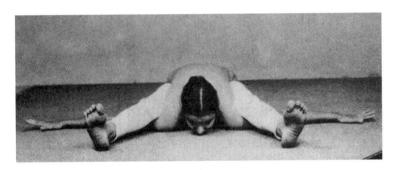

图 43　龟式　最终姿势

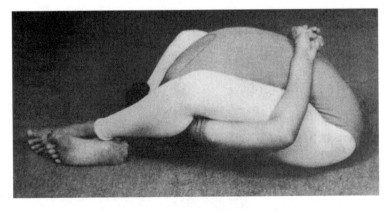

图 44　卧龟式　最终姿势

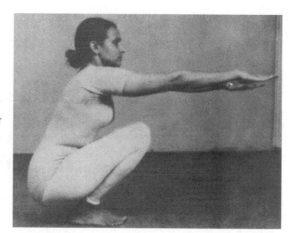

图 45　花环式　中间姿势

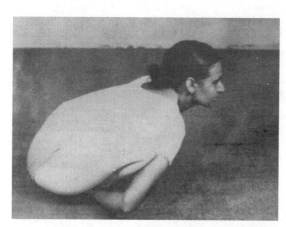

图 46　花环式　初始姿势

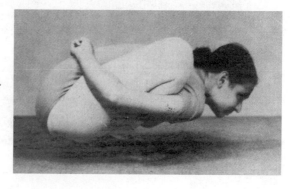

图 47　花环式　最终姿势

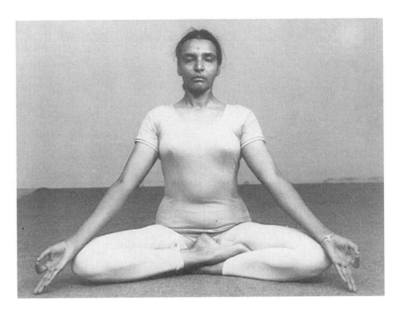

图48 至善式 最终姿势

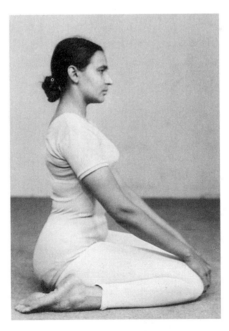

图49 英雄式 最终姿势

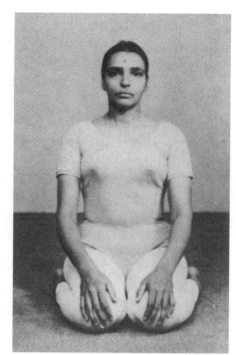

图 50　英雄式　最终姿势

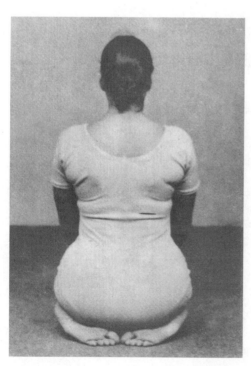

图 51　英雄式　初始姿势

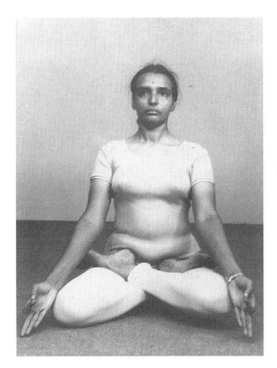

图 52　莲花式　最终姿势

图 53　莲花式　初始姿势

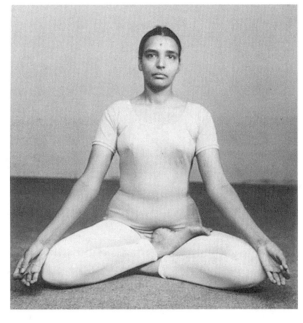

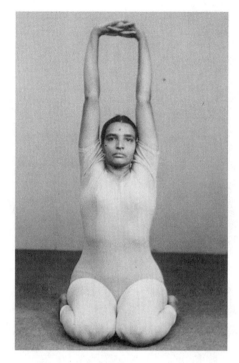

图 54　英雄轮转式　最终姿势

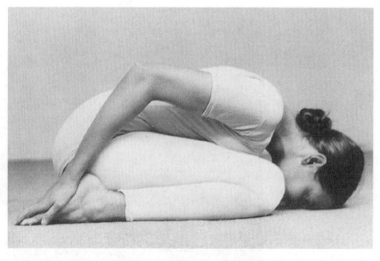

图 55　英雄轮转式　最终姿势

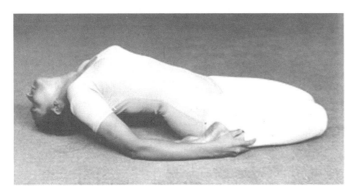

图 56　卧英雄式　中间姿势

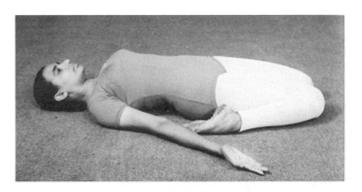

图 57　卧英雄式　中间姿势

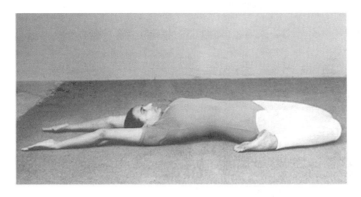

图 58　卧英雄式　最终姿势

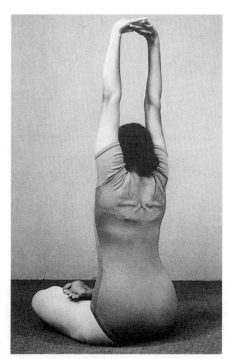

图 59　坐山式　最终姿势

图 60　锁莲式　最终姿势

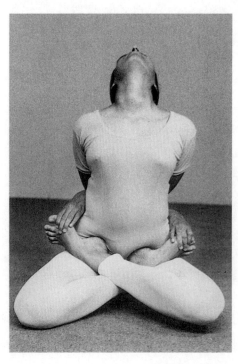

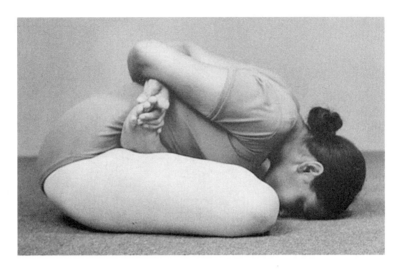

图 61　瑜伽契合法　最终姿势

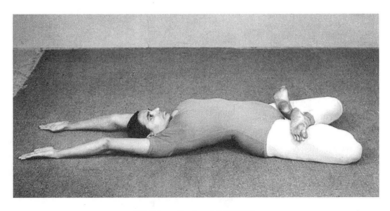

图 62　鱼式　最终姿势

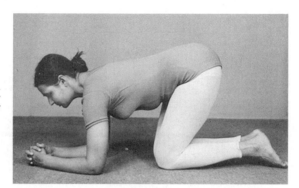

图 63　支撑头倒立式
　　　中间姿势

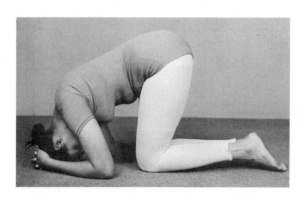

图 64　支撑头倒立式
中间姿势

图 64a　支撑头倒立式
　　　　中间姿势

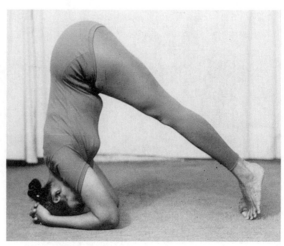

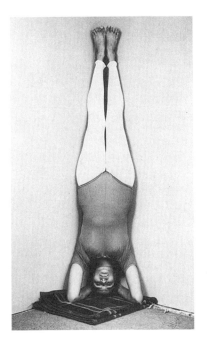 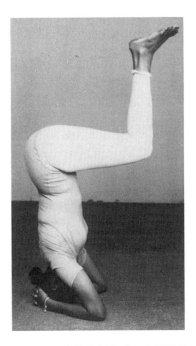

图 65　支撑头倒立式　初始姿势　　　　图 66　支撑头倒立式　中间姿势

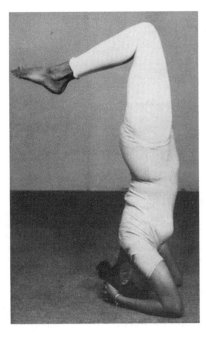

图 67　支撑头倒立式　中间姿势

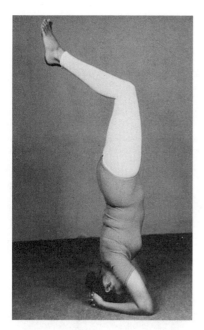

图 68　支撑头倒立式　中间姿势

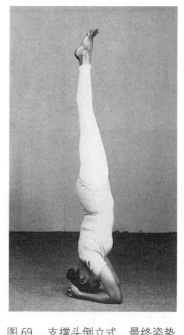

图 69　支撑头倒立式　最终姿势

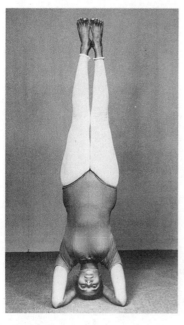

图 70　支撑头倒立式　最终姿势

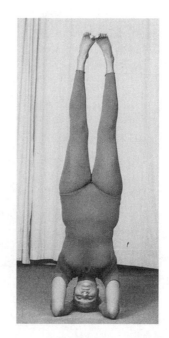

图 70a　支撑头倒立式　最终姿势

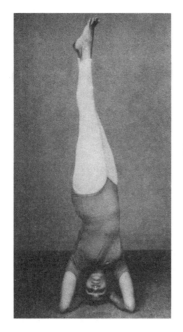

图 71　侧扭转头倒立式　最终姿势

图 72　扭转头倒立式
　　　　最终姿势

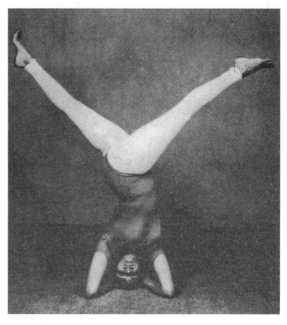

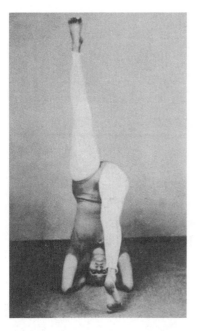

图 73　单腿头倒立式　最终姿势

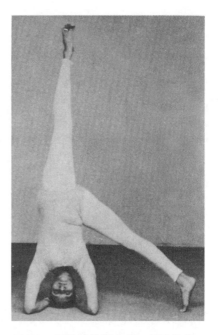

图 74　侧单腿头倒立式　最终姿势

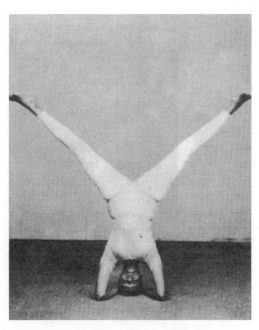

图 75　坐角头倒立式　最终姿势

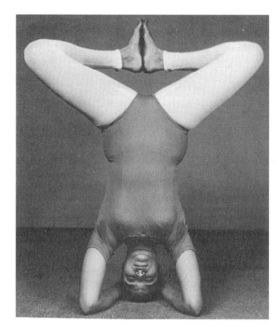

图 76　束角头倒立式　最终姿势

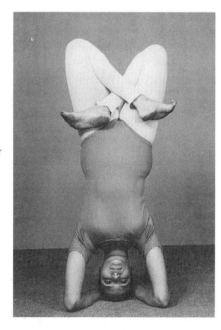

图 77　上莲花头倒立式　最终姿势

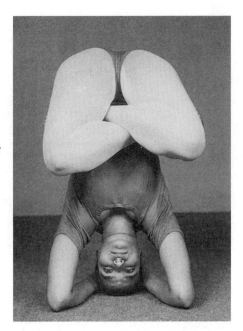

图 78　胎儿头倒立式　初始姿势

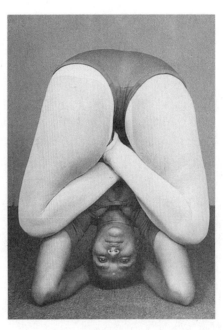

图 79　胎儿头倒立式　最终姿势

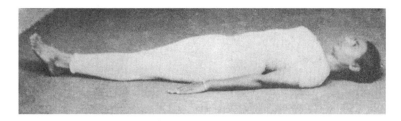

图 80　支撑肩倒立式　中间姿势

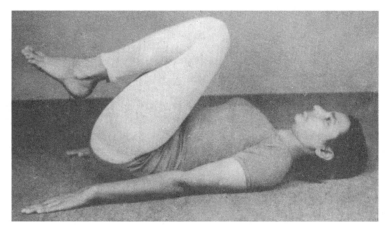

图 81　支撑肩倒立式　中间姿势

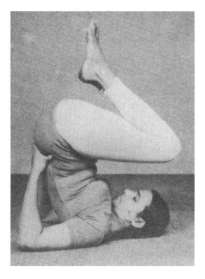

图 82　支撑肩倒立式　中间姿势

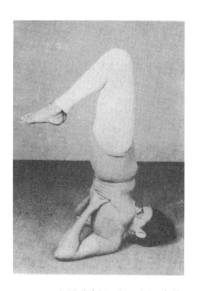

图 83　支撑肩倒立式　中间姿势

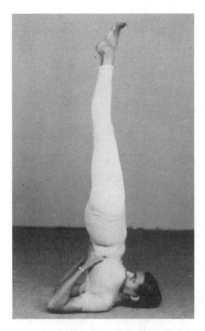

图 84　支撑肩倒立式　最终姿势

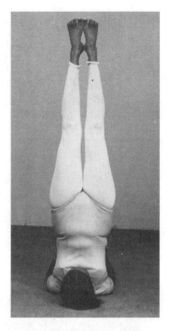

图 85　支撑肩倒立式　最终姿势

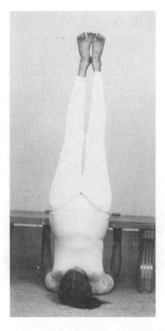

图 86　支撑肩倒立式　初始姿势

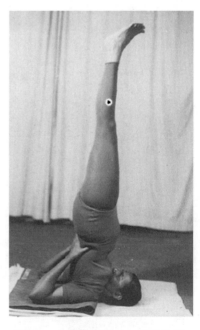

图 87　支撑肩倒立式　最终姿势

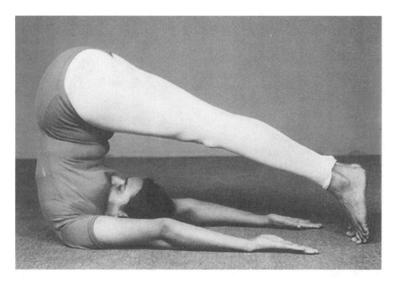

图 88　犁式　最终姿势

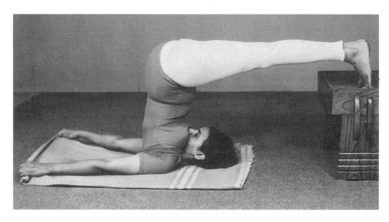

图 89　犁式　初始姿势

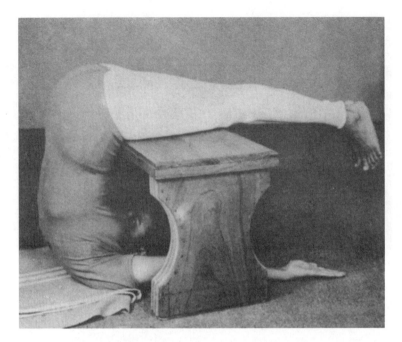

图 90　犁式　初始姿势

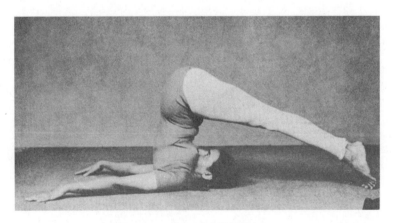

图 91　犁式　最终姿势

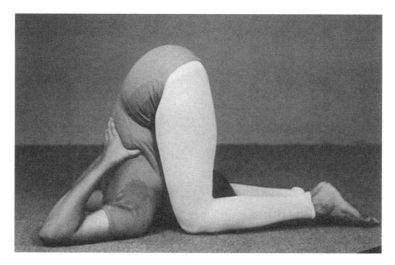

图 92　身腿结合式　最终姿势

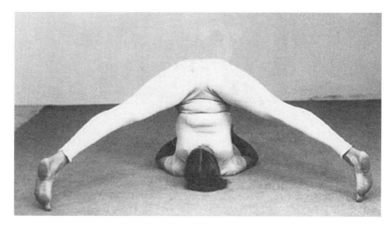

图 93　双角犁式　最终姿势

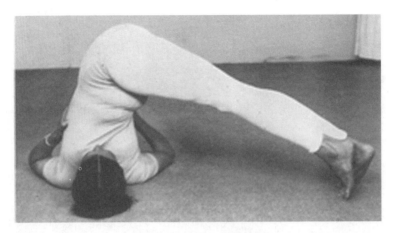

图 94　侧犁式　最终姿势

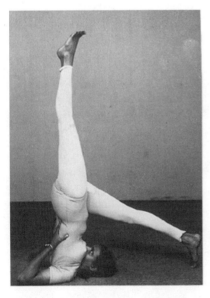

图 95　单腿肩倒立式　最终姿势

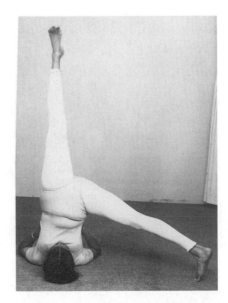

图 96　侧单腿肩倒立式　最终姿势

368

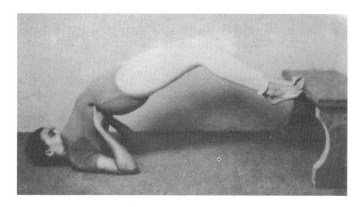

图 97　桥式　中间姿势

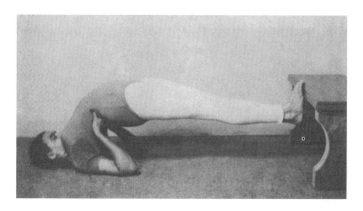

图 98　桥式　初始姿势

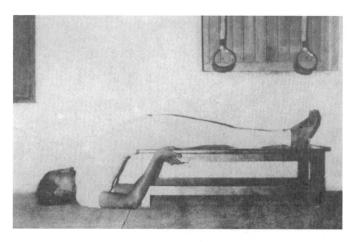

图 99　桥式　初始姿势

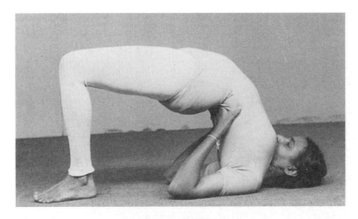

图100　桥式　中间姿势

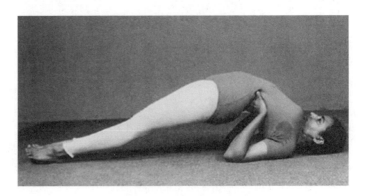

图101　桥式　最终姿势

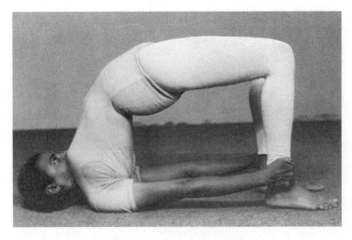

图102　桥式　中间姿势

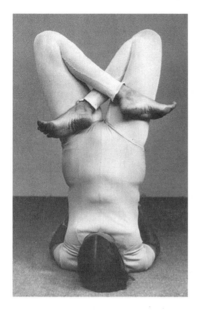

图 103　上莲花肩倒立式　最终姿势

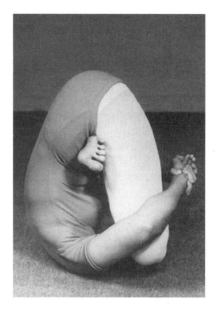

图 104　胎儿肩倒立式　最终姿势

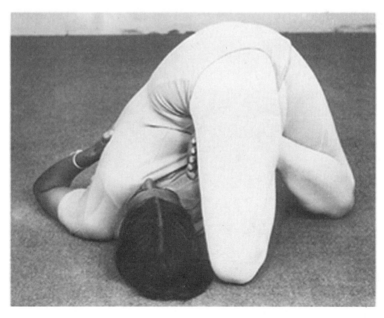

图 105　侧胎儿肩倒立式　最终姿势

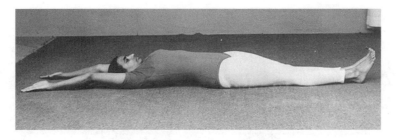

图 106　上伸腿式　中间姿势

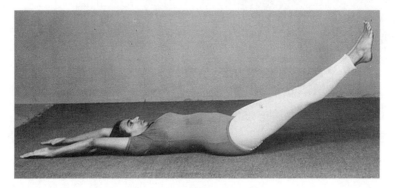

图 107　上伸腿式　最终姿势

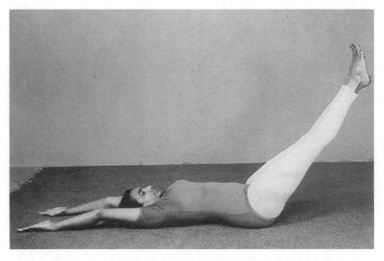

图 108　上伸腿式　最终姿势

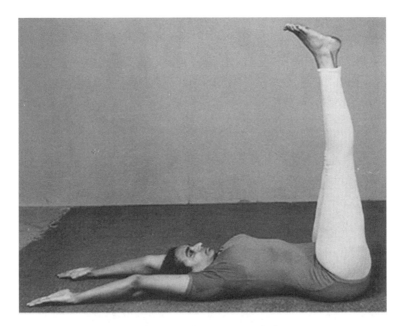

图 109　上伸腿式　最终姿势

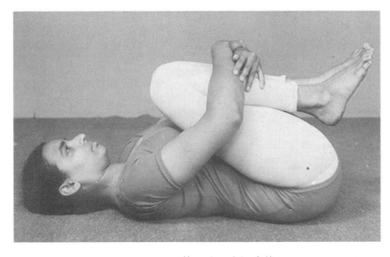

图 110　上伸腿式　中间姿势

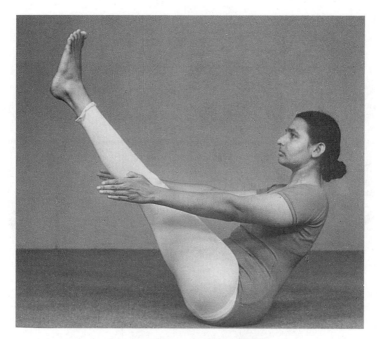

图 111　完全船式　最终姿势

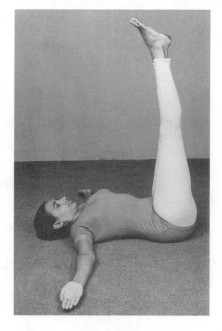

图 112　卧扭转放松式　中间姿势

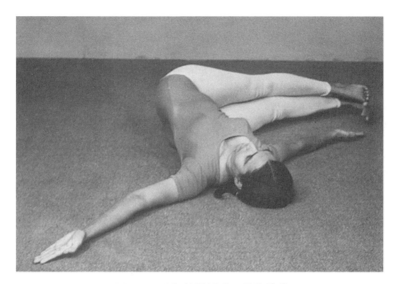

图113　卧扭转放松式　最终姿势

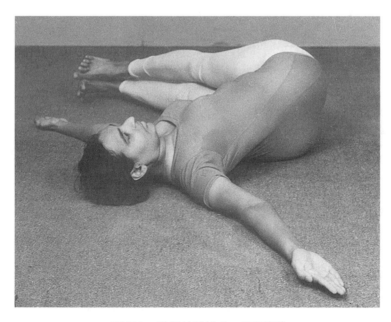

图114　卧扭转放松式　最终姿势

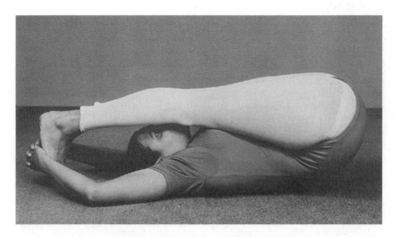

图 115　仰卧前屈式 II　最终姿势

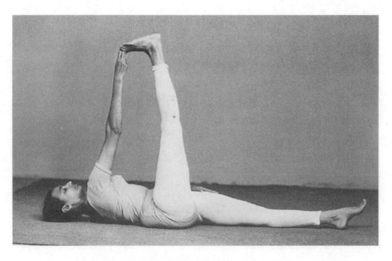

图 116　卧手抓脚趾伸展式　中间姿势

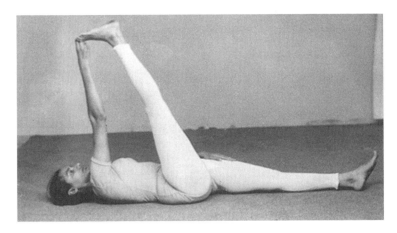

图 117　卧手抓脚趾伸展式　最终姿势

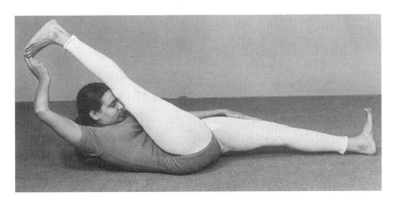

图 118　卧手抓脚趾伸展式　最终姿势

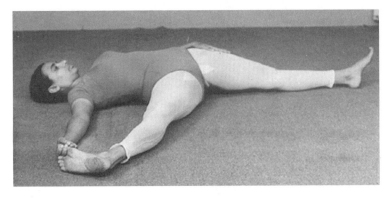

图 119　卧手抓脚趾伸展式　最终姿势

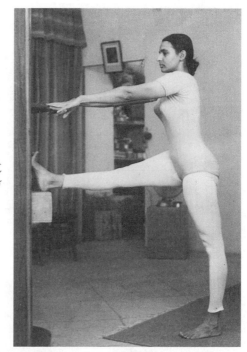

图 120 站立手抓大脚趾式
中间姿势

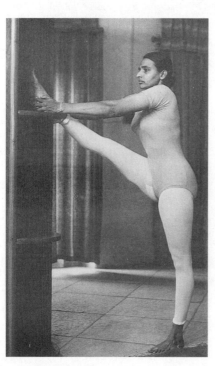

图 121 站立手抓大脚趾式
最终姿势

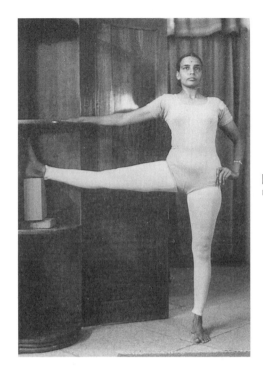

图 122　站立手抓大脚趾式
中间姿势

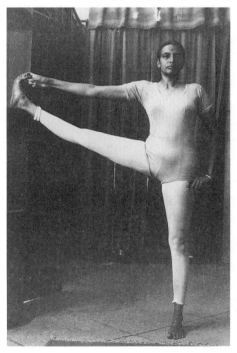

图 123　站立手抓大脚趾式
最终姿势

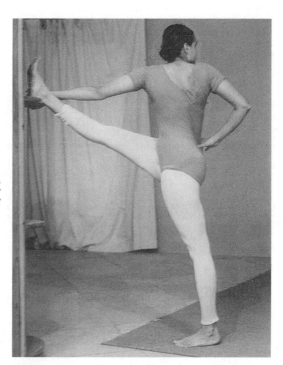

图124　站立手抓大脚趾式
　　　　最终姿势

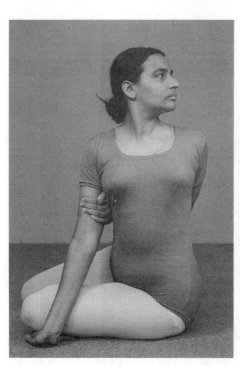

图125　巴拉瓦伽式 I
最终姿势

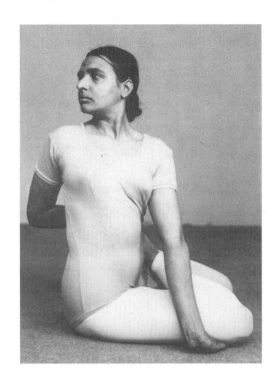

图 126　巴拉瓦伽式 II
最终姿势

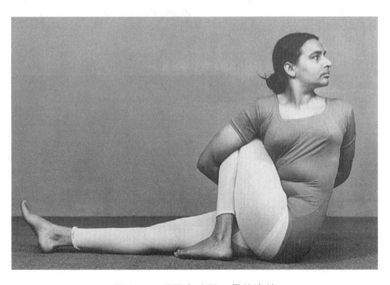

图 127　玛里奇式 III　最终姿势

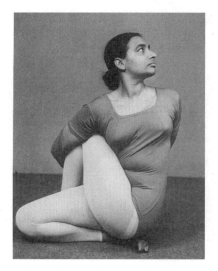 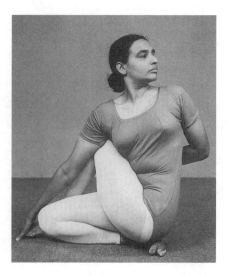

图 128　半鱼王式　最终姿势　　　　图 129　半鱼王式　初始姿势

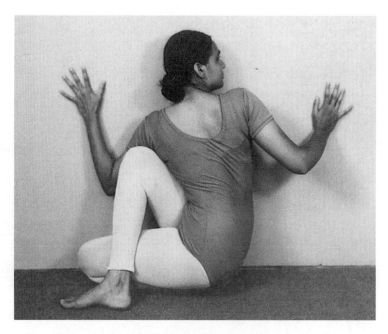

图 130　半鱼王式　初始姿势

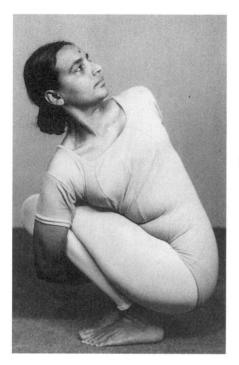

图 131　套索扭转式　最终姿势

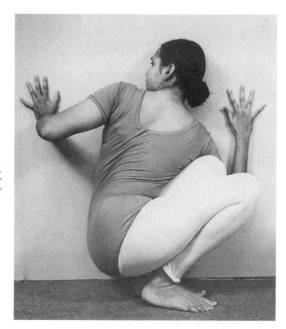

图 132　套索扭转式
　　　　初始姿势

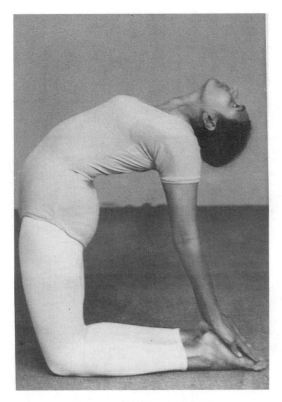

图 133　骆驼式　最终姿势

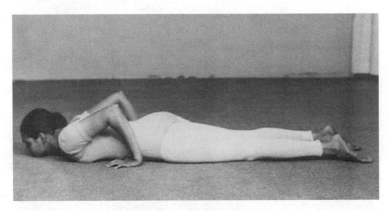

图 134　上犬式　中间姿势

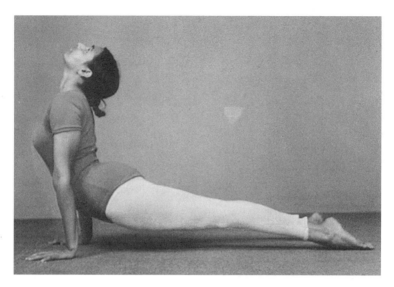

图 135　上犬式　最终姿势

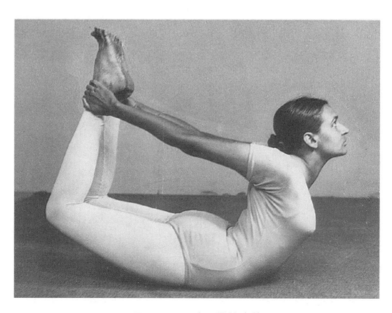

图 136　弓式　最终姿势

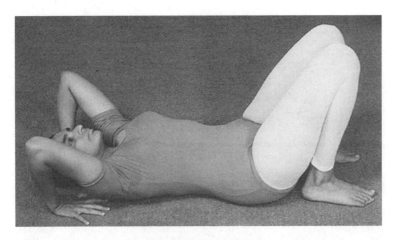

图 137　上轮式　中间姿势

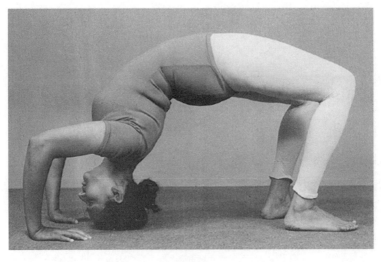

图 138　上轮式　中间姿势

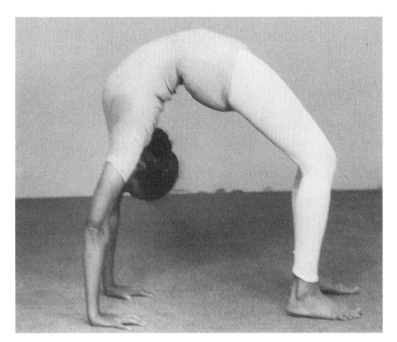

图 139　上轮式　最终姿势

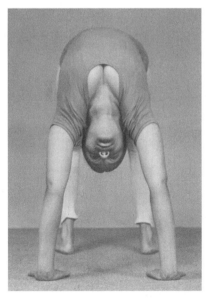

图 140　上轮式　最终姿势

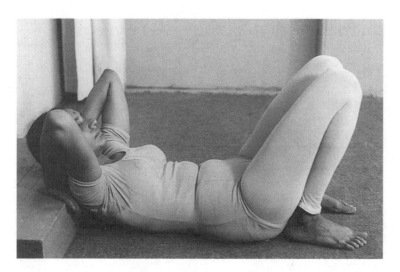

图 141　上轮式　中间姿势

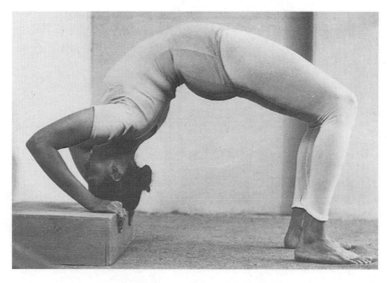

图 141a　上轮式　中间姿势

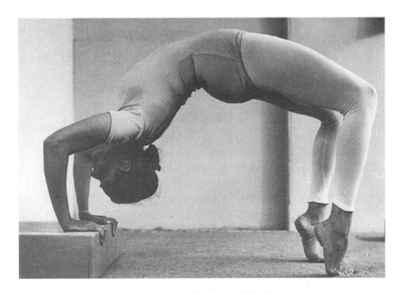

图 142　　上轮式　　中间姿势

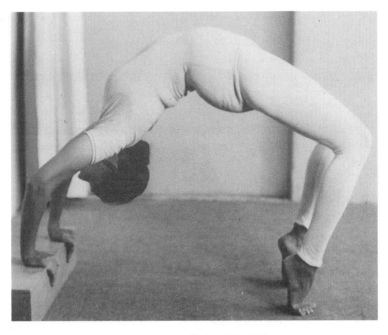

图 142a　　上轮式　　中间姿势

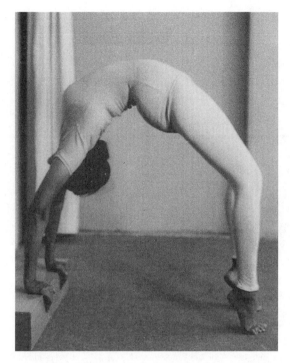

图 143　上轮式　初始姿势

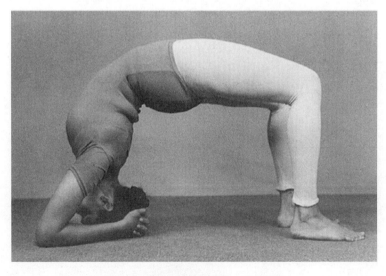

图 144　双脚内收直棍式　中间姿势

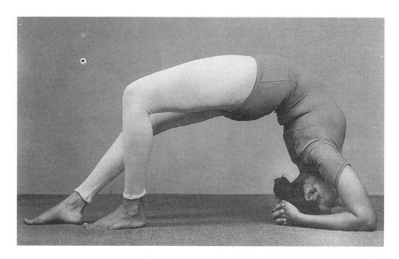

图 145　双脚内收直棍式　中间姿势

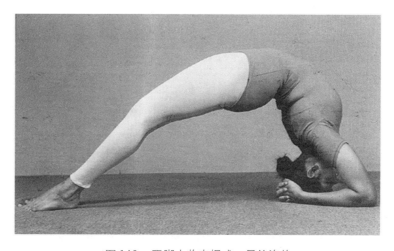

图 146　双脚内收直棍式　最终姿势

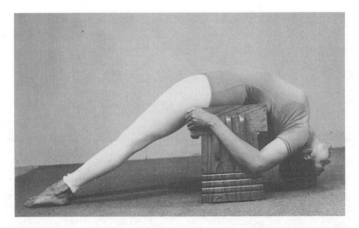

图147 双脚内收直棍式 初始姿势

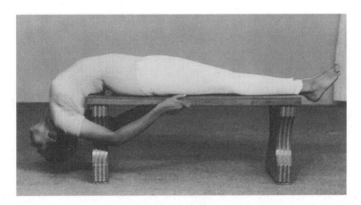

图148 双脚内收直棍式 初始姿势

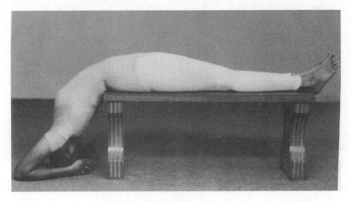

图149 双脚内收直棍式 初始姿势

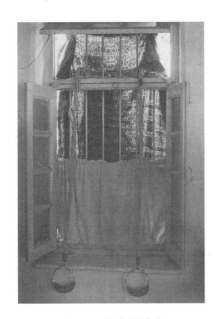

图 150 绳索调节式

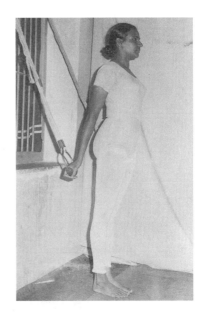

图 151 变式 I：眼镜蛇式
中间姿势

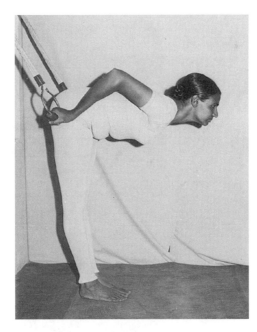

图 152a 变式 I：眼镜蛇式
中间姿势

393

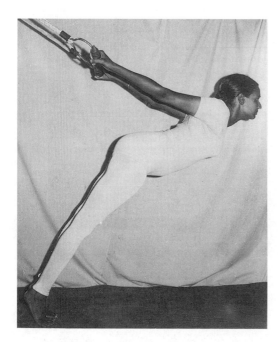

图 152b　变式 I：眼镜蛇式
中间姿势

图 153　变式 I：眼镜蛇式
　　　最终姿势

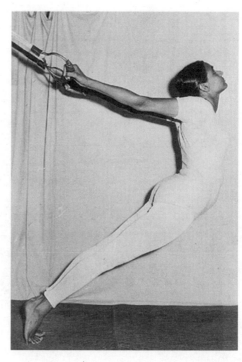

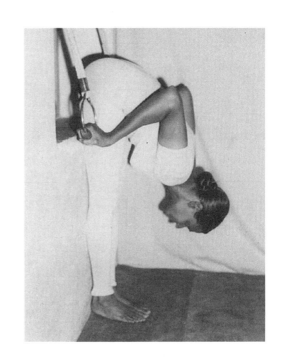

图 154　变式 Ⅱ：
眼镜蛇式　中间姿势

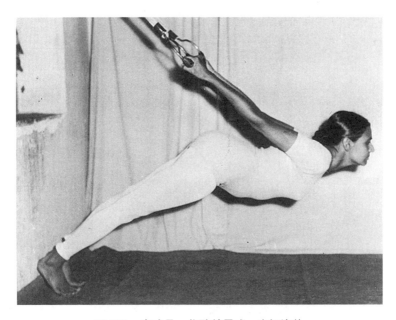

图 155　变式 Ⅱ：仰卧前屈式　中间姿势

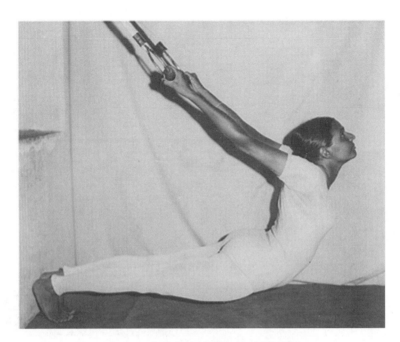

图 156　变式 II：眼镜蛇式　最终姿势

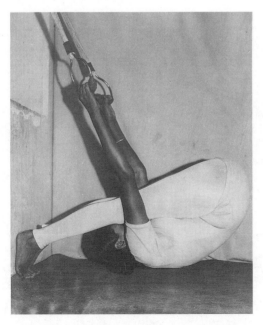

图 157　变式 II：仰卧前屈式　最终姿势

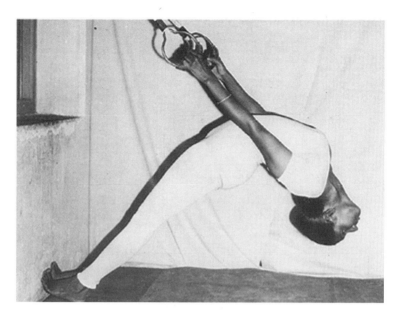

图158　变式Ⅲ：后仰支架式　最终姿势

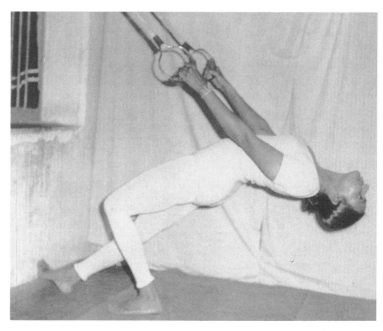

图159　变式Ⅲ：后仰支架式　中间姿势

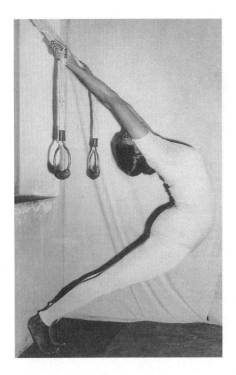

图 160　变式 IV：手臂上伸弓式
最终姿势

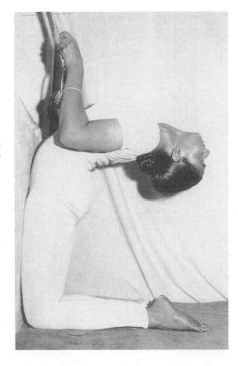

图 161　变式 V：骆驼式
最终姿势

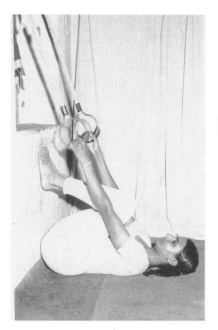

图162　变式Ⅵ：支撑肩倒立式
中间姿势

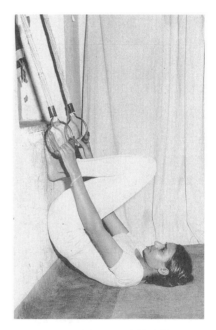

图162a　变式Ⅵ：支撑肩倒立式
中间姿势

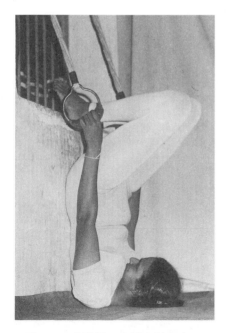

图163　变式Ⅵ：支撑肩倒立式
中间姿势

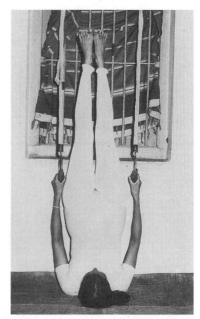

图 164a　变式 Ⅵ：支撑肩倒立式
　　　　　最终姿势

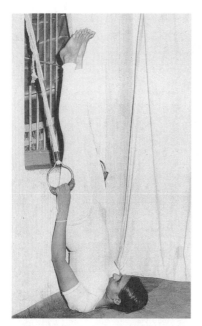

图 164b　变式 Ⅵ：支撑肩倒立式
最终姿势

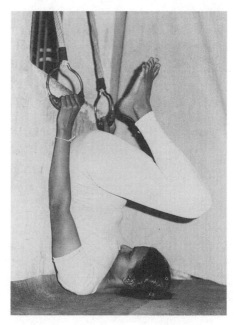

图 165　犁式　中间姿势

400

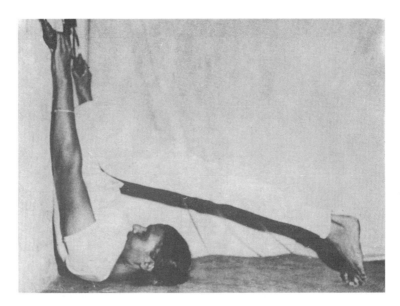

图 166　犁式　中间姿势

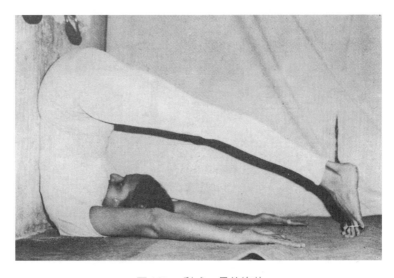

图 167　犁式　最终姿势

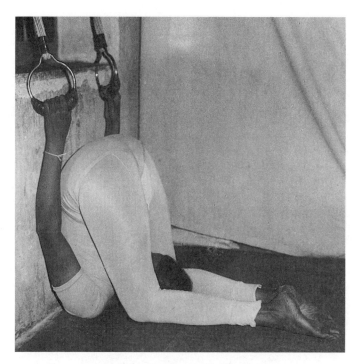

图 168　身腿结合式　最终姿势

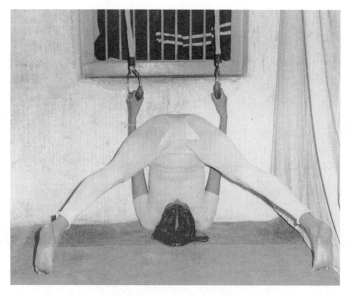

图 169　双角犁式　最终姿势

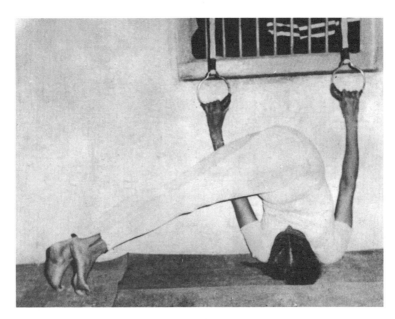

图 170　侧犁式　最终姿势

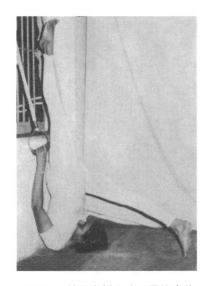

图 171　单腿肩倒立式　最终姿势

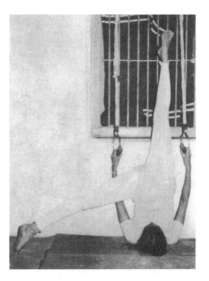

图 172　侧单腿肩倒立式　最终姿势

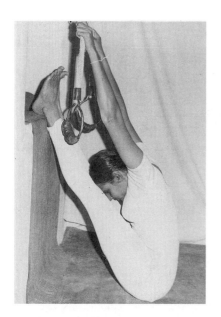

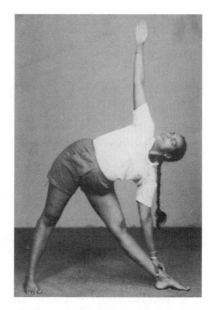

图 173　变式Ⅶ：仰卧前屈式 I
　　　　　最终姿势

图 174　三角伸展式　最终姿势

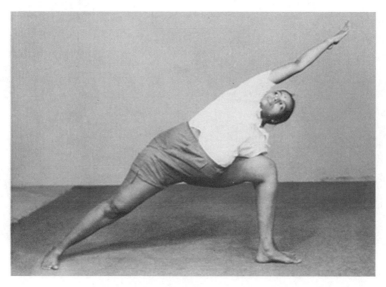

图 175　侧角伸展式　最终姿势

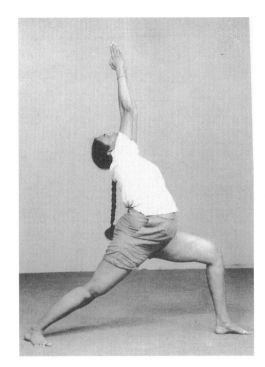

图 176　战士式 I　最终姿势

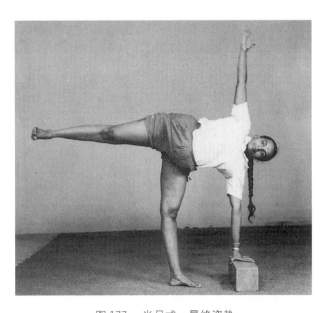

图 177　半月式　最终姿势

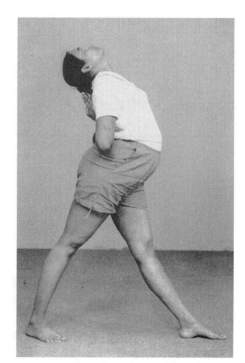

图 178　加强侧伸展式　中间姿势

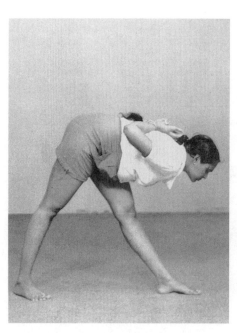

图 179　加强侧伸展式　最终姿势

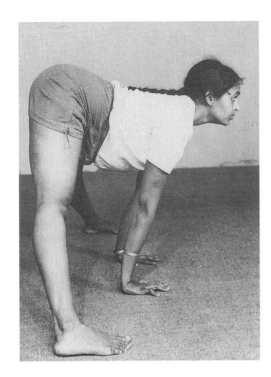

图 180　双角式　中间姿势

图 181　双角式　初始姿势

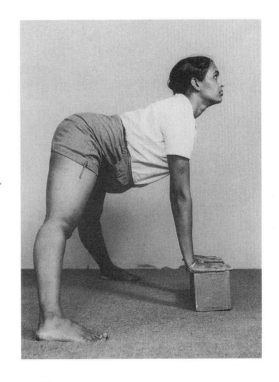

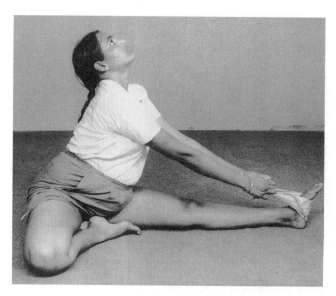

图 182　头碰膝前屈伸展式　中间姿势

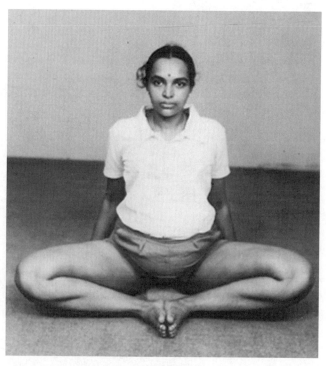

图 183　束角式　最终姿势

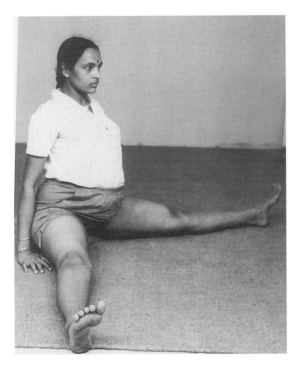

图 184　坐角式　初始姿势

图 185　英雄轮转式　最终姿势

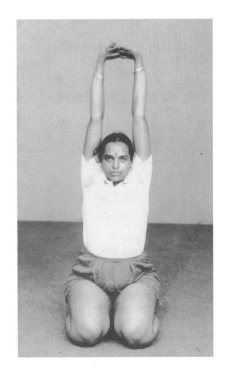

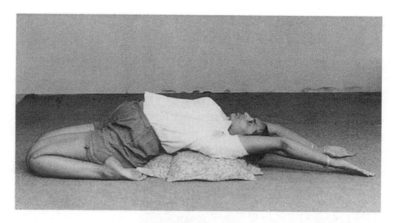

图 186　卧英雄式　最终姿势

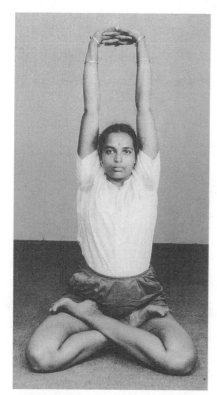

图 187　坐山式　最终姿势

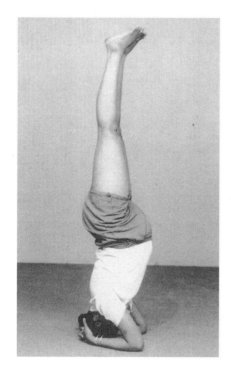

图 188　支撑头倒立式　最终姿势

图 189　支撑头倒立式　最终姿势

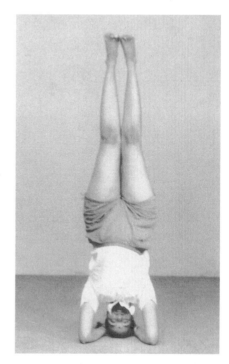

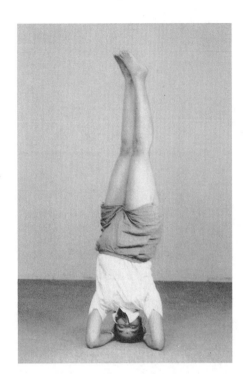

图 190　侧扭转头倒立式　最终姿势

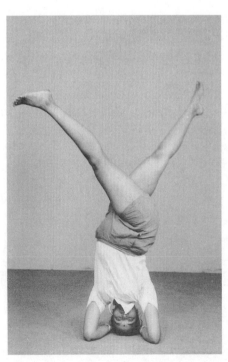

图 191　扭转头倒立式　最终姿势

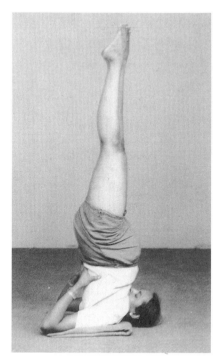

图 192　支撑肩倒立式　最终姿势

图 193　支撑肩倒立式　初始姿势

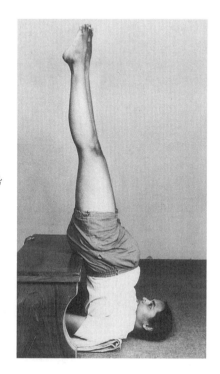

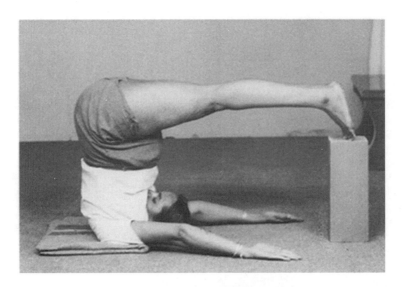

图 194　　犁式　初始姿势

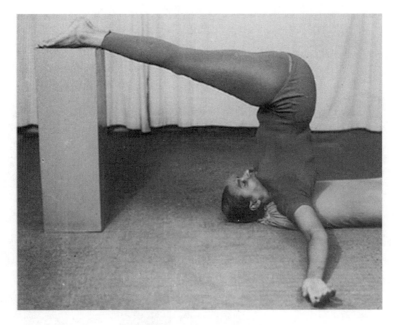

图 194a　　犁式　初始姿势

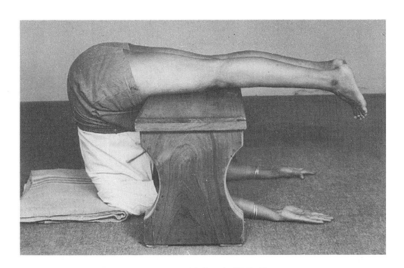

图 195　犁式　初始姿势

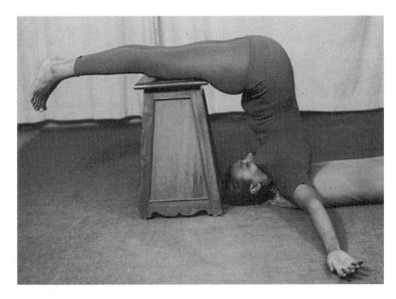

图 195a　犁式　初始姿势

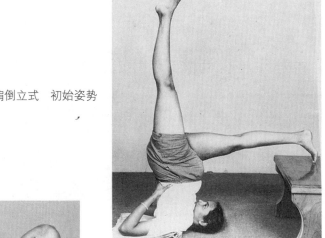

图 196　单腿肩倒立式　初始姿势

图 197　上莲花肩倒立式　最终姿势

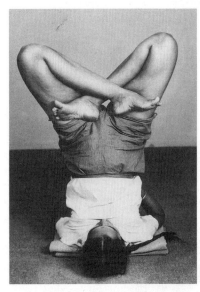

图 198　巴拉瓦伽式Ⅰ　中间姿势

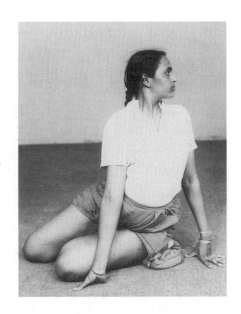

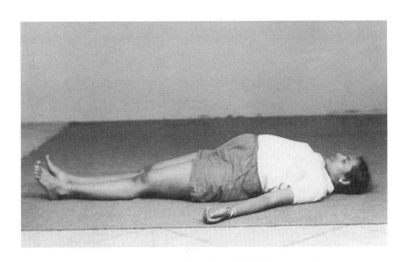

图 199　摊尸式　最终姿势

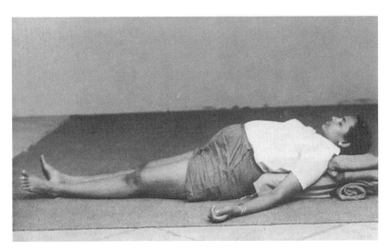

图 200　喉呼吸法Ⅰ、间断调息法Ⅰ和Ⅱ、深呼吸准备Ⅰ和Ⅱ　最终姿势

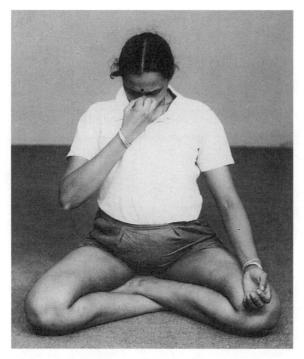

图 201　太阳调息法、清理经络调息法　最终姿势

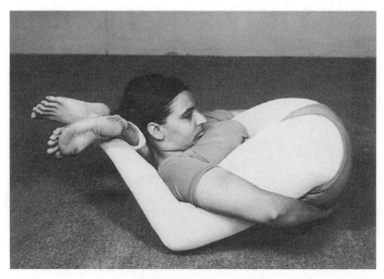

图 202　瑜伽睡眠式　最终姿势

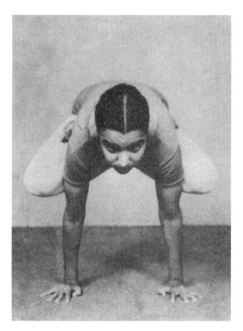

图 203　公鸡上轮式　最终姿势

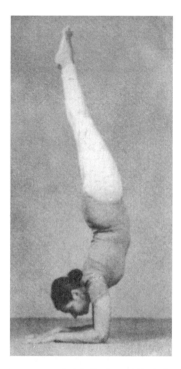

图 205　孔雀起舞式　最终姿势

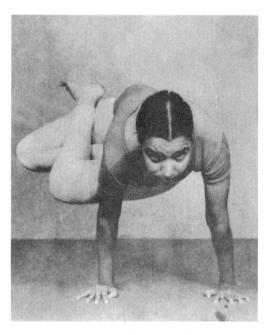

图 204　侧公鸡式　最终姿势

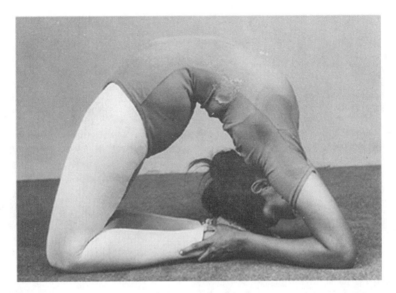

图 206　鸽子式　最终姿势

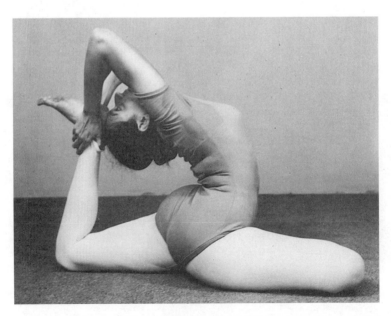

图 207　单腿鸽王式　最终姿势

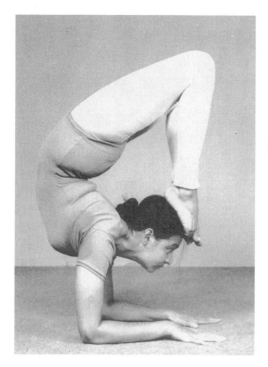

图 208　手倒立蝎子式　最终姿势

图 209　舞王式　最终姿势

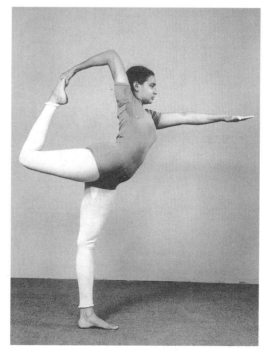

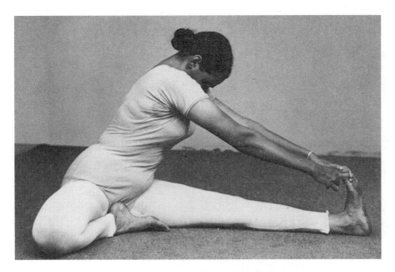

图 210　大契合法　最终姿势

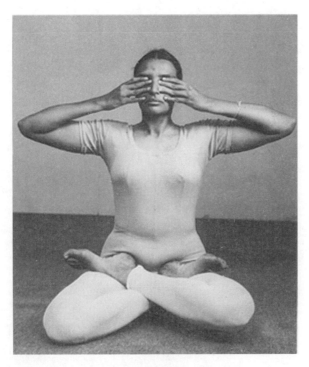

图 211　六头战神式　最终姿势

422

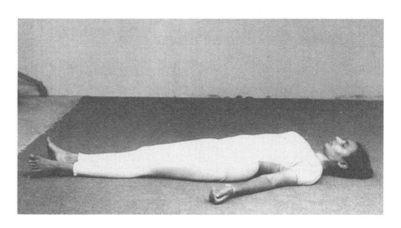

图 212　摊尸式　最终姿势

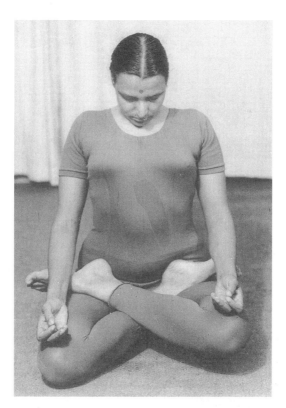

图 213　喉呼吸法 II　最终姿势

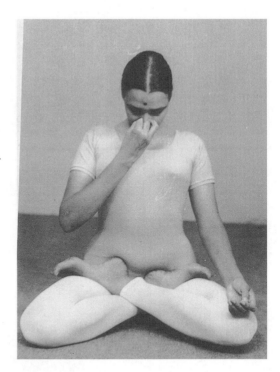

图 214　清理经络调息法、
太阳调息法　最终姿势

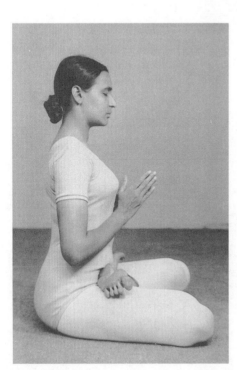

图 215　冥想　最终姿势